中医中药临床诊治与研究

肖荣 等 主编

吉林科学技术出版社

图书在版编目（CIP）数据

中医中药临床诊治与研究 / 肖荣等主编 . -- 长春 : 吉林科学技术出版社 , 2024. 8. -- ISBN 978-7-5744-1871-4

Ⅰ . R242

中国国家版本馆 CIP 数据核字第 2024QG4897 号

中医中药临床诊治与研究

主　　编　肖　荣　等
出 版 人　宛　霞
责任编辑　孟　盟
封面设计　刘　雨
制　　版　刘　雨
幅面尺寸　185mm × 260mm
开　　本　16
字　　数　313 千字
印　　张　14.5
印　　数　1~1500 册
版　　次　2024 年 8 月第 1 版
印　　次　2024 年12月第 1 次印刷

出　　版　吉林科学技术出版社
发　　行　吉林科学技术出版社
地　　址　长春市福祉大路5788 号出版大厦A 座
邮　　编　130118
发行部电话/传真　0431-81629529 81629530 81629531
81629532 81629533 81629534
储运部电话　0431-86059116
编辑部电话　0431-81629510
印　　刷　廊坊市印艺阁数字科技有限公司

书　　号　ISBN 978-7-5744-1871-4
定　　价　75.00元

前言

中医学是研究人体生理、病理，以及疾病的诊断、防治、保健的一门学科，有着数千年的悠久历史，是我国古代人民同疾病作斗争的经验积累和理论升华，是中华民族文化遗产之一。它是在古代朴素的唯物论和自发的辩证法思想指导下，通过长期实践，逐步发展形成的独特的医学理论体系。尤其是许多现代医学难治性疾病、原因未明疾病、体质性疾病以及身心性疾病方面，具有独特的优势。因此了解和掌握中医学的基础知识和临床诊疗技能，无疑可以丰富临床诊疗手段，提高临床疗效。为此，我们总结了历代中医发展的精粹和当代科研新成果，编写了《中医中药临床诊治与研究》一书。

本书共六章，主要包括消化系统疾病、呼吸系统疾病、神经系统疾病、原发性肾病、继发性肾脏疾病、血液透析。本书内容丰富，通俗易懂，具有很强的实用性和可操作性，适合广大基层中医工作者以及中医学在校学生阅读参考。

由于编者水平有限，时间仓促，本书一定存在着缺点和不足，敬请广大读者见谅，并诚望同道予以指正。

目 录

第一章　消化系统疾病

第一节　慢性胃炎

慢性胃炎是指不同病因引起的各种慢性胃黏膜炎性病变，包括慢性浅表性胃炎(CSG)和慢性萎缩性胃炎(CAG)。本病在临床上非常常见，有统计显示我国慢性胃炎发病率可达60%以上，且发病率随年龄的增长而增加，严重影响了人们的生活质量。中医学认为，该病属于“胃脘痛”“胃痞”等范畴。

一、病因病机

笔者对本病病因病机的认识及辨治经验阐述如下。

笔者认为，慢性胃炎的发病原因虽多，但集中在寒邪、药邪、饮食和情志四大方面。古人在论述痞满的病因病机上，多注重痰湿和中虚。单从病因特点上而论，虽有外感和内伤，但多重于内伤。具体概括为以下几点。

(一)寒邪

笔者指出，李杲在《兰室秘藏·中满腹胀论》中云：“或多食寒凉，乃脾胃久虚之人，胃中寒则生胀满，或脏寒生满病。”可见寒邪与胃炎的发生密切相关。而今之人，常常贪凉饮冷，甚至无冷不欢。《素问·举痛论》云：“寒气客于胃肠之间，膜原之下，血不得散，小络急引，故痛。”又云：“寒气客于肠胃，厥逆上出，故痛而呕也。”

(二)药邪

笔者认为，今人之疼痛，血管瘀堵较多，故服用非甾体抗炎药(如双氯芬酸钠等)和抗凝药物(如阿司匹林等)较多，这些药物最容易损伤胃黏膜，导致胃炎的发生。

(三)饮食

笔者常讲，当今之人，暴饮暴食者，或不按时吃饭者，或为减肥减少进餐者比比皆是，王纶循李杲之说，从脾胃立论，在《明医杂著》中谈道：“惟饮食不节，起居不时，损伤脾胃，胃损则不能纳，脾损则不能化，脾胃俱损，纳化皆难，元气斯弱，百邪侵而饱闷、痞积……等症作矣。”

(四)情志

现代社会，生活、工作节奏加快，不少人因来自工作、家庭和感情的多重压力，情志失和，气机乖戾，升降失司，则可见胃痛、痞满等症。巢元方《诸病源候论》认为致痞之因乃“忧气积，或坠堕内损”所为，林珮琴也认为“暴怒伤肝，气逆而痞”。《医学正传》载：“关脉弦而迟者，必心下坚，肝木克脾土……气不舒则痞。”

二、中医辨证论治

笔者根据中医病因分析及多年的临床经验总结，将本病分为以下 7 个证型，详述如下。

（一）肝胃气滞证

证候：胃脘胀痛，或伴胀满不适，嗳气频作，胁肋胀痛，胸闷不舒，症状因情绪因素诱发或加重。舌苔薄白，脉弦。

治法：疏肝理气。

拟方：柴胡疏肝散加减。

柴胡 10g、陈皮 10g、枳壳 10g、白芍 10g、炙甘草 5g、香附 10g、川芎 10g、瓦楞子 30g(先煎)、佛手 10g、百合 10g、乌药 10g、柿蒂 10g。

方中柴胡功擅疏肝解郁，用以为君；香附理气止痛，川芎活血行气以止痛，二药合用，助柴胡以疏肝经之郁滞，并增行气活血止痛之效，共为臣药；陈皮、枳壳理气行滞，佛手理气和胃止痛，柿蒂降逆止呃，百合滋阴润胃，白芍、炙甘草缓急止痛，乌药行气止痛，瓦楞子制酸止痛，共为佐药；炙甘草并能调和诸药。诸药合用，共奏疏肝理气、和胃止痛之效。

（二）肝胃郁热证

证候：胃脘灼痛或嘈杂不适，反酸，心烦易怒，口干口苦，大便干燥。舌质红苔黄，脉弦或弦数。

治法：疏肝清热。

拟方：小柴胡汤合左金丸加减。

柴胡 10g、黄芩 10g、党参 15g、法半夏 10g、乌药 15g、延胡索 15g、川楝子 10g、制香附 10g、苏梗 15g、浙贝母 15g、海螵蛸 20g、陈皮 10g、黄连 3g、吴茱萸 5g。

方中柴胡苦平，入肝胆经，透泄少阳之邪，并能疏泄气机之郁滞，使少阳半表之邪得以疏散，为君药。黄芩苦寒，清泄少阳半里之热，为臣药。柴胡之升散，得黄芩之降泄，两者配伍，是和解少阳的基本结构。胆气犯胃，胃失和降，佐以法半夏、苏梗和胃降逆止呕；邪从太阳传入少阳，缘于正气本虚，故又佐以党参益气健脾，一者取其扶正以祛邪，一者取其益气以御邪内传，正气旺盛，则邪无内向之机；乌药、延胡索行气止痛；香附疏肝解郁，理气宽中；川楝子清肝泄热，行气止痛；陈皮理气健脾；浙贝母清热解毒；海螵蛸制酸止痛；黄连清肝火、泄胃热，使肝火得清，自不横逆犯胃；又佐以少量辛热之吴茱萸，疏肝解郁，又可制黄连之寒，共为佐使药。诸药合用，共奏疏肝清热、和胃止痛之效。

（三）脾胃湿热证

证候：胃脘闷痛或痞满，食少纳呆，恶心欲呕，口干口苦，身重困倦，小便短黄。舌质红，苔黄腻，脉滑或数。

治法：清热化湿。

拟方：半夏泻心汤加减。

法半夏10g、黄芩10g、黄连10g、党参20g、柴胡10g、枳实15g、白芍20g、苏梗15g、浙贝母15g、蒲公英30g、延胡索15g、砂仁5g(后下)。

方中以辛温之法半夏为君，清热燥湿。臣以黄芩、黄连，其苦寒以清热化湿，泄热开痞；蒲公英、浙贝母清热燥湿。然中虚失运，故方中又以党参健脾益气，柴胡疏肝解郁，白芍柔肝养血，延胡索、枳实行气止痛，苏梗行气宽中，砂仁和胃止痛，共为佐药。全方合用，共奏清热化湿之效。

（四）脾胃气虚证

证候：胃脘隐痛或胀满，餐后明显，饮食不慎后易加重或发作，纳呆食少，疲倦乏力，少气懒言，四肢不温，大便溏薄。舌淡或有齿印，苔薄白，脉沉弱。

治法：健脾益气。

拟方：柴芍六君子汤加减。

党参20g、白术15g、茯苓20g、陈皮5g、法半夏10g、柴胡10g、白芍15g、砂仁5g(后下)、炙甘草5g、乌药10g。

方中党参、白术、茯苓、炙甘草为四君子汤组成，重在健脾益气渗湿，为脾虚的基础方；柴胡、白芍二者配伍，一散一收，重在疏肝柔肝，敛阴和营；陈皮、法半夏配伍，降逆和胃理气，法半夏性辛散温燥，入脾胃经，取其和胃降逆，陈皮性味辛温，入脾胃经，善于理气；砂仁和乌药行气止痛。诸药合用，共奏疏肝健脾和胃之功。

（五）脾胃虚寒证

证候：胃痛隐隐，绵绵不休，喜温喜按，劳累或受凉后发作或加重，泛吐清水，纳呆食少，神疲倦怠，手足不温，大便溏薄。舌淡苔白，脉虚弱。

治法：温中健脾。

拟方：良附丸加减。

高良姜10g、制香附10g、百合20g、乌药10g、丹参20g、木香10g(后下)、桂枝10g、白芍20g、砂仁10g(后下)、竹茹10g、浙贝母15g、陈皮10g。

方中高良姜辛热，温胃散寒，和中止痛，为君药。制香附理气止痛，为臣药。桂枝辛温，温经散寒，温通血脉；白芍养血和营；乌药、木香行气止痛；丹参活血化瘀；陈皮理气健脾；砂仁温脾和胃；百合滋养胃阴；浙贝母、竹茹清热利湿，以防高良姜辛热太过，共为佐使药。全方合用，共奏温中健脾、散寒止痛之效。

（六）胃阴不足证

证候：胃脘灼热疼痛，胃中嘈杂，似饥而不欲食，口干舌燥，大便干结。舌红少津或有裂纹，苔少或无，脉细或数。

治法：养阴益胃。

拟方：益气养阴化湿汤（自拟方）。

太子参 15g、石斛 15g、黄芪 15g、柴胡 15g、苍术 15g、炒白术 15g、麦冬 15g、百合 10g、佛手 10g、藿香 15g、佩兰 15g、陈皮 10g、甘草 5g。

方中石斛、麦冬为君，甘寒清润，既养胃阴，又能清胃热。太子参味甘性平，健脾益气生津；白术、黄芪甘温健脾，益气养胃，共为臣药。佐以苍术、藿香、佩兰健脾化湿，和中止痛；佛手、陈皮健脾理气止痛；柴胡疏肝解郁，使肝气不得犯胃，胃气自复；百合滋阴养胃。甘草调和诸药，为使药。全方合用，共奏益气养阴化湿之效。

（七）瘀阻胃络证

证候：胃脘疼痛，痛有定处，痛处拒按，面色暗滞，或有黑便。舌质暗红或有瘀点、瘀斑，脉弦涩。

治法：活血通络。

拟方：丹参饮合失笑散加味。

丹参 10g、蒲黄 10g、砂仁 5g(后下)、五灵脂 10g、木香 5g(后下)、莪术 10g、三七 10g、延胡索 10g。

方中五灵脂苦咸甘温，入肝经血分，功擅通利血脉，散瘀止痛；蒲黄甘平，行血消瘀，炒用并能止血，二者相须为用，为化瘀散结止痛的常用组合，共为君药。臣以丹参、三七、莪术活血化瘀通络，延胡索行气止痛。佐木香、砂仁，故行气止痛之力较优，但行气而又不伤阴。诸药合用，药简力专，共奏祛瘀止痛、推陈出新之功，使瘀血得去，脉道通畅，则诸症自解。

三、医案举例

（一）慢性浅表性胃炎（肝胃气滞证）案

王某，女，55 岁。2021 年 6 月初诊。

主诉：反复上腹部胀痛 10 余年。

病史：患者上腹部胀痛，连及胸胁，每因家庭琐事生气后诱发，时有嗳气，嗳气后胀痛可缓解，无反酸，略感口苦，无口干，大便不爽，小便调。舌淡红，苔薄白，脉弦细。

辅助检查：电子胃镜检查提示慢性浅表性胃炎，碳 13 呼气试验提示幽门螺杆菌 (Hp) 阴性。

辨证：肝胃气滞。

拟方：柴胡疏肝散加减。

柴胡 10g、陈皮 10g、枳壳 10g、白芍 10g、炙甘草 5g、香附 10g、川芎 10g、瓦楞子 30g、佛手 10g、百合 10g、乌药 10g、柿蒂 10g。

5 剂，日 1 剂，煎水 400mL 分早晚两次饭后服。平素注意情志调养。

二诊：5 剂后，患者上腹部胀痛明显好转，效不更方，再服用 5 剂，诸症悉除。

【按语】本例患者上腹部胀痛，连及胸胁，生气后诱发，舌脉符合肝胃气滞证。笔者认为肝与脾胃的关系十分密切，在辨治脾胃病时，亦应知“知肝传脾”。笔者以柴胡疏肝散加陈皮、佛手、百合、柿蒂等疏肝理气的药物进行治疗，效果明显。

（二）慢性萎缩性胃炎（脾胃气虚证）案

蔡某，男，60 岁。2021 年 11 月初诊。

主诉：反复上腹部隐痛 30 余年。

病史：患者反复上腹部隐痛，饭后加重，食欲缺乏，口淡无味，乏力，时有头晕，大便稀溏，每日 1 ～ 2 次，小便可。舌淡胖，舌苔薄白，脉细弱。

辅助检查：门诊行电子胃镜检查提示慢性胃炎伴糜烂；病理检查提示慢性萎缩性胃炎伴糜烂、轻度肠上皮化生；碳 13 呼气试验提示 Hp 阴性。

辨证：脾胃气虚。

拟方：柴芍六君子汤加味。

党参 20g、白术 15g、茯苓 20g、陈皮 5g、法半夏 10g、柴胡 10g、白芍 15g、砂仁 5g（后下）、炙甘草 5g、乌药 10g。

7 剂，日 1 剂，煎水 400mL 分早晚两次饭后服。平素忌食辛辣。

二诊：上腹部隐痛较前缓解，胃口好转，守上方再予 7 剂口服。

三诊：上腹部隐痛明显缓解，纳可，大便成形，头晕及乏力好转，时有嗳气。原方中加厚朴 15g 以理气。

患者连续服药 1 个月，上诉症状明显好转。此后每月均复诊 1 次。2013 年 1 月复查电子胃镜示胃黏膜糜烂好转、肠上皮化生消失，提示慢性胃炎；病理检查提示慢性萎缩性胃炎。

【按语】笔者认为，慢性萎缩性胃炎本质系脾胃气虚，治疗上扶正是根本。脾胃气虚，内外之邪乘虚而入，导致脾胃纳呆，脾运失健，气机升降失调。因此，笔者主张以健脾和胃、行气止痛为法，提高脾胃的自身修复能力。此治疗本病的根本，以达治病求本之效。

本案方由 10 味药组成。其中，党参甘温益气，健脾养胃，为君药。白术苦温，健脾燥湿，加强益气助运之力，为臣药。茯苓甘淡平，健脾渗湿，茯术合用，则健脾祛湿之功效更显。陈皮辛行温通，行气止痛，健脾和中。法半夏燥湿化痰，降逆止呕。砂仁化湿醒脾，行气温中。乌药行气止痛。柴胡、白芍重在疏肝柔肝。柴胡味苦微辛，性微寒，入肝经，为疏肝解郁之要药，柴胡量大则散，意在梳理气滞；白芍性味酸甘，柔肝止痛，敛阴和营，二者配伍，一散一收，符合肝的生理特性。炙甘草调和诸药，和中止痛。诸药合用，攻补兼施，促进脾胃运化，调和肝脾，具有疏肝健脾和胃之功效。现代药理研究表明，柴芍六君子汤加味方有抗炎、镇痛、促进胃肠动力、调节胃酸分泌、增强机体免疫力的功效。

（三）慢性浅表性胃炎（脾胃湿热证）案

杨某，男，40岁。2022年12月初诊。

主诉：反复上腹部胀痛不舒服1年余。

病史：患者自述胃脘痛，心下胀满不舒，进食后尤甚1年余。患者平素因工作原因经常饮酒，吸烟多年，喜肥甘厚味之品。平时嗳气频繁，时有恶心，胃中嘈杂不适，偶有反酸、胃灼热感，口苦，身体困重，大便稀溏，小便黄。舌红，舌苔黄腻，脉濡。

辅助检查：电子胃镜提示十二指肠球部多发溃疡A2期、慢性浅表性胃炎伴糜烂。碳13呼气试验提示Hp阳性。

辨证：脾胃湿热。

拟方：半夏泻心汤加减。

法半夏10g、黄芩10g、黄连10g、党参20g、柴胡10g、枳实15g、白芍20g、苏梗15g、浙贝母15g、蒲公英30g、延胡索15g、砂仁10g（后下）。

7剂，日1剂，煎水400mL分早晚两次饭后服。嘱患者生活规律，清淡饮食，戒烟、限酒，加强运动。

二诊：7剂药后症状大减，效不更方，继服5剂病愈。

【按语】笔者认为，脾胃病多有虚实夹杂、寒热交错之证。岭南地区为湿热之地，其人多湿热之体质，但间见寒热错杂之证，故配伍用药中常于寒剂中加一两味热药，热剂中加一两味寒药。本案患者脾胃升降失司，因饮食不节、饮酒等引起湿热内生，湿热内阻中焦，中焦热结，故见胃脘痛、恶心、胃中嘈杂、胃灼热、口苦，而身体困重、大便稀溏又为寒湿。本案中患者寒象不重而偏湿热，故用方在半夏泻心汤的基础上减去干姜而多用理气清热除湿之品，如加入浙贝母、蒲公英以加强清热之效，同时促进溃疡愈合，加入柴胡、枳实、苏梗以疏肝理气，延胡索以止痛，砂仁以行气理脾。临证时，在保持经方基本组成的基础上，根据病情化裁，方可收获全功。

第二节 胃食管反流病

胃食管反流病是常见的消化系统疾病，是指胃内容物反流进入食管，致食管及其黏膜损伤而出现的一系列的慢性症状，其中以反酸、胃灼热为主要临床表现。其发病率有逐渐增高的趋势，严重影响患者的生活质量。本病以抑酸药质子泵抑制剂 (PPI) 作为治疗手段，但仍有 10%～40%的患者无效，被称为难治性胃食管反流病。

一、病因病机

笔者认为，本病病因病机复杂多变，主要为感受外邪、寒热客胃，或情志不遂、七情内伤，或饮食、烟酒无度，或后天禀赋不足、脾胃虚弱，或久病灼伤阴液、胃阴不足等，致胃失和降，胃气上逆，发为吐酸。本病病位在食管和胃，与肝、脾等脏腑功能失调密切相关，辨证治疗时应“审查病机，无失气宜”。

(一) 感受外邪，寒热客胃

摄食不当，过食寒凉或辛辣之物，使脾胃气滞，胃失和降，气逆于上，可致吐酸。《素问·至真要大论》云：“诸呕吐酸……皆属于热。”《景岳全书》云：“凡肌表暴受风寒，则多有为吞酸者……故凡寒气一入，则胃中阳和之气被抑不舒，所以滞浊随见而即刻见酸。”现代研究表明，进食咖啡、巧克力、辛辣、过酸或高脂的食物可致食管黏膜屏障功能损害，细胞间隙增宽；酸接触细胞间隙的感觉神经末梢，也可导致下食管括约肌暂时性松弛，增加反流物对食管黏膜的损伤。

(二) 情志不遂，七情内伤

现代生活节奏快，精神紧张，压力大，七情内伤，忧思郁怒，可致肝失疏泄，横逆犯胃，胃失和降，浊气上逆，发为本病。《症因脉治》指出：“恼怒忧郁，伤肝胆之气，木能生火，乘胃克脾，则饮食不能消化，停积于胃，遂成酸水浸淫之患矣。”现代研究表明，成人 GERD 的发病因素中，一部分患者可能与焦虑、抑郁有关，生活事件可诱发食管高敏感性，产生胃灼热症状。

(三) 饮食不节，烟酒无度

饮食不节，恣食辛辣厚味，损伤脾胃，或饮酒无度，助湿生痰，酿湿热，脾胃受纳升降失常，或吸烟无度，灼伤胃经，均导致胃气不和，发为本病。尤其是广东地区偏湿热，湿困脾土，气机升降失常而致病。《诸病源候论》云：“此由饮酒多食鱼脍之类，腹内痞满，因而成渴，渴又饮水，水气与食结聚，兼遇寒气相加，所以成癖。癖气停聚，乘于脾胃，脾胃得癖气不能消化，故令宿食不消。腹内胀满，噫气酸臭，吞酸，气急，所以谓之酒癖宿食不消也。”现代研究表明，饮食性硝酸盐产生的一氧化氮可能参与 GERD 相关食管疾病的发病机制，外源性的一氧化氮可影响胃食管交界处临近上皮完整性，高浓度范围的一氧化氮可能足以穿透上皮，从而影响食管下段括约肌中平滑肌细胞，最终导致平滑肌的松弛和胃内容物反流进入食管。此外，高浓度一氧化氮可引起一系列的致癌作用。

(四) 禀赋不足，脾胃虚弱

脾胃虚弱，土虚木乘，致木气恣横无制，肝木乘克脾土，导致肝脾不和；或运化无力，脾虚湿滞，浊阴不降，胃气反逆。《景岳全书》云：“夫酸本肝木之味，何不曰火衰不能生土，则脾气虚而肝邪侮之，故为酸也。”明代刘全德《考证病源》云：“咽酸者，酸水刺心也。吐酸者，吐出酸水也。俱是脾虚不能运化，饮食郁积已久，湿热内生，湿热相蒸，遂作酸也。”现代研究认为，在同卵双生和异卵双生子中，GERD 的发病率均为 18%，提示遗传因素在 GERD 发病中有重要作用；且发现小儿 GERD 相关基因 (GERD1) 位于染色体 Bq14 上，位置可能靠近 SNP160 或 SNP168。

（五）久病伤阴，胃阴不足

外受燥热之邪，内传中焦，伤及胃阴，或肝郁日久化热，灼伤胃津，或过食温燥之物，耗伤胃阴，或久病体虚，精血亏虚，胃阴不足，胃失濡养，胃气上逆，发为本病。《临证指南医案》云：“噎膈反胃，名虽不同，病出一体，多因气血两虚而成……以调化机关，和润血脉为主，阳气结于上，阴液衰于下。”现代研究表明，非糜烂性反流病 (NERD) 患者夜间出现胃灼热感现象可能与夜间酸突破有关，PPI 是目前最有效的抑酸药物，但并不能抑制静止状态质子泵，晚间加服安神补脑液和雷尼替丁对于 NERD 夜间胃灼热症状的改善更为明显，而安神补脑液是以鹿茸、淫羊藿、制何首乌等中药为主的制剂，其功能为健脑安神、生精补髓、益气养血，适用于神经衰弱、失眠、健忘、头晕等。

二、中医辨证论治

笔者根据中医病因分析及多年的临床经验总结，将本病分为以下 5 个证型。

（一）肝胃郁热证

证候：平素性情急躁易怒，反酸、胃灼热明显，伴胸痛连及胁肋部，或善太息，或胃脘部嘈杂不适，或口干、口苦、心烦，或易饥。舌红，苔黄，脉弦或弦数。

辨证分析：平素性情急躁易怒患者，易肝气不舒，横逆犯胃，肝喜条达而恶抑郁，肝气郁结，易出现胸痛、善太息；肝经经脉布胁肋，循少腹，故可出现胸痛连及胁肋部；肝胆互为表里，若肝热夹胆火上乘，则口苦、口干；肝木郁久化热，横克胃土，胃气上逆，故可出现反酸、胃灼热；胃脘部嘈杂不适，日久则易饥。舌红，苔黄，脉弦或弦数，为肝胃郁热之外候。

治法：健脾疏肝，泄热和胃。

拟方：柴平散合左金丸加减。

柴胡 10g、白芍 10g、枳壳 10g、甘草 5g、苍术 10g、川芎 10g、香附 10g、陈皮 5g、厚朴 10g、黄连 3g、吴茱萸 5g。

方中柴胡性味苦辛凉，主入肝胆，宣畅气机，疏肝解郁，为君药。苍术为辛散之品，能燥湿健脾，降逆和胃，与君药相伍，能培土制木；香附专入肝经，疏肝行气止痛；枳壳性降，陈皮健脾理气，厚朴下气通腑，与香附共同调理中焦气机，共为臣药。白芍养阴柔肝，缓急止痛，防疏肝行气药疏散太过；川芎活血行气止痛；黄连苦寒，能使肝胃郁热得清；吴茱萸辛热，开肝郁，降胃逆，助黄连和胃降逆，共为佐药。甘草调和诸药。

全方合用，使肝火清、胃气降，共奏健脾疏肝、泄热和胃之功。

反酸、胃灼热明显者，可加用瓦楞子、海螵蛸；嗳气明显者，加代赭石、旋覆花；胸痛明显者，可加全瓜蒌；胁痛明显者，可加延胡索、川楝子等。

（二）脾虚湿热证

证候：久居湿热之地，餐后反酸、饱胀感明显，或有胸骨后烧灼感，或周身闷胀不舒、乏力，或不欲饮食，或大便溏而不爽。舌淡红或胖，苔薄黄，脉细滑数。

辨证分析：久居湿热之地，易感湿热之邪，脾属中焦，为太阴湿土，喜燥恶湿，湿困脾土，运化无力，助长湿邪，病情缠绵难愈。脾不升清，浊气不得下降，故可见周身闷胀不舒，餐后饱胀感，大便溏；脾胃升降失和，故可见反酸、胸骨后烧灼感；湿邪凝滞，可郁久化热，故可见大便溏而不爽；舌淡红或胖，苔薄黄，脉细滑数，为脾虚湿热之外候。

治法：健脾和胃，行气祛湿。

拟方：枳实消痞丸加减。

白术 15g、半夏 10g、党参 15g、枳实 10g、厚朴 10g、生姜 3 片、炙甘草 5g、麦芽 30g、茯苓 15g、黄连 3g。

方中枳实苦辛微寒，归脾、胃经，能行气消痞，为君药。厚朴苦辛而温，归脾胃、大肠经，能行气燥湿除满，为臣药。两者相伍，能增强行气消痞除满之效。黄连味苦性寒，归心、肝、胆、脾、胃、大肠经，能清热燥湿而除痞；半夏味辛性温，归脾、胃经，能燥湿化痰消痞，降逆止呕和胃；生姜味辛性微温，能温中止呕，三味相伍，辛开苦降，平调寒热，共助枳、朴行气消痞除满之功；麦芽甘平，能消食和胃；党参、白术、茯苓、炙甘草（四君子汤）能益气健脾，祛湿和中。以上共为佐药。炙甘草还兼调和诸药之功。全方使脾胃和、痞气消，共奏健脾和胃、行气祛湿之效。

若胁肋部疼痛明显者，可加用木香、柴胡、郁金；若湿热明显者，可加用吴茱萸、黄芩、竹茹、蒲公英等。

（三）气郁痰阻证

证候：平素忧思过度之人，胸闷不适，咽喉部梗阻不适感，或频发嗳气，或吞咽困难，或声音嘶哑，或咽痒呛咳，或上述证候以夜间发作为主。舌淡红，苔白腻，脉弦滑。

辨证分析：人的情志与气机活动相关，肝主全身气机升降，喜条达而恶抑郁，肝气不舒，故可见嗳气频发，胸闷不适；肝木乘脾，脾失运化，炼液成痰，肝气郁久可循经上逆，痰气汇聚于咽喉，故可出现咽喉部梗阻不适，吞咽困难，声音嘶哑，咽痒呛咳；肝气郁结，肝不藏血，故上述症状以夜间发作明显。舌淡红，苔白腻，脉弦滑，为本证之外候。

治法：行气化痰解郁。

拟方：逍遥散合半夏厚朴汤加减。

柴胡 10g、白芍 10g、当归 10g、白术 15g、茯苓 15g、生姜 3 片、薄荷 5g、甘草

5g、半夏 10g、厚朴 10g、苏叶 10g。

逍遥散中柴胡能疏肝解郁，条达肝气，为君药。当归能养血活血止痛；白芍能养血柔肝，缓急止痛，为臣药。君臣相伍，血充则肝和，养肝体而助肝用。半夏能化痰散结，降逆和胃；厚朴能燥湿化痰，下气除满，半夏相配，能增强散结降逆之功；苏叶芳香行气，能开宣肺气，助厚朴行气宽胸，宣通郁结之气。白术、茯苓能健脾祛湿和中，使运化有权，气血有源；加薄荷少许，能透达肝经之郁热；生姜温胃和中，且能制半夏之毒，为使药。甘草能调和诸药。两方相合，使肝气疏，脾气健，痰气行，共奏行气化痰解郁之效。

若气郁明显者，可加用香附、郁金；若气郁化火者，可加用牡丹皮、栀子；失眠明显者，可加用合欢花；咽干者，可加用天花粉、玉竹等。

（四）中虚气逆证

证候：素体虚弱或久病伤脾碍胃，反酸、嗳气明显，胃脘部隐痛，或泛吐清水，或脘腹胀满，或食欲不振，或神疲乏力，或大便稀溏。舌淡红，苔薄白，脉细弱或沉细。

辨证分析：本病日久，中焦受损，脾胃虚弱，运化无力，升降失和，故可见脘腹胀满，食欲不振，神疲乏力，大便稀溏。脾胃同属中焦，水谷气机壅滞不行，清气难升，浊气不降，胃气上逆，故可见反酸、嗳气明显，呕吐清水。舌淡红，苔薄白，脉细弱或沉细，为本证之外候。

治则：健脾和胃理气。

拟方：补中降逆饮加减。

炒白术 30g、茯苓 15g、枳壳 10g、陈皮 5g、柴胡 10g、炙甘草 5g。

炒白术为补益脾气第一要药，能健脾燥湿益气；茯苓能健脾渗湿，两药相合，使脾气复、水湿得去，为君药。柴胡能疏解肝郁，条达肝气，枳壳能行气散结，二药相伍，一升一降，使肝气顺畅，胃气得降，肝胃同治，中焦升降得复，共为臣药。陈皮能理气健脾，燥湿化痰，配伍枳壳理气通腑之气倍增。炙甘草能调和诸药。全方使脾气健、胃气和、肝气顺，共奏健脾和胃理气之效。

反酸明显者，可加白芍、瓦楞子；胃脘痛明显者，可加延胡索、川楝子、香橼、乌药；胃灼热明显者，可加黄连、吴茱萸；嗳气显著者加豆蔻、佛手、砂仁等；胃阴不足者，可加用北沙参、麦冬、石斛等。

（五）胃阴不足证

证候：多见于形体消瘦者，反酸、胃灼热明显，胃脘部隐痛、嘈杂，或咽干口燥，或饥不欲食，或痞满恶心，或大便干结难解。舌红少苔少津，脉细数。

辨证分析：本病或因饮食不节，过食辛辣温燥之物，或肝郁化火伤津，或久病精血亏损，均可致胃阴不足，胃失和降，故可见反酸、胃灼热、恶心；胃阴不足，胃失润养，故可见胃脘部隐痛、嘈杂；胃受纳失司，故可见饥不欲食、痞满；津液无以上承及滋润，故可见咽干口燥，大便干结难解；舌脉为本证之外候。

治则：养阴益胃理气。

拟方：益胃汤加减。

生地黄 15g、麦冬 15g、北沙参 10g、玉竹 10g、枳壳 10g、甘草 5g。

生地黄味甘苦，性凉，归心、肝、肾经，能养阴生津；麦冬能养阴生津，润肺止咳，二药合用，能滋阴益胃清热，兼以润肠通便，共为君药。北沙参、玉竹能加强君药益胃养阴之力；枳壳能行气宽中，行滞消胀，为通降胃腑之品，并可制约补养药之滋腻；甘草能调和诸药。全方共奏清胃热、益胃阴、降胃腑之功。

痞满明显者，可加用炒鸡内金、焦神曲、焦山楂；肠燥便秘明显者，可加用少量生大黄、白芍、玄参；后期若出现气短、乏力者，可酌情加用黄芪、太子参等。

三、医案举例

孙某，女，56 岁。2021 年 5 月初诊。

主诉：胸闷不适 1 年余。

病史：患者于教师职业退休后逐渐出现胸闷不舒，伴咽部痰阻感，咳之不出，吞之不下，咽干伴口干，嗳气频作，偶有吞咽困难不适感，夜间明显，食欲缺乏，大便不爽、量少、2 ～ 3 天 1 次，夜寐差，上述症状夜间明显，小便可，已绝经，无胸痛，无头晕、心慌，无咳嗽、咳痰，双下肢不肿，精神焦虑，言语多，善太息，形体正常。舌淡红，苔微黄腻，脉弦滑。

辅助检查：电子胃镜检查示慢性浅表性胃炎，反流性食管炎 (LA–B 级)。

辨证：气郁痰阻。

拟方：逍遥散合半夏厚朴汤加减。

柴胡 10g、白芍 10g、当归 10g、白术 10g、茯苓 10g、生姜 3 片、薄荷 6g、半夏 10g、厚朴 10g、苏叶 10g、牡丹皮 5g、栀子 5g、甘草 5g。

7 剂，日 1 剂，煎水 400mL 分早晚两次饭后服。嘱平素注意情志调养。

二诊，患者自觉胸闷不适较前好转，精神状态略缓和，咽部梗阻感较前好转，胃纳可，大小便可，夜寐仍欠佳。患者自述效果可，但嫌效果颇慢，问是否可加大剂量服用。告知患者该病的慢性过程，嘱患者不可操之过急，应坚持服用原方半个月，平素注意保持心情舒畅，清淡饮食，适当锻炼，避免进食加重该疾病的食物。

三诊：患者喜获孙子，心情舒畅，精神状态良好，胃纳可，嗳气减轻，咽部梗阻感明显好转，夜寐稍欠佳，舌淡红，苔薄白，脉弦细。原方去牡丹皮、栀子，加用合欢花、珍珠粉安神养颜，继续服用 2 个月，患者症状消失，面色红润有光泽，开心不已。嘱患者平素注意防护，不适就诊。

【按语】患者为教师，退休后逐渐出现胸闷不舒，咽部痰阻感，曾至我院行电子胃镜检查提示反流性食管炎，予以 PPI 治疗后有效但症状反复。患者退休，久居家中，悒悒不乐，情志不畅，肝失疏泄，气机不得通畅，停滞于周身，故可见胸闷不舒，太息后可舒缓；肝气郁久，气郁生痰，阻结于咽喉部，故可出现咽干，咽喉部痰阻感，吞咽困难；肝气郁而不达，横逆脾胃，故可见嗳气频作，食欲缺乏，大便不爽而量少。肝郁日久，气病及血，肝血不足，无以养心安神，故上述症状夜间明显；舌脉为本证之外候表现。本病为吐酸病（气郁痰阻证），笔者经方合用，效果颇佳。

第三节　肠易激综合征

肠易激综合征是临床上最常见的一种胃肠道功能紊乱性疾患，近年已被公认为一类均有特殊病理生理基础的心身疾病，是一组包括腹痛、腹胀，以大便习惯改变为主要特征，并伴大便性状异常，持续存在或间歇发作，而有缺乏形态学或生物化学异常改变等可用器质性疾病解释的临床症状，大致可分为腹泻型、便秘型、腹泻便秘交替型和腹痛型，但以腹泻多见。患者年龄多以年轻人和中年人为主，在 20 ～ 50 岁，老年后初次发病者少见，但常伴有胃肠功能紊乱的其他表现，以女性多见，有家族聚集倾向。

根据主要临床表现，本病属于中医学“泄泻”“便秘”“腹痛”范畴。

一、病因病机

笔者认为，肠易激综合征多与情志因素有关，中医根据临床表现，将其归纳为“腹痛”“泄泻”“便秘”等范畴，其病因主要与感受外邪、情志失调、饮食所伤、禀赋不足等有关；病机主要与肝、脾、肾三脏功能失调最为密切。肝主疏泄，脾主运化，“肝为起病之源，脾为传病之所”，肝脾两脏在生理上相互协调，在病理上则相互影响。《医学求是》曰：“木郁不达，风郁不达，风木冲击而贼脾土，则痛于脐下。”肝气郁结则乘脾，或思虑劳倦损伤脾气，脾气虚弱，运化无力，水谷不能化为精微反为湿，清浊不分，混杂而下，则为泄泻。正如叶天士所云：“肝病必犯土，是侮其所胜也，克脾则腹胀，便或溏或不爽。”《景岳全书》亦云：“凡遇怒气便作泄泻者，必先以怒时夹食，致伤脾胃。即随触而发，此肝脾二脏病也，盖以肝木克土，脾气受伤而然。”中医学认为，病久则伤肾，若病情迁延不愈，肾阳不足，命门火衰，不能生土，则致脾胃虚寒。汪昂云：“久泻皆由肾命火衰，不能专责脾胃。”《景岳全书》亦云：“肾为胃关，开窍于二阴，所以二便之开闭，皆肾脏之所主，今肾中阳气不足，则命门火衰，阴气盛极之时，即令人洞泄不止也。”

二、分型证治

（一）寒湿困脾证

证候：大便清稀或如水样，腹痛肠鸣，食少畏寒，或可兼见头痛、恶寒、肢体疼痛等表证。舌苔白滑，脉濡缓。

治法：散寒化湿。

拟方：藿香正气散加减。

广藿香、白芷、姜半夏、陈皮、厚朴、茯苓、紫苏叶、桔梗、大腹皮、白术、生姜、大枣、甘草。

方中藿香辛温散寒，气味芳香，能醒脾快胃，振奋清阳，祛秽浊湿邪而助脾胃正气，理气和中，以升清降浊，为主药。辅以紫苏叶、白芷、桔梗辛香发散，芳香化湿浊，散寒，助藿香芳香化湿散寒；姜半夏、陈皮、厚朴燥湿健脾，行气化湿，和胃调气。佐以白术、茯苓健脾运湿，和中止泻；大腹皮行气利湿；生姜、大枣辛宣和胃。使以甘草益中焦，和诸药。

泻下明显者，加石榴皮；畏寒明显者，加吴茱萸、草豆蔻、砂仁。

（二）湿热蕴肠证

证候：腹痛即泻，泻下急迫，粪色黄褐秽臭，肛门灼热，发热，小便短赤。舌红，苔黄腻，脉滑数。

治法：清热利湿。

拟方：葛根芩连汤。

葛根、黄芩、黄连、甘草。

方中葛根升举脾胃清阳之气而止下利，为主药；辅以黄芩、黄连苦寒，以清里热，坚肠胃，并燥肠胃之湿；使以甘草甘缓和中，使黄芩、黄连苦寒不伤正，协调诸药。

苔厚者，加藿香、豆蔻；腹胀者，加厚朴、陈皮；脘腹痛者，加枳壳、川楝子。

（三）肝郁脾虚证

证候：腹痛，肠鸣，泄泻，每因情志不畅而发，泻后痛减，胸闷胁胀，嗳气食少。舌淡红，苔薄白，脉弦。

治法：抑肝扶脾。

拟方：痛泻要方。

白术、白芍、防风、陈皮。

白术健脾燥湿和中，治土虚，为君药；白芍酸微寒，养血柔肝，使肝气条达，缓急止痛，抑肝扶脾，兼益脾阳，为臣药；陈皮辛温能利气开胃，炒香则加强燥湿醒脾之效，助白术加强脾胃功能，为佐药；防风辛温有香气，能散肝郁、醒脾气，有升阳散风作用，是脾经药，即引诸药入脾，助术、芍健脾疏肝，又可清阳止泻，是使药。

腹痛甚者，加延胡索、香附、乌药；泄泻甚者，加党参、白扁豆；腹胀明显者，加槟榔、大腹皮；心烦者，加牡丹皮、栀子。

（四）脾虚湿盛证

证候：大便溏薄，夹有不消化食物，稍进油腻则便次增多，迁延反复，或大便硬结，纳差食少，食后不舒。舌质淡，苔薄白，脉细。

治法：健脾益气。

拟方：参苓白术散。

莲子肉、薏苡仁、砂仁、桔梗、白扁豆、茯苓、人参、甘草、白术、山药。

方中人参、白术、茯苓、甘草组成四君子汤，健脾益气，为君药；辅以山药、白扁豆、莲子肉，增强了补脾渗湿作用；佐以砂仁醒脾和胃气，薏苡仁理脾渗湿，桔梗升清、宣利肺气，载药上行，借肺之布精以使药达全身。诸药合用，补虚、除湿、行滞、调气、和脾胃。

苔白腻者，加厚朴、藿香；泻下稀便者，加苍术、泽泻；夜寐差者，加酸枣仁、首乌藤；便秘者，加大白术用量，并加枳实、火麻仁、郁李仁、杏仁。

（五）脾肾阳虚证

证候：晨起腹痛，肠鸣泄泻，大便夹有不消化食物，脐腹冷痛喜暖，形寒肢冷，腰痛。舌质淡、体胖，苔白，脉沉细。

治法：温补脾肾，固肠止泻。

拟方：附桂理中汤合四神丸。

附子、肉桂、人参、干姜、甘草、白术、补骨脂、肉豆蔻、吴茱萸、五味子。

方中人参、白术、甘草健脾益气，附子、肉桂、干姜、肉豆蔻温中散寒，补骨脂补肾阳，吴茱萸缓急止痛，五味子收敛固涩。诸药合用，温补脾肾，固肠止泻。

腹痛喜按、怯寒便溏者，加重附子用量；大便稀烂者，加白扁豆。

（六）寒热错杂证

证候：大便时溏时硬，便前腹痛，得便痛减，腹胀或肠鸣，伴口苦或口臭，畏寒，受凉而发。舌淡，苔薄黄，脉弦细或弦滑。

治法：平调寒热，益气温中。

拟方：半夏泻心汤。

半夏、黄芩、干姜、人参、黄连、大枣、甘草。

方中半夏散结消痞，降逆止呕，为君药；干姜温中散邪，黄芩、黄连苦寒，泄热消痞，为臣药；人参、大枣甘温益气，补脾气，为佐药；甘草调和诸药，为使药。

腹痛者，加乌药、延胡索；腹胀者，加槟榔、厚朴。

第四节　溃疡性结肠炎

溃疡性结肠炎是一种慢性非特异性结肠炎症性疾病，其典型临床表现为持续性或反复发作的黏液性脓血便并伴有左下腹或下腹疼痛，有里急后重感，具有疼痛一便意一便后缓解的特征。少数患者只有便秘或无血便并伴有不同程度的全身症状（如体温、心率、体重、贫血、血沉或C反应蛋白）等表现。

中医历代文献对此病称呼不一，《黄帝内经》称“肠游”；《难经》称之为“大瘕泄”；《伤寒杂病论》中则无专用病名，与泄泻一起统称“下利”；《备急千金要方》称之为“滞下”；其后基本称“痢”“痢疾”。中医“痢疾”的病名除包含西医学的溃疡性结肠炎外，也包含了西医诊断溃疡性结肠炎需除外的细菌性痢疾、阿米巴痢疾、肠结核等传染性结肠炎及克罗恩病、缺血性结肠炎、放射性结肠炎等。现在一般将溃疡性结肠炎归属于中医学“久痢”范畴，以腹泻、腹痛、脓血便和里急后重为主要症状，多缠绵难愈或反复发作。

一、病因病机

笔者认为，本病病位在肠，但与胃、脾、肝、肾关系密切，多由起居不慎、饮食不节、情志不调或先天禀赋不足，致外感时疫邪毒或内伤肠胃，邪壅肠腑，大肠传导失司，肠中糟粕与湿邪蕴结，壅阻气血，损伤肠络，化腐成脓。具体概括为以下几点。

（一）起居不慎，外感疫邪

久居湿热之境，致使湿热之邪蕴结肠腑；或久居寒湿，寒湿之邪凝滞于肠；或夏季不避暑湿，暑湿之邪蕴结肠胃；或起居不慎，疫毒之邪直中肠腑，致气机壅滞，肠络受损而发病。

（二）饮食不节，损伤脾胃

平素嗜食肥甘厚味，湿热内生，再内外湿热交蒸，蕴结于肠之脂膜，大肠不能传导糟粕，湿热气血搏结，腐败化为脓血，与湿热一起下注，则可见腹泻、腹痛、脓血便和里急后重等症状。或恣食生冷瓜果，损伤脾胃阳气，湿从寒化，寒湿内蕴，积壅肠胃，气机不畅，寒凝血瘀，阻滞于肠腑，邪伤血络而发病。或饮食不洁、暴饮暴食，湿热毒邪直中，与气血相搏，下迫肠道而发病。

（三）情志失调，肝郁乘脾

忧思恼怒皆损伤肝脾，肝主疏泄，脾主运化，肝郁乘脾，则肝失疏泄，脾失运化，久则水谷精微不得正化而变生湿邪，阻滞于肠腑，邪伤血络而发病。

（四）禀赋不足，脾肾亏虚

先天禀赋不足，而又不善摄生，劳倦内伤，致使正气不足，脾肾阳虚，每遇外邪、饮食、情志失宜而感邪，损伤肠络而致病。正所谓“邪之所凑，其气必虚”。

以上因素可单一致病，也可相互影响联合致病。主要病机为邪毒壅滞肠腑，致使大肠传导失司，损伤肠络，化腐成脓而为病。邪毒可包括湿热、寒湿、疫毒、气滞、血瘀等。随着病情演变，亦可出现虚实、寒热、气血的病机转化。如脾胃虚弱，运化不健，易为饮食所伤，酿生湿热之邪，由虚转实；而湿邪内蕴，情志不畅，或过用攻伐之品，损伤脾胃，常由实转虚，虚中夹实。素体脾肾阳虚，湿盛阳微，或过用苦寒之品，日久伤阳，可致病情由热转寒；脾虚生湿，久蕴化热，或过用温燥之品，可由寒转热，或寒热错杂。正虚邪恋，病程缠绵难愈或反复发作。

二、分型证治

笔者根据几十年的临床经验，总结了本病常见的 7 种证型。另外还有阴虚型，由于临床见之较少，不在此赘述。

（一）湿热内蕴证

证候：腹泻，便下黏液脓血，腹痛，里急后重，可兼见肛门灼热，腹胀，小便短赤，口干口渴。舌质红，苔黄腻，脉滑。

治法：清热利湿，调气行血。

拟方：芍药汤。

白芍 30g、当归 15g、黄连 5g、黄芩 15g、槟榔 10g、木香 10g(后下)、甘草 10g、大黄 10g(后下)、肉桂 5g。

方中重用白芍养血和营，缓急止痛，配以当归养血活血，即“行血则便脓自愈”，槟榔、木香行气导滞，即“调气则后重自除”；黄芩、黄连清热燥湿，解肠中湿热，配大黄通因通用，泄热祛积，导热下行；肉桂为反佐，防苦寒伤中，甘草即配合白芍缓急止痛，又调和诸药。诸药合用，湿去热清，气血调和，故下痢可愈。

（二）邪热炽盛证

证候：起病急骤，发热，便下脓血或血便，量多次频，腹痛明显或腹痛拒按，里急后重，可伴腹胀、口渴、烦躁不安或神昏谵语等。舌质红，苔黄，脉滑数。

治法：清热解毒，凉血止痢。

拟方：白头翁汤。

白头翁 15g、黄连 5g、黄柏 15g、秦皮 15g。

方中白头翁清热解毒，凉血止痢，为君药；黄连、黄柏苦寒燥湿，清热解毒，为臣药；秦皮归大肠经，苦寒性涩，收敛作用强。四药合用，共奏清热解毒、凉血止痢之功。

腹痛、里急后重明显者可合用芍药汤；出血较多者可加生地黄、赤芍、牡丹皮、地榆、槐花，以加强清热凉血止血之力；若伴有表证者，可合用葛根芩连汤。

（三）三焦寒湿证

证候：腹痛，里急后重，便下黏液脓血，黏液多血少，或为白冻，兼见脘腹满闷，头身困重，口淡，纳呆。舌淡苔白腻，脉濡缓。

治法：温化寒湿，调气和血。

拟方：附子理中丸或真武汤合胃苓汤加减。

党参 15g、干姜 15g、桂枝 15g、制附子 15g(先煎)、苍术 15g、陈皮 15g、厚朴 15g、甘草 10g、茯苓 30g、白芍 15g、当归 10g、木香 10g(后下)。

方中附子、干姜、桂枝大辛大热，祛三焦寒湿；党参益气健脾，补后天之本，以绝寒湿之源；苍术、茯苓健脾祛湿止泻；陈皮、厚朴、木香行气止痛，燥湿止痢；白芍、当归养血活血；甘草调和诸药，合白芍缓急止痛。

(四) 肝脾不和证

证候：大便稀烂或黏液便，腹痛即泻，泻后痛减，常因情志因素诱发或加重，伴情绪抑郁或焦虑不安，排便不爽，胸胁痞闷，饮食减少，腹胀，肠鸣。舌质淡红，苔薄白，脉弦或弦细。

治法：疏肝健脾，调和气血。

拟方：痛泻要方合四逆散加减。

柴胡 15g、白芍 15g、枳实 15g、甘草 10g、陈皮 15g、白术 15g、防风 15g。

方中柴胡疏肝解郁，透邪外出；白芍养血和营，合甘草缓急止痛；枳实理气解郁，泄热破结，与白芍相配，理气和血，使气血调和；白术苦温，补脾燥湿；陈皮辛苦而温，理气燥湿，醒脾和胃；防风燥湿以助止泻，为脾经引经药。诸药合用，疏肝健脾，调和气血，则泻痢自止。

(五) 寒热错杂证

证候：痢下稀薄，夹有黏冻，反复发作，伴肛门灼热、腹痛绵绵，可兼见畏寒怕冷、口渴不欲饮、饥不欲食。舌质红或舌淡红，苔薄黄，脉弦或细弦。

治法：温中补虚，清热燥湿。

拟方：乌梅丸加减。

乌梅 20g、黄连 5g、黄柏 15g、干姜 5g、桂枝 10g、细辛 3g、川椒 3g、党参 15g、当归 10g、制附子 10g(先煎)。

方中乌梅为君药，可涩肠止痢，生津止渴；黄连、黄柏苦寒燥湿止痢；附子、干姜、桂枝、川椒、细辛温阳祛寒化饮；党参、当归益气补血活血。本方寒热同用，温中补虚，清热燥湿止痢，为治疗寒热错杂久痢之要剂，临床使用时可根据具体寒热偏颇调整寒热药物比例，以达到药到病除之效果。

(六) 脾肾阳虚证

证候：久痢不止，大便稀薄，可夹有白冻或伴有完谷不化，甚则滑脱不禁，腹痛喜温喜按，可伴有腹胀、食少纳差、形寒肢冷、腰酸膝软。舌质淡胖或有齿痕，苔薄白润，脉沉细。

治法：温补脾肾，收涩固脱。

拟方：桃花汤合真人养脏汤加减。

党参 15g、当归 10g、白术 15g、肉豆蔻 10g、肉桂 6g、甘草 5g、白芍 15g、木香

10g(后下)、诃子 15g、赤石脂 30g、干姜 10g。

方中赤石脂涩肠止泻；肉豆蔻、诃子温中涩肠止痢；干姜、肉桂温补脾肾，散寒止痢；当归、白芍养血和血；党参、白术益气健脾，和中祛湿；木香行气止痛，既治下痢腹痛后重，又使全方涩补不滞；甘草调和诸药，且合白芍缓急止痛。诸药合用，温补脾肾，收涩固脱，标本同治。

如脱肛下坠，可合用补中益气汤以升阳止陷；如滑脱不禁，阳气暴脱者，可先用四逆汤回阳救逆。

(七) 气滞血瘀证

证候：腹胀肠鸣或腹部刺痛、拒按，脓血便，大便不畅，血色紫暗，下腹或左下腹局限性压痛，或有包块，嗳气食少，恶心或呕吐，肌肤甲错。舌质紫暗或有瘀斑，苔薄少或黄腻，脉沉弦或涩。

治法：行气导滞，活血化瘀。

拟方：膈下逐瘀汤加减。

五灵脂 10g、当归 15g、川芎 15g、桃仁 15g、牡丹皮 15g、赤芍 15g、乌药 10g、延胡索 15g、甘草 10g、香附 12g、红花 12g、枳壳 15g。

方中五灵脂苦咸甘温，入肝经血分，功擅通利血脉，散瘀止痛；香附、乌药、枳壳行气导滞；当归、川芎、桃仁、红花、赤芍、牡丹皮活血化瘀；延胡索既行气止痛，又活血化瘀；甘草既调和诸药，又缓急止痛。

第五节　急慢性肠炎

急性肠炎是由细菌及病毒等微生物感染所引起的肠道急性炎症，是临床常见病、多发病，常见于夏秋季节，多由于饮食不当，暴饮暴食，或食入生冷腐馊、秽浊不洁的食品而诱发。患者多表现为腹泻，每天 3 ～ 5 次，甚至数十次不等，大便呈水样，深黄色或带绿色，恶臭，可伴有恶心、呕吐、腹痛、肠鸣、发热、全身酸痛等症状，严重者可致脱水、电解质紊乱、休克等。慢性肠炎泛指肠道的慢性炎症，其病因可为细菌、霉菌、病毒、原虫等微生物感染，亦可为过敏、变态反应等原因所致。主要表现为反复发作性腹部隐痛、腹胀、肠鸣、腹泻或长期大便不成形，遇冷或进食油腻之物或遇情绪波动或劳累后容易发作。急性肠炎迁延不愈可发展为慢性肠炎，慢性肠炎急性发作可表现为急性肠炎，故两者可相互转化。

急性肠炎、慢性肠炎都归属中医学“泄泻”范畴。中医泄泻是以排便次数增多，粪质稀溏或完谷不化，甚至泻出如水样为主症的病症。古代将大便溏薄而势缓者称为泄，大便清稀如水而势急者称为泻，现临床一般统称泄泻。急性肠炎一般属于急性暴泻，慢性肠炎属于慢性久泻。汉代张仲景《伤寒杂病论》中将具有泄下表现的统而称之为“利”或“下利”。

泄泻需和痢疾鉴别。二者都可表现为排便次数增多，粪质稀溏，病变部位均在大肠，但泄泻以排便次数增多、粪质稀溏，甚至水样便为主要症状；痢疾则以腹痛、里急后重、脓血便为主症。泄泻也可有腹痛，但是多与肠鸣腹胀同时出现，泻后痛减；而痢疾腹痛多与里急后重同时出现，泻后痛不减或减不足言。临床两者亦可相互转化，有先泻后转痢者，也有先痢后转泻者，前者病情多加重，后者病情转轻。

一、病因病机

现将笔者对本病病因病机的认识及辨治经验简述如下。

（一）辨明病因，详审病机

引起泄泻的原因是多方面的，如朱丹溪说“得此病者，或因于内伤，或因于外感”，总属脾胃受伤，湿邪无从分消，以致分利无权，并走大便所致，以湿邪最为主要。因此，《医宗必读》有“无湿不成泻”之说。

1. 感受外邪

外感寒、热、暑、湿直中脾胃肠道或者表病传里，皆可致泻。其中又以感受湿邪致泄者最多。湿为阴邪，易伤脾阳，脾为阴土，喜燥而恶湿，是人体运化水湿的重要脏器，脾阳不振，水湿停聚体内，则发为泄泻。《素问·阴阳应象大论》即云“湿盛则濡泻”。暑多夹湿，暑热季节气候炎热，多雨潮湿，暑邪常夹湿邪而为暑湿侵袭人体，发为泄泻。热邪也常与湿邪夹杂而为湿热之邪，湿热蕴结肠胃，肠胃功能失调而发为泄泻。寒亦为阴邪，寒邪直中脾胃，脾阳受损，或寒湿困脾，亦可出现泄泻。

2. 饮食所伤

平素嗜食肥甘厚味、辛辣刺激，以致湿热内生；或恣食生冷瓜果，损伤脾胃阳气，湿从寒化，寒湿内蕴；或者饮食不节，暴饮暴食，宿食内停，积壅肠胃；或者食用不洁之物，伤及肠胃，皆可使脾胃运化失司，升降失调，传导失职，发生泄泻。内伤饮食与外感湿邪亦可合而为病。正如《景岳全书》所说：“若饮食失节，起居不时，以致脾胃受伤，则水反为湿，谷反为滞，精华之气不能输化，乃致合污下降而泻痢作矣。”

3. 情志失调

肝主疏泄，脾主运化，恼怒伤肝，肝郁乘脾，则肝失疏泄，脾失运化，久则水谷精微不得正化而变生湿邪；或忧思伤脾，脾伤则水液不化，水湿下趋肠道而为泄泻。因此，《景岳全书》曰：“凡遇怒气便作泄泻者，必先以怒时夹食，致伤脾胃，故但有所犯，即随触而发，此肝脾二脏之病也。盖以肝木克土，脾气受伤而然。”

4. 脏腑虚损

素体脾胃虚弱，痰湿内停，或者久病伤中，中阳不健，清气下陷，水谷糟粕混夹而下，遂成泄泻。又或者素体肾阳不足，或年老体衰，阳气不足，或者久病之后，命门火衰，导致肾阳虚衰，不能助脾腐熟水谷，水谷不化，关门不利，而为泄泻。如《景岳全书》云：“肾为胃关，开窍于二阴，所以二便之开闭，皆肾脏之所主。今肾中阳气不足，则命门火衰，而阴寒独盛，故于子丑五更之后，当阳气未复，阴气盛极之时，即令人洞泄不止也。”

综上所述，泄泻的病位主要在肠，病变脏腑在脾，主要病理因素是湿。脾病湿盛是导致泄泻发生的病机关键所在。急性暴泻以湿盛为主，因湿盛而致脾伤，脾不运化，水谷清浊不分，下注肠道所致，多属实证。慢性久泻则以脾虚为主，多由脾失健运，湿浊内生所致，多属虚证或者虚实夹杂之证。暴泻迁延日久可由实转虚而为久泻；久泻亦可因复感外邪或者内伤饮食急性发作而为暴泻，故两者可相互转化，即湿盛与脾虚互相影响，互为因果。正如《景岳全书》所云：“泄泻之本，无不由于脾胃。”

二、分型证治

（一）外感湿邪证

证候：泄泻清稀，甚则如水样，腹痛肠鸣，脘闷食少，或兼外感风寒，恶寒发热，头痛，肢体酸痛。舌淡苔白腻或薄白，脉濡缓或脉浮。

治法：温阳化水利湿兼解表。

拟方：五苓散。

泽泻 15g、猪苓 15g、茯苓 15g、白术 15g、桂枝 6g。

五苓散出自汉代张仲景所著的《伤寒杂病论》，用于治疗太阳蓄水证，具有温阳解表、化气行水的作用。方由泽泻、猪苓、茯苓、白术、桂枝 5 味药组成。方中重用泽泻利下焦水湿，猪苓、茯苓助其淡渗利水，白术健脾祛湿的同时助脾气转输，桂枝轻用，取其通阳化气。急性泄泻多由外感湿邪或里外湿相感，水湿不化，水液并走肠道而致，故后世亦常将五苓散用于急性泄泻中，尤其是水样便者，取其淡渗利湿、化气行水之作用，即“利小便以实大便”。

（二）湿热内盛证

证候：泻下急迫，伴腹痛，或势如水注，或泻而不爽，粪色黄褐，气味臭秽，肛门灼热，或伴身热口渴、小便短黄。舌质红，苔黄腻，脉滑数。

治法：清热利湿止泻。

拟方：葛根芩连汤。

葛根 30g、黄芩 15g、黄连 10g、炙甘草 10g。

该方是治疗湿热泄泻的常用方剂，出自《伤寒杂病论》。原方用于太阳病误下之后，邪热入里而成之“协热利”。方中葛根解肌清热，升清止泻，黄芩、黄连苦寒，清热燥湿止泻，炙甘草缓急和中。因此，凡湿热之泄泻用之皆效。

若热偏重，可加金银花、马齿苋以增清热解毒之力；若湿偏重，可加薏苡仁、厚朴、茯苓、泽泻、车前子以增清热利湿之力，或合用五苓散；夹食者，可加神曲、山楂、麦芽。

（三）寒热错杂证

证候：腹中雷鸣，泻下稀便，气味臭秽，肛门灼热或不灼热，脘腹胀满，嗳气食少，或恶心呕吐，或口渴、心烦。舌红，苔黄腻，脉滑数尺沉。

治法：寒热平调，消痞止泻。

拟方：甘草泻心汤加减。

炙甘草 30g、黄芩 15g、干姜 10g、半夏 15g。

方中重用炙甘草以补中缓急，使胃虚得补，急利得缓；半夏燥湿化痰，散结消痞，降逆止呕；干姜温中散邪祛饮；黄芩苦寒燥湿止泻。诸药合用，寒热同调，益气和胃，消痞止泻。除甘草泻心汤外，还有半夏泻心汤、生姜泻心汤与之类似。

临床使用时如果以泄泻为主，伴肠鸣、脘腹胀满，可以选用甘草泻心汤；如果以胃脘痞满为主，同时有泄泻，可选半夏泻心汤；如果以嗳气为主，伴泄泻、痞满，可选生姜泻心汤。

（四）食滞肠胃证

证候：泻下稀便，臭如败卵，伴有不消化食物，嗳腐酸臭，脘腹胀满，不思饮食，腹痛肠鸣，泻后痛减。舌苔垢浊或厚腻，脉滑。

治法：消食导滞止泻。

拟方：保和丸。

山楂 15g、神曲 10g、法半夏 10g、茯苓 15g、陈皮 5g、连翘 5g、莱菔子 6g。

方中神曲、山楂、莱菔子消食导滞，法半夏、陈皮和胃降逆化痰，茯苓健脾祛湿，连翘清郁热。诸药合用，有消食导滞、和胃除湿之功。

若食滞较重，脘腹胀满，泻而不畅者，可因势利导，据通因通用的原则，加大黄、枳实、槟榔，或用枳实导滞丸，推荡积滞，使邪有出路，达到祛邪安正的目的。

（五）肾阳虚衰证

证候：多于黎明之前脐腹作痛，肠鸣即泻，完谷不化，泻后即安，或伴形寒肢冷、小腹冷痛、腰膝酸软。舌淡苔白，脉沉细。

治法：温肾固涩止泻。

拟方：四神丸。

补骨脂 15g、吴茱萸 5g、肉豆蔻 10g、五味子 10g。

方中补骨脂温阳补肾，吴茱萸温中散寒，肉豆蔻、五味子收涩止泻。

如阳虚寒饮较重，可合用真武汤；如脾阳虚衰，运化无力，可合用附子理中丸；如久泻不止，中气下陷，可合用补中益气汤；如滑脱不禁，可合用桃花汤固涩止泻。

(六)肝脾不和证

证候：每逢抑郁恼怒或情绪紧张之时，即发生腹痛泄泻，腹中雷鸣，攻窜作痛，腹痛即泻，泻后痛减，矢气频作，胸胁胀闷，嗳气食少。舌淡苔薄白，脉弦。

治法：疏肝健脾止泻。

拟方：痛泻要方。

白芍 15g、陈皮 5g、白术 15g、防风 15g。

方中白芍养血柔肝，白术健脾补虚，陈皮理气醒脾，防风升清止泻。

若肝郁气滞，胸胁脘腹胀痛，可加柴胡、枳壳、香附；若脾虚明显，神疲食少者，加黄芪、党参、白扁豆；若久泻不止，可加酸收之品，如乌梅、五倍子、石榴皮等。

(七)脾胃虚弱证

证候：大便时泻时溏，迁延反复，稍有饮食不慎即易加重或复发，伴有不消化食物、饮食减少、食后脘闷不舒，面色萎黄，神疲倦怠。舌淡苔白，脉细弱。

治法：健脾祛湿止泻。

拟方：参苓白术散。

党参 15g、白术 15g、茯苓 15g、山药 15g、莲子 15g、薏苡仁 15g、白扁豆 15g、砂仁 5g(后下)、桔梗 10g、甘草 5g。

方中党参、山药、莲子、白扁豆益气健脾，白术、茯苓、薏苡仁健脾祛湿，砂仁醒脾和胃，桔梗升清阳，甘草缓急和中，调和诸药。诸药合用，共奏益气健脾渗湿之功，使脾气健运，湿邪得去，泄泻得止。

第六节　胆囊炎

胆囊炎为临床常见疾病之一，发病率较高。根据其临床表现即病程，通常可分为急性胆囊炎和慢性胆囊炎。

一、病因病机

笔者认为，胆囊炎病位在胆腑，与肝、脾、胃脏腑功能失调相关。感受外邪、虫石阻滞、情志不遂、饮食失节、劳伤过度是本病发病的主要诱因。其基本病机是胆失通降，不通则痛；胆络失养，不荣则痛。急性胆囊炎以“热、毒”为主，慢性胆囊炎以“湿、热”为主；属虚的病理因素有“脾虚、阴虚”，慢性胆囊炎反复发作，可见“脾虚、阴虚”。

(一)感受外邪

外感湿热毒邪，湿热由表入里，内蕴中焦，肝胆疏泄失职，腑气不通；或热毒炽盛，蕴结胆腑，使血败肉腐，蕴而成脓，发为胁痛；或因湿热内蕴，肝胆疏泄失职，胆汁郁积，排泄受阻，煎熬成石，胆腑气机不通，不通则痛，发为胁痛或胆胀；或外感寒邪，邪入少阳，寒邪凝滞，肝胆疏泄失职，胆腑郁滞；或蛔虫上扰，枢机不利，胆腑通降受阻，发为胆胀。

（二）情志不遂

肝属木，主疏泄，性喜条达而恶抑郁。若悲哀恼怒，情志不舒，以致肝气抑郁，疏泄失司，气阻络痹，胁痛由作；或肝气郁结，胆失通降，胆液瘀滞，发为胆胀。正如《杂病源流犀烛》所言："气郁，由大怒气逆，或谋虑不决，皆令肝火动甚，以致胠胁疼痛。"

（三）饮食失节

饮食不节，损伤脾胃，脾虚失其健运，而致水湿内蕴，日久郁而生热，湿热相搏，壅塞肝胆，肝失疏泄条达，以致胁痛。或嗜食肥甘厚味，或嗜酒无度，损伤脾胃，致中焦运化失职，升降失常，土壅木郁，肝胆疏泄不畅，胆腑不通，发为胆胀。

（四）劳伤过度

久病体虚，劳欲过度，使得阴血亏虚，胆络失养，脉络拘急，胆失通降，不荣则痛，发为胆胀。或劳欲过度，肾精亏损，精不化血，水不养木而致肝阴不足，令肝脉失养，不荣而痛。诚如《金匮翼》所言："肝虚者，肝阴虚也。阴虚则脉绌急，肝之脉贯膈布胁肋，阴血燥则经脉失养而痛。

综上所述，本病病位在胆腑，与肝失疏泄、脾失健运、胃失和降密切相关。肝主疏泄，调畅气机，令胆汁畅通，若肝失疏泄，可导致胆汁排泄不利，胆汁瘀滞，肝胆气机不利，肝胆同病，发为胁痛或胆胀。脾主运化，胃主通降，脾主升清，运化水谷，为气血生化之源，胃气以降为顺，胆汁的排泄依赖于脾之升清，胃之和降，故脾失健运、胃失和降均可致胆腑不通。

二、中医辨证论治

笔者根据多年临证经验，将常见胆囊炎分为以下证型。

（一）胆腑郁热证

证候：右胁灼热疼痛，或绞痛或胀痛或钝痛或剧痛，疼痛放射至右肩胛，脘腹不舒，可兼见口苦、恶心、呕吐，或身目黄染，或持续低热，小便短赤，大便秘结。舌质红，苔黄或厚腻，脉弦滑数。

治法：疏肝理气。

拟方：大柴胡汤。

柴胡 30g、黄芩 15g、枳实 15g、大黄 5g(后下)、半夏 15g、白芍 15g、大枣 10g、生姜 3 片。

（二）肝胆湿热证

证候：右胁痛，口苦，脘腹痞闷，胁痛牵及后背，或恶心，厌食油腻，或有黄疸，心烦，小便黄赤。舌质红，苔黄腻，脉弦滑。

治法：清热利湿，利胆通腑。

拟方：龙胆泻肝汤。

龙胆草 10g、栀子 15g、黄芩 15g、通草 15g、泽泻 15g、车前子 15g、柴胡 15g、甘草 10g、当归 10g、生地黄 15g。

（三）肝胆气滞证

证候：右胁胀痛或走窜不定，腹痛欲泻，体倦乏力，腹部胀满，嗳气频作，大便溏薄，喜善太息，随情志不舒加重，纳食减少。舌质淡胖，苔白，脉弦或弦细。

治法：疏肝理气，活血止痛。

拟方：柴胡疏肝散。

陈皮 15g、柴胡 15g、川芎 15g、香附 15g、枳壳 10g、芍药 15g、甘草 5g。

（四）胆郁痰扰证

证候：胸胁胀闷，胆怯易惊，惊悸不宁，失眠多梦，烦躁不安，头晕目眩，口苦，恶心。舌红，苔黄腻，脉弦数。

治法：理气化痰，和胃利胆。

拟方：温胆汤。

半夏 15g、竹茹 15g、枳实 15g、陈皮 5g、甘草 5g、茯苓 15g。

（五）肝阴不足证

证候：右胁部隐痛，悠悠不休，遇劳加重，两目干涩，头晕目眩，口干咽燥，心烦易怒，肢体困倦，纳食减少，失眠多梦。舌质红，苔少，脉弦细。

治法：滋阴柔肝。

拟方：一贯煎。

沙参 15g、麦冬 15g、当归 15g、生地黄 15g、枸杞子 15g、川楝子 9g。

三、医案举例

（一）慢性胆囊炎案

李某，男，44 岁。2020 年 11 月初诊。

主诉：右上腹疼痛 2 天。

病史：患者有慢性胆囊炎病史，饮食不当即右上腹疼痛不适，一般三五日即自行缓解。此次发作两天，右上腹持续胀痛，疼痛较前发作时剧烈，故来就诊。现症见右上腹部持续胀痛，按之痛剧，恶心欲吐，厌恶油腻，不能吃饭，口苦，口干，大便干结，3 日

1 行。舌红苔黄腻，脉弦数。

辅助检查：彩超示胆囊体积增大，胆囊壁增厚。

辨证：胆腑郁热。

拟方：大柴胡汤加减。

柴胡 30g、黄芩 15g、白芍 20g、半夏 15g、生姜 3 片、枳实 15g、大枣 10g、生大黄 6g（后下）、延胡索 15g、川楝子 10g、郁金 15g、茵陈蒿 15g、炙甘草 10g。

3 剂，日 1 剂，煎水 400mL 分早晚两次饭后服。

二诊：诉服药后大便通畅，疼痛迅速缓解，诸症减轻。前方改生大黄为熟大黄 5g，续服 5 剂。

三诊：无疼痛发作，大便偏稀，日 1 ～ 2 次，无恶心欲吐，纳可，轻微口干、口苦，舌红苔薄黄，脉弦细。前方去生大黄、延胡索、川楝子，白芍减为 15g，续服 7 剂。嘱患者清淡饮食，忌油腻辛辣刺激之品。

【按语】患者少阳郁热，阳明热结，方用大柴胡汤和解少阳，泄热通腑；患者疼痛剧烈，加延胡索、川楝子，即金铃子散以理气活血止痛；再加炙甘草 10g 与方中白芍相合，即芍药甘草汤，以缓急解痉止痛；加郁金、茵陈蒿疏肝解郁，清利肝胆。全方共奏疏肝解郁、清利肝胆、泄热通便、和解少阳、解痉止痛之功。二诊患者大便通畅，为防止泻下过度，易生大黄为熟大黄。

（二）胆囊壁毛糙案

吴某，男，50 岁。2021 年 12 月初诊。

主诉：发现胆囊壁毛糙 1 个月。

病史：患者 1 个月前体检做彩超时提示胆囊壁毛糙，欲服中药调理，故来就诊。现症见口干，口苦，饮食油腻或者辛辣刺激则右上腹部胀闷不舒，多汗，常阴囊潮湿，小便黄，大便臭秽，偶头晕耳鸣，眼角红赤，遇事则睡眠较差，易心烦，平素脾气急躁易怒。舌红苔黄厚腻，脉弦滑。

辅助检查：彩超提示胆囊壁毛糙。体检其他指标皆正常。

辨证：肝胆湿热。

拟方：龙胆泻肝汤加减。

龙胆草 15g、栀子 15g、泽泻 15g、车前子 15g、当归 10g、生地黄 30g、柴胡 30g、黄芩 20g、菊花 15g、钩藤 10g、通草 15g、甘草 10g、淡豆豉 10g、黄柏 15g、龙骨 30g（先煎）、牡蛎 30g（先煎）。

7 剂，日 1 剂，煎水 400mL 分早晚两次饭后服。嘱患者平素忌食辛辣。

二诊：诸症缓解，大便偏稀，日 2 ～ 3 次，眠可，口干、口苦、心烦减轻，微觉胃胀，舌苔较前减少，脉同前。续以前方加减。

龙胆草 12g、栀子 10g、泽泻 15g、车前子 15g、当归 10g、生地黄 15g、柴胡 30g、

黄芩 15g、菊花 10g、通草 15g、甘草 10g、半夏 15g、白术 15g、茯苓 30g、党参 15g、龙骨 30g(先煎)、牡蛎 30g(先煎)。

7 剂，日 1 剂，煎水 400mL 分早晚两次饭后服。嘱患者平素忌食辛辣。

三诊：口干、口苦已不明显，无腹部及胃部不适，大便每日 1 次，便软，已无眼角红赤，汗出减少，纳眠可。因患者要异地工作几个月，煎药不便，遂改龙胆泻肝丸口服。嘱患者坚持服药 1 ～ 3 个月，同时注意饮食清淡，忌油腻及辛辣刺激饮食。

【按语】慢性胆囊炎有时症状不明显，或有症状而患者不重视，未能及时就诊，而在体检时发现。本案患者右上腹部胀闷不舒、口干、口苦、多汗、阴囊潮湿、小便黄、头晕耳鸣、心烦、急躁易怒为明显肝胆湿热表现，故而选用清利肝胆湿热之龙胆泻肝汤。患者心烦眠差，故加淡豆豉与方中栀子相合，即栀子豉汤，以清热除烦；加龙骨、牡蛎以安神助眠；同时患者眼角红赤、头晕耳鸣，为肝火上炎，加菊花、钩藤以加强整张方的清热平肝之力。二诊患者诸症减轻，而大便偏稀，胃胀，减前方苦寒药物剂量而加党参、白术、茯苓以健脾祛湿。

第七节 胆石症

胆石症是临床中的常见病、多发病，笔者在胆石症的治疗中积累了丰富的经验，并取得较好的疗效，现就笔者对胆石症的治疗经验和心得进行总结。

胆石症患者并不一定会出现相应的临床症状，往往在体检中发现，但也可诱发胆囊炎或者其他消化系统的问题，如厌食油腻食物、食欲下降、腹胀腹痛，严重者可引起黄疸等问题，在临床中也需引起重视。部分患者在体检时发现的胆结石较小，也无明显临床症状，可通过早期中医药干预，防止其继续增大或促进部分患者顺利排出结石，防止病情进一步发展，发挥中医药的优势。由于古人尚无彩超、CT 等相关检查设备，技术条件受到限制，无法对胆石症有非常明确而详细的认识。但是中医学对疾病的认识多从症状和相关体征入手，故胆石症的中医学认识可从“胁痛”“黄疸”“腹痛”等入手。

一、病因病机

胆为中精之腑，其为腑而主疏泄，肝胆相连，与肝脏的疏泄功能息息相关。肝胆主调人身之气机，协调周身气机升降出入之道路，故《素问·六节藏象论》有言“凡十一脏，取决于胆也”。若肝气郁结，则胆汁排泄障碍，可引起脾胃运化失职，出现纳呆、腹痛、厌食、二便异常等不适；或因肝郁化火，炼灼胆液，酝酿成石，可进一步影响肝胆升降之机，互为影响。部分患者则为素体情绪不调，或易于抑郁或易恼怒，或饮食过于油腻或嗜酒度日，情志不畅，或湿热内郁而引起肝胆气机不疏，胆汁排泄障碍，进而胆汁壅塞于胆腑而成胆石之患。若胆石郁久不化，肝气郁塞不通，由气分至血分，可出现气滞血瘀之象，引起胁肋部疼痛不适，或刺痛或胀痛难忍。若病久不愈，则可由实转虚，因实致虚，肝胆郁热灼伤肝阴、肝血，成虚实夹杂之机，或由肝胆升降失常，脾胃受损，成木克土之证，肝胆郁而脾胃虚，则更为难治，需标本兼顾。

因此，胆石症之病位在肝胆，起因于情志不畅、湿邪内郁、瘀血阻滞、郁热内生等，其病机总归于肝胆气机不通，疏泄失调，气血瘀滞，病久则由实致虚，由气分及血分，最终成虚实夹杂之局面。

若由油腻、酒食、情志失常而诱发，则可由慢性胆石之患而成急性发作之急症，诱发黄疸甚则鼓胀等急危重症，可见寒战高热，胁痛明显，向肩背部放射痛，腹胀，甚则黄疸等，病情较为急重，若不处理及时，可危及生命。此则为胆石症之变证。

二、中医辨证论治

针对胆石症之病机，笔者根据临证经验，对其治疗重在“疏导”二字，若兼有体虚者或病久及虚则兼顾本而扶正，若有诱因而成急症则重在治标而救急。此为胆石症治验大法。

“疏导”为治疗本病之总纲，因肝胆主疏泄，唯有疏导气机，方可恢复肝胆气机升降之出入，使胆汁正常排泄，断其病之来源。而言疏导，总以宣畅气机为法，或疏肝利胆，或运脾化湿，或升清降浊等，用药需轻灵活泼，不可过于苦寒或辛燥，以免败伤脾胃或者伤及肝血、肝阴而酿生他变，若兼有脾胃虚弱则可需健脾益气，若郁热伤阴则需养肝阴而固本。

（一）肝气郁结证

证候：胁肋胀痛或胀闷，可因情绪因素诱发或加重。舌苔薄白，脉弦。

治法：疏肝解郁。

拟方：四逆散加减。

柴胡 10g、枳壳 10g、白芍 10g、炙甘草 10g、佛手 15g、川芎 10g、合欢花 10g、香附 10g。

四逆散为笔者所善用，柴胡、枳壳配伍，一升一降，符合肝胆气机升降出入之生理；白芍、炙甘草配伍，酸甘化阴以养肝柔肝；但是此方有时在常规剂量下疏肝解郁力度稍显不够，酌情加佛手、香附、川芎、合欢花等，增强其疏肝解郁之功。

（二）湿邪阻络证

证候：胁肋胀痛，食少纳呆，恶心欲呕，大便黏腻不爽。舌淡苔薄白腻，脉细濡。

治法：化湿通络。

拟方：藿朴夏苓汤加减。

藿香 10g、厚朴 15g、法半夏 10g、茯苓 20g、豆蔻 10g、猪苓 10g、郁金 10g、通草

5g、杏仁10g、薏苡仁15g、香附10g、佛手10g。

方用藿香芳香化湿，厚朴、法半夏、豆蔻辛温燥湿，猪苓、通草、茯苓、薏苡仁淡渗利湿，杏仁宣降肺气、开水道以利湿，郁金、香附、佛手行气通络止痛。

（三）气滞血瘀证

证候：胁肋处疼痛，痛有定处如针刺，痛处拒按。舌质暗，舌下络脉迂曲，脉弦涩。

治法：行气活血，化瘀通络。

拟方：柴胡疏肝散加减。

柴胡10g、牡丹皮10g、枳壳10g、赤芍10g、炙甘草10g、三棱10g、川芎10g、莪术10g、陈皮10g、香附10g。

胆石症患者病久则可从气分入血分，故部分患者可诉胁肋部痛如针刺且固定，此时若单纯用气分药则显得单薄。再者肝为血脏，而胆腑与肝脏相连，二者可从气分病及血分。若仅用气分药则难达病所，胆石难化，且胆石为已成有形之物，更非气分药所能化开。因此，方用柴胡、枳壳、赤芍、炙甘草取四逆散疏肝气；牡丹皮、三棱、莪术、川芎活血化瘀，通络止痛；陈皮、香附行气。

（四）肝阴不足证

证候：胁肋隐痛，或伴口干，偶潮热盗汗，大便干结。舌红少津或有裂纹，苔少或无，脉细或数。

治法：滋阴和络。

拟方：一贯煎加减。

沙参10g、麦冬10g、当归10g、生地黄10g、川楝子10g、枸杞子10g、香附10g、甘草10g。

胆石之患，初为实证居多，随着病情的进展可出现因实致虚的局面，而肝胆郁热，炼液成石的过程往往伴随着肝阴的耗损，故可出现肝阴不足而血络不通的情况。笔者针对这种虚实夹杂的情况，一般采用一贯煎加减，酌情加通络活血的药。方用沙参、麦冬、生地黄养阴，川楝子清热通络，当归、枸杞子滋养肝阴，香附行气通络止痛，甘草调和诸药。

（五）热结胆腑证

证候：胁肋部疼痛难忍，甚则放射至肩背部，口干口苦，或口臭，心烦，大便秘结。舌红苔黄厚，脉沉弦数有力。

治法：通腑排石，活血化瘀。

拟方：大柴胡汤加减。

柴胡20g、黄芩10g、炙甘草10g、赤芍15g、枳实15g、川芎10g、酒大黄5g、厚朴10g、金钱草15g、鸡内金10g、郁金10g。

部分胆石症患者体质壮实，平素嗜食肥甘厚腻或辛辣之品，形成胆腑郁热较重，口干口苦或口臭明显，此时一般的化解之术显得势孤力薄，需取攻下之法而排石。笔者一般选用大柴胡汤加减。大柴胡汤本为胆腑郁热较重而兼有阳明之势而用，对于胆石郁结较重尤为合适。方中柴胡、黄芩配伍，疏泄肝胆郁热；酒大黄、厚朴、枳实配伍，通胆腑、泄其热；赤芍、郁金、川芎活血化瘀，通络止痛；金钱草、鸡内金利胆排石；炙甘草顾护中焦。

本病因临床较为复杂，常常多种情况间杂混合，不能用单一疗法处理，常需两种或三种治法兼顾而治。此与《伤寒论》中合病、并病思路类似，故需根据患者具体情况而选择。

另外需警惕胆石症之急证、变证，若因胆石而诱发西医学之胆囊炎，病情较重者，甚者出现黄疸时，需及时住院治疗，必要时需行外科手术治疗，以免延误病情，引起医疗纠纷。术后中医药可介入，对患者体质进行改善，以杜绝再发结石之患，各取所长而共同为患者服务。

三、医案举例

（一）病案一

李某，男，34岁。2020年3月21日初诊。

主诉：反复右侧胁下疼痛半年。

病史：半年前患者开始出现右侧胁下疼痛，在进食油腻食物及饮酒后加重，平时较少吃早餐，伴口干口苦，睡长梦多，心烦易怒，胃纳较差，大便烂，疲乏，面色萎黄。查肝胆彩超提示胆结石4mm。舌淡苔薄白，脉弦。

笔者根据其病史及相关临床信息，考虑为胆石症所致右侧胁下疼痛，其口干口苦、心烦易怒为胆腑郁热，食欲缺乏而大便烂为脾虚之象，故治疗当清解胆腑郁热的同时兼顾脾胃，拟小柴胡汤加减治疗。

柴胡15g、黄芩10g、炙甘草10g、白术15g、茯苓20g、党参15g、鸡内金20g、郁金15g、生姜4片、红枣20g、枳壳15g、金钱草20g。

二诊：患者诉服药后诸症改善，右侧胁下疼痛已基本消除，口干口苦明显缓解。再按上方加减治疗，前后共服药40余剂，后复查肝胆彩超未见胆结石。

【按语】方以柴胡、黄芩配伍，疏泄肝胆郁热，白术、茯苓、炙甘草、党参合成四君子汤以健脾；生姜、红枣配伍，调和中焦；枳壳、金钱草、郁金、鸡内金配伍，利胆排石。

（二）病案二

黄某，男，54岁。2020年7月6日初诊。

病史：患者曾患胆结石多年，因恐惧未行手术治疗，常反复发作右上腹部疼痛，伴厌食，肝区刺痛明显，夜间尤甚，晨起口苦，大便不通畅，口臭，面红。舌红苔黄厚腻，脉沉弦。

笔者认为患者胆石症反复发作，口苦口臭而大便不通畅，已成少阳阳明合病之势，但刺痛明显，已经由气分侵及血分，舌红苔黄厚腻，说明其中焦湿热困阻，可用大柴胡汤加减。

柴胡 20g、黄芩 10g、法半夏 15g、炙甘草 10g、酒大黄 5g、枳壳 20g、赤芍 15g、金钱草 30g、鸡内金 20g、川芎 15g、薏苡仁 30g、郁金 15g、藿香 15g(后下)。

二诊：该患者服此方 7 剂后，症状明显缓解，继续以该方加减治疗 1 个月。后随访半年未再发腹痛，诸症缓解。

【按语】方中以大柴胡汤为底方疏解少阳及阳明郁热及郁结之气，用酒大黄易生大黄，取其走血分活血通络之义；加川芎、郁金行气活血；薏苡仁渗利湿邪；藿香芳香化湿；金钱草、鸡内金配伍，清热利湿，利胆排石。

第二章 呼吸系统疾病

第一节 普通感冒

一、定义

普通感冒是一种轻度、自限性的上呼吸道感染。以鼻咽部卡他症状为主要表现，可见鼻塞、喷嚏、流涕、发热、咳嗽、头痛等症。常见的病原体有鼻病毒、冠状病毒、流感病毒、副流感病毒、呼吸道合胞体病毒、柯萨奇病毒和腺病毒等，其中以鼻病毒和冠状病毒最为常见。

早在宋代，中医就有“感冒”的病名。中医学认为，普通感冒是一种轻型的外感病，以感受风邪为主，可兼有寒、热、湿等邪气，也可兼有阴、阳、气、血的不足，病位主要在肺卫，病程 3 ～ 7 天，很少传变。本病属中医学“冒风”“伤风”等范畴。

中西医学对普通感冒临床表现与自然病程的认识基本相同。

二、流行病学

普通感冒是人类最常见的疾病之一，多为散发，全年皆可发病，冬、春季节多发。可通过接触和飞沫传播，全身症状较轻，无明显中毒症状，气候突变时可有小规模流行，但不会造成大的流行。

三、病因病理

普通感冒由病毒感染所致，常见的病原体有鼻病毒、冠状病毒、流感和副流感病毒等。组织学上可无明显病理改变，也可因相关病毒侵袭上呼吸道黏膜后，导致黏膜充血、水肿，上皮细胞受损，少量单核细胞浸润，产生浆液性、黏液性炎性渗出物。

中医学认为，普通感冒四季均可发生，气候骤变、寒暖失常等为导致发病的主要因素；人体护卫不当或正气不足是导致发病的内因。风邪为主要病邪，常兼寒邪、热邪或燥邪为患，暑湿感冒仅见于暑季。普通感冒病位常局限在肺卫，极少传变，多为实证或虚实夹杂。

四、临床表现

普通感冒是一种轻度、自限性的上呼吸道感染，早期先有鼻和咽喉部灼热、不适，随后出现鼻塞、喷嚏、流清涕、咳嗽，症状较重者有全身不适、肌肉酸痛、头痛、乏力、食欲减退等，通常不发热或仅有低热，病程 3 ～ 7 天。

五、诊断

（一）病史

潜伏期 1 ～ 3 天，起病急，病例多呈散发。

（二）症状

早期有鼻和咽喉部灼热、不适，以及鼻塞、喷嚏、流清涕、咳嗽。鼻部分泌物增加、咳嗽是普通感冒特征性症状。

普通感冒的临床症状和体征没有明显的特异性，但根据病史、临床症状、发病季节及症状的发生、发展过程可作出诊断。病原诊断需做相应的病毒分离，抗原、血清学检测及病原菌培养等。

中医学根据患者临床表现的不同，分为风寒证、风热证、暑湿证、气虚证等。

六、鉴别诊断

临床需与流行性感冒、过敏性鼻炎、细菌性上呼吸道感染等其他感染性疾病相鉴别。

七、治疗

（一）西医治疗原则

1. 一般治疗

注意休息、多饮水。

2. 药物治疗

(1) 对症治疗：对发热、头痛、全身酸痛者可给予解热镇痛药；对鼻塞、流涕者可给予减轻鼻黏膜充血剂；对咳嗽者可给予止咳药。

(2) 抗感染治疗：合理使用抗病毒、抗菌素等。

（二）中成药用药方案

1. 基本原则

祛除病邪，扶助正气，缓解症状，恢复人体正常功能。

2. 辨证要点

辨风寒风热：鼻流清涕、无咽部肿痛为外感风寒；鼻流黄涕，咽喉肿痛为外感风热。

辨不同兼夹：如口鼻咽干、咳嗽少痰或无痰者多兼燥邪；身重、胸脘满闷、苔腻者多兼痰湿；脘腹胀闷、纳呆、嗳腐吞酸者多兼食积。

辨偏虚偏实：恶风、汗出者多为表虚；身痛、无汗者多为表实；乏力、气短、舌淡、反复感冒者多为气虚；潮热汗出、手足心热、舌红苔薄黄者多为阴虚。

3. 分证论治

(1) 风寒证：恶寒重，发热轻，无汗，头项强痛，鼻塞声重，流涕清稀，或有咽痒咳嗽，痰白稀，口不渴，肢节酸痛。舌苔薄白，脉浮紧。

【辨证要点】恶寒，发热，无汗，流清涕，咳嗽痰白。舌苔薄白，脉浮紧。

【治法】辛温解表，宣肺散寒。

【中成药】九味羌活丸(颗粒)、葛根汤颗粒、感冒清热颗粒(胶囊)、正柴胡饮颗粒、感冒软胶囊。

九味羌活丸(颗粒)：羌活、防风、苍术、白芷、黄芩、川芎、地黄、甘草、细辛。解表，散寒，除湿。用于外感风寒夹湿导致的恶寒发热无汗，头痛且重，肢体酸痛。丸剂：姜葱汤或温开水送服。1 次 3 ～ 4.5g，1 日 2 次。颗粒剂：姜汤或开水冲服。1 次 15g，1 日 2 ～ 3 次、风热感冒或湿热证慎用；服药期间，忌食辛辣、生冷、油腻食品。

葛根汤颗粒：葛根、麻黄、白芍、桂枝、甘草、大枣、生姜。发汗解表，升津舒经。用于风寒感冒。症见发热恶寒，鼻塞流涕，咳嗽咽痒，咳痰稀白，汗出，头痛身疼，项背强急不舒，苔薄白或薄白润，脉浮或浮紧。开水冲服。1 次 6g，1 日 3 次。运动员慎用。

感冒清热颗粒(胶囊)：荆芥穗、薄荷、防风、柴胡、紫苏叶、葛根、桔梗、苦杏仁、白芷、苦地丁、芦根。疏风散寒，解表清热。用于风寒感冒，头痛发热，恶寒身痛，鼻流清涕，咳嗽咽干。颗粒剂：开水冲服。1 次 1 袋，1 日 2 次。胶囊剂：口服。1 次 2 ～ 4 粒，1 日 2 次。服药期间忌食辛辣、油腻食物；与环孢素 A 同用，可能引起环孢素 A 血药浓度升高。

正柴胡饮颗粒：柴胡、陈皮、防风、甘草、赤芍、生姜　表散风寒，解热止痛。用于外感风寒初起之发热恶寒、无汗、头痛、鼻塞、喷嚏、咽痒咳嗽、四肢酸痛，以及流行性感冒初起、轻度上呼吸道感染见上述证候者。颗粒剂：开水冲服。1 次 10g 或 3g(无蔗糖)，1 日 3 次。风热感冒慎用；服药期间，忌食辛辣、油腻之品。

感冒软胶囊：羌活、麻黄、桂枝、荆芥穗、川芎、葛根、薄荷、苦杏仁、黄芩等。散风解热。本品用于外感风寒引起的头痛发热，鼻塞流涕，恶寒无汗，骨节酸痛，咽喉肿痛 1 次 2 ～ 4 粒，1 日 2 次。肝病、糖尿病、肾病等慢性病严重者应在医师指导下服用；高血压、心脏病患者慎用；服药 3 天后症状无改善，或症状加重，或出现新的严重症状如胸闷、心悸等应立即停药，并去医院就诊；儿童、年老体弱者、孕妇应在医师指导下服用；运动员慎用；对本品过敏者禁用，过敏体质者慎用。

其他药物如桂枝颗粒可酌情选用。

(2) 风热证：发热重，微恶风寒，鼻塞流黄浊涕，身热无汗，头痛，咽痛，口渴欲饮或有咳嗽痰黄。舌苔薄黄，脉浮数。

【辨证要点】发热，恶风寒，流黄浊涕，咽痛，口渴欲饮，咳嗽痰黄，舌苔薄黄，脉浮数。

【治法】辛凉解表，疏风清热。

【中成药】银翘解毒丸(颗粒、胶囊、软胶囊、片)、感冒清胶囊、芎菊上清丸、牛黄清感胶囊、双黄连口服液(片、颗粒、胶囊)、桑菊感冒片(颗粒)。

银翘解毒丸(颗粒、胶囊、软胶囊、片)：金银花、连翘、薄荷、荆芥、淡豆豉、牛蒡子(炒)、桔梗、淡竹叶、甘草。辛凉解表，清热解毒。用于风热感冒，发热头痛，咳嗽，口干，咽喉疼。口服。丸剂：①大蜜丸1次3g，1日2～3次；②水蜜丸1次6g，1日2～3次。颗粒剂：1次1袋，1日3次；胶囊剂：1次4粒，1日2～3次；软胶囊剂：1次2粒，1日3次；片剂：1次4片，1日2～3次。风寒感冒者慎用，孕妇慎用，服药期间忌服滋补性中药，忌烟、酒及辛辣、生冷、油腻食物。

感冒清胶囊：南板蓝根、大青叶、金盏银盘、岗梅、山芝麻、穿心莲叶、对乙酰氨基酚、盐酸吗啉胍、马来酸氯苯那敏。疏风解表，清热解毒。用于风热感冒，发烧，头痛，鼻塞流涕，喷嚏，咽喉肿痛，全身酸痛等。口服。1次1～2粒，1日3次　有文献报道服用本品发生急性粒细胞减少、再生障碍性贫血、血小板减少、血尿等不良反应。风寒外感者慎用；孕妇慎用；服药期间忌食辛辣、油腻食物；用药期间不宜驾驶车辆、管理机器及高空作业；方中含有盐酸吗啉胍、马来酸氯苯那敏、对乙酰氨基酚，使用时应参照此3种药物的用药禁忌及注意事项。

芎菊上清丸：川芎、菊花、黄芩、栀子、蔓荆子、黄连、薄荷、连翘、荆芥穗、羌活、藁本、防风、白芷、桔梗、甘草。清热解表，散风止痛。口服。1次6g，1日2次。体虚者慎用；有肝脏疾病、肾脏疾病的患者及孕妇，应在医师指导下服用；服药3日后症状未改善，应去医院就诊。

牛黄清感胶囊：金银花、连翘、黄芩、人工牛黄、珍珠母。疏风解表，清热解毒。用于外感风热所致的感冒发热，咳嗽，咽痛。口服。1次2～4粒，1日3次。孕妇禁用；高血压、心脏病、肝病、肾病、糖尿病等慢性病严重者应在医师指导下服用；儿童、年老体弱者应在医师指导下服用；服药3天症状无缓解，应去医院就诊；对本品过敏者禁用，过敏体质者慎用。

双黄连口服液(片、颗粒、胶囊)：金银花、黄芩、连翘　疏风解表，清热解毒。用于外感风热所致的感冒。症见发热、咳嗽、咽痛。口服液：1次2支，每日3次。片剂：1次4片，每日3次。颗粒：开水冲服1次10g，每日3次。胶囊：1次4粒，每日3次。糖尿病患者及有高血压、心脏病、肝病、肾病等慢性病严重者应在医师指导下服用。儿童、孕妇、哺乳期妇女、年老体弱及脾虚便溏者应在医师指导下服用。发热体温超过38.5℃的患者，应去医院就诊。服药3天症状无缓解，应去医院就诊。对本品过敏者禁用，过敏体质者慎用。

桑菊感冒片(颗粒)：桑叶、菊花、连翘、薄荷素油、苦杏仁、桔梗、甘草、芦根。疏风清热，宣肺止咳。用于风热感冒初起，头痛，咳嗽，口干，咽痛。片剂：1次4～8片，1日2～3次。颗粒：开水冲服。1次1～2袋，1日2～3次。有高血压、心脏病、肝病、糖尿病、肾病等慢性病严重者应在医师指导下服用。儿童、孕妇、哺乳期妇女、年老体弱及脾虚便溏者应在医师指导下服用。服药3天症状无缓解，应去医院就诊。对本品过敏者禁用，过敏体质者慎用。

其他药物如柴黄片、柴银口服液等药可酌情选用。

(3) 暑湿证：恶寒发热，头重，胸腹闷胀，呕恶腹泻，肢倦神疲，或口中黏腻，渴不多饮。舌苔白腻，脉濡滑。

【辨证要点】恶寒发热，头重，胸闷腹胀，呕恶腹泻，肢倦神疲。舌苔白腻，脉濡滑。

【治法】解表化湿，理气和中。

【中成药】藿香正气水(口服液、软胶囊、胶囊、滴丸)、保济丸(口服液)、十滴水(口服液、胶丸、软胶囊)、甘露消毒丸、六合定中丸。

藿香正气水(口服液、软胶囊、胶囊、滴丸)：广藿香油、紫苏叶油、白芷、苍术、厚朴(姜制)、生半夏、茯苓、陈皮、大腹皮、甘草浸膏。解表化湿，理气和中。用于外感风寒、内伤湿滞或夏伤暑湿所致的感冒。症见头痛昏重、胸膈痞闷、脘腹胀痛、呕吐泄泻；胃肠型感冒见上述证候者。口服。酊剂、口服液：1 次 5 ～ 10mL，1 日 2 次。软胶囊：1 次。2 ～ 4 粒，1 日 2 次。胶囊：1 次 4 粒，1 日 2 次。滴丸：1 次 6g，1 日 2 次。据文献报道藿香正气水的不良反应有药疹、紫癜、休克等过敏反应及肠梗阻、上消化道出血、小儿低血糖症。热邪导致的霍乱、感冒者慎服，阴虚火旺者慎用；孕妇慎用；饮食宜清淡，服药期间忌服滋补性中药。

保济丸(口服液)：广藿香、苍术、厚朴、葛根、钩藤、薄荷、白芷、神曲茶、茯苓、薏苡仁、木香、稻芽等 16 味。解表，祛湿，和中。用于暑湿感冒。症见发热头痛、腹痛腹泻、恶心呕吐、肠胃不适；亦可用于晕车晕船。口服。丸剂：1 次 1 支，1 日 3 次。口服液：1 次 10 ～ 20mL，1 日 3 次。本品含有天花粉，孕妇禁用。外感燥热者慎用。服药期间饮食宜清淡忌食辛辣油腻之品。

十滴水(口服液、胶丸、软胶囊)：樟脑、干姜、大黄、小茴香、肉桂、辣椒、桉油。健胃，祛风。用于因中暑引起的头晕，恶心，腹痛，胃肠不适 口服。口服液：1 次 2 ～ 5mL。胶丸：1 次 4 粒软胶囊：1 次 1 ～ 2 粒。有高血压、心脏病、肝病、糖尿病、肾病等慢性病严重者应在医师指导下服用；儿童、哺乳期妇女、年老体弱者应在医师指导下服用；驾驶员、高空作业者慎用。严格按用法用量服用，不宜长期服用；服药 3 天症状无缓解，应去医院就诊；对本品及酒精过敏者禁用，过敏体质者慎用。

甘露消毒丸：滑石、茵陈、黄芩、石菖蒲、白豆蔻、川贝、木通、藿香、射干、连翘、薄荷。利湿化浊，清热解毒。用于湿温时疫、邪在气分。症见发热、倦怠、胸闷、腹胀、肢酸、咽肿、身黄、颐肿、口渴、小便短赤或淋浊，舌苔淡白或厚或干黄者。口服。1 次 6 ～ 9g，1 日 2 次。不宜在服药期间同时服用滋补性中成药；有高血压、心脏病、肝病、糖尿病、肾病等慢性病严重者，孕妇或正在接受其他治疗的患者，均应在医师指导下服用；服药 3 天后症状未改善，或出现吐泻明显，并有其他严重症状时应去医院就诊。

六合定中丸：白扁豆、陈皮、茯苓、甘草、谷芽、广藿香、厚朴、桔梗、六神曲、麦芽、木瓜、木香、山楂、檀香、香薷、枳壳、紫苏叶。祛暑除湿，和胃消食。用于暑湿感冒，恶寒发热，头痛，胸闷，恶心呕吐不思饮食，腹痛泄泻。1 次 6g，1 日 3 次　。

(4) 气虚证：恶寒发热，时时形寒，自汗，头痛，鼻塞，语声低怯，气短，倦息。苔白，脉浮无力等。

【辨证要点】恶寒，发热，头痛，鼻塞，自汗，气短，倦怠。苔白，脉浮而无力。

【治法】益气解表，调和营卫。

【中成药】玉屏风颗粒、参苏丸(胶囊、片)、表虚感冒颗粒。

玉屏风颗粒：黄芪、白术(炒)、防风益气，固表，止汗。用于表虚不固，自汗恶风，面色皖白，或体虚易感风邪者。开水冲服，1次5g，1日3次。热病汗出者慎用；阴虚盗汗者慎用；服药期间饮食宜选清淡食品。

参苏丸(胶囊、片)：党参、紫苏叶、葛根、前胡、茯苓、半夏(制)、陈皮、枳壳(炒)、桔梗、木香、甘草。益气解表，疏风散寒，祛痰止咳。用于身体虚弱、感受风寒所致感冒。症见恶寒发热、头痛鼻塞、咳嗽痰多、胸闷呕逆、乏力气短。水丸：1次6g，1日2～3次。胶囊剂：1次4粒，1日2次。

片剂：1次3～5片，每日2～3次。本品益气解表，疏风散寒，风热感冒者慎用；孕妇慎用；服药期间忌服滋补性中药，忌烟、酒及辛辣、生冷、油腻食物。

表虚感冒颗粒：桂枝、白芍、葛根、苦杏仁(炒)、生姜、大枣。散风解肌，和营退热。用于感冒风寒表虚证。症见发热恶风、有汗、头痛项强、咳嗽痰白、鼻鸣干呕、苔薄白、脉浮缓。开水冲服，1次10～20g，1日2～3次。本品风热感冒者慎用；服药期间忌食生冷、油腻食物。

八、预后

普通感冒是一种轻度、自限性的上呼吸道感染。中医学认为，普通感冒是一种轻型的外感疾病，具有自限性，预后良好。但其喷嚏、流涕、鼻塞、咽痛、咳嗽及发热、恶寒、头痛、全身酸痛等诸多症状，严重影响患者的工作、生活与社交，如不及时治疗还可能造成器官损伤、并发感染，导致其他疾病。中西药都具有缓解症状的作用，但由于中药是复方制剂，其组成药物除具有解热镇痛作用外，还具有抗菌、抗病毒、抗炎、抗过敏等多种功效。如果早期应用，还能达到消除病原微生物、阻断疾病进展、避免产生不良后果的目的。

第二节　流行性感冒

一、定义

下列术语和定义适用于本文。

流行性感冒，简称流感，是由流行性感冒病毒引起的急性呼吸道传染病，是人类面临的主要公共健康问题之一。流感的流行病学特点为突然暴发，迅速扩散，造成不同程度的流行，具有季节性，我国北方常发生于冬季，而南方多发生在冬夏两季。流感的发病率高，据统计，每年的发病率为10%～30%，人群普遍易感，但病死率较低（除人禽流感外，一般只有0.003%～0.03%）。由于流感病毒抗原性变异较快，人类尚无法获得持久的免疫力。流行性感冒，属西医病名，中医学并无“流行性感冒”“流感”之名，据其症状描述，可与中医之“时行感冒”相对应，属于中医学的“时行感冒”范畴。

二、流行病学

流感分为散发、暴发、流行和大流行。在非流行期间，发病率较低，病例呈散在分布，发病时间及地点无明显联系称散发；一个集体或一个小地区在短时间内突然发生很多病例称暴发；较大范围的流感发病率明显超过一般的发病水平，可称为流行；大流行有时也称世界性大流行，传播迅速，流行广泛，波及全世界，发病率高并有一定的死亡率。

流感患者和隐性感染者是流感的主要传染源。流感主要通过空气飞沫传播，也可通过口腔、鼻腔、眼睛等处黏膜直接或间接接触传播。接触患者的呼吸道分泌物、体液和被病毒污染的物品也可能引起感染。人群普遍易感。特定人群较易发展为重症病例，应给予高度重视，尽早进行流感病毒相关检测及其他必要检查。

三、病因病理

带有流感病毒颗粒的飞沫吸入呼吸道后，病毒的神经氨酸酶破坏神经氨酸，使黏蛋白水解，糖蛋白受体暴露。甲、乙型流感病毒通过HA结合上皮细胞含有唾液酸受体的细胞表面启动感染。流感临床症状可能与促炎症细胞因子、趋化因子有关。病理变化主要表现为呼吸道纤毛上皮细胞呈簇状脱落、上皮细胞的化生、固有层黏膜细胞的充血、水肿伴单核细胞浸润等。

四、临床表现

流感的潜伏期一般为1～3日。起病多急骤，主要以全身中毒症状为主，呼吸道症状轻微或不明显。发热通常持续3～4日，但疲乏虚弱可达2～3周。根据临床表现可分为单纯型、中毒型、胃肠型。

（一）单纯型流感

最常见。突然起病，高热，体温可达39℃～40℃，可见畏寒，寒战，多伴头痛、全身肌肉关节酸痛、极度乏力、食欲减退等全身症状，常有咽喉痛、干咳，可有鼻塞、流涕、胸骨后不适等。颜面潮红，眼结膜外眦轻度充血。如无并发症呈自限性过程，多于发病3～4日后体温逐渐消退，全身症状好转，但咳嗽、体力恢复常需1～2周。轻症者如普通感冒，症状轻，2～3日可恢复。

（二）中毒型流感

极少见。表现为高热、休克及弥散性血管内凝血(DIC)等严重症状，病死率高。

(三)胃肠型流感

除发热外，以呕吐、腹泻为显著特点，儿童多于成人。2 ～ 3 日即可恢复。

此外，婴儿流感的临床症状往往不典型，可见高热惊厥；患儿表现为喉—气管—支气管炎，严重者出现气道梗阻现象；新生儿流感虽少见，但一旦发生常呈败血症表现，如嗜睡、拒奶、呼吸暂停等，常伴有肺炎，病死率高。

五、诊断

参考卫计委(原卫生部)流行性感冒诊断与治疗指南编撰专家组制定的《流行性感冒诊断与治疗指南(2011 版)》。

(一)临床诊断

(1) 在流感流行时期，出现下列情况之一，需要考虑是否为流感：①发热伴咳嗽和(或)咽痛等急性呼吸道症状；②发热伴原有慢性肺部疾病急性加重；③婴幼儿和儿童发热，未伴其他症状和体征；④老年人(年龄≥ 65 岁)新发生呼吸道症状，或出现原有呼吸道症状加重，伴或未伴发热；⑤重病患者出现发热或低体温。

(2) 在任何时期，出现发热伴咳嗽和(或)咽痛等急性呼吸道症状，并且可以追踪到与流感相关的流行病学史，如患者发病前 7 天内曾到有流感暴发的单位或社区；与流感可疑病例共同生活或有密切接触；从有流感流行的国家或地区旅行归来等。

(二)确诊标准

具有临床表现，以下 1 种或 1 种以上的病原学检测结果呈阳性者，可以确诊为流感。

(1) 流感病毒核酸检测阳性(可采用 realtime RTPCR 和 RTPCR 方法)。

(2) 流感病毒快速抗原检测阳性(可采用免疫荧光法和胶体金法)，需结合流行病学史做综合判断。

(3) 流感病毒分离培养阳性。

(4) 急性期和恢复期双份血清的流感病毒特异性 IgG 抗体水平呈 4 倍或 4 倍以上升高。

(三)重症流感判断标准

流感病例出现下列 1 项或 1 项以上情况者为重症流感病例：

(1) 神志改变：反应迟钝、嗜睡、躁动、惊厥等。

(2) 呼吸困难和(或)呼吸频率加快：成人及 5 岁以上儿童＞ 30 次 / 分；1 ～ 5 岁＞ 40 次 / 分；2 ～ 12 月龄＞ 50 次 / 分；新生儿至 2 月龄＞ 60 次 / 分。

(3) 严重呕吐、腹泻，出现脱水表现。

(4) 少尿：成人尿量＜ 400mL/24h；小儿尿量＜ 0.8mL/(kg·h)，或每日尿量婴幼儿＜ 200mL/m²，学龄前儿＜ 300mL/m²，学龄儿＜ 400mL/m²，14 岁以上儿童＜ 17mL/h；或出现急性肾功能衰竭。

(5) 动脉血压＜ 90/60mmHg。

(6) 动脉血氧分压 (PaO_2) < 60mmHg(1mmHg=0.133kPa) 或氧合指数 (PaO_2/FiO_2) < 300。

(7) 胸片显示双侧或多肺叶浸润影，或入院 48 小时内肺部浸润影扩大≥ 50%。

(8) 肌酸激酶 (CK)、肌酸激酶同工酶 (CKMB) 等酶水平迅速增高。

(9) 原有基础疾病明显加重，出现脏器功能不全或衰竭。

六、鉴别诊断

临床需与普通感冒、其他类型上呼吸道感染、下呼吸道感染和其他非感染性疾病相鉴别。

七、治疗

（一）西医治疗原则

根据病情严重程度评估确定治疗场所，在发病 36 小时或 48 小时内尽早开始抗流感病毒药物治疗，避免盲目或不恰当使用抗菌药物，合理使用对症治疗药物。

（二）中成药用药方案

1. 基本原则

根据病情轻重、疾病类型和疾病人群，辨证使用中成药。

2. 分证论治

(1) 单纯型流感轻症

①风热犯卫证：发病初期，发热或未发热，咽红不适，轻咳少痰，微汗。舌质红，苔薄或薄腻，脉浮数。

【辨证要点】咽红不适，轻咳，舌质红。

【治法】疏风清热。

【中成药】疏风解毒胶囊、银翘解毒丸（浓缩蜜丸、片、软胶囊）、双黄连合剂（口服液、片、颗粒、胶囊）、胆木浸膏糖浆。

疏风解毒胶囊：虎杖、连翘、板蓝根、柴胡、败酱草、马鞭草、芦根、甘草。疏风清热，解毒利咽。用于急性上呼吸道感染属风热证。症见发热，恶风，咽痛，头痛，鼻塞，流浊涕，咳嗽等。口服。1 次 4 粒，1 日 3 次。风寒感冒者不宜用；脾胃虚寒者慎用；服药期间忌食辛辣、生冷、油腻食物，忌烟酒；服药期间不宜同时服用滋补性中药。

银翘解毒丸（浓缩蜜丸、片、软胶囊）：金银花、连翘、薄荷、荆芥、淡豆豉、牛蒡子（炒）、桔梗、淡竹叶、甘草。疏风解表，清热解毒。用于风热感冒。症见发热头痛，咳嗽口干，咽喉疼痛。浓缩蜜丸：用芦根汤或温开水送服。1 次 1 丸，1 日 2 ～ 3 次。片剂：口服。1 次 4 片，1 日 2 ～ 3 次。软胶囊：口服。1 次 2 粒，1 日 3 次。忌烟、酒及辛辣、生冷、油腻食物；不宜在服药期间同时服用滋补性中成药；风寒感冒者不适用，其表现为恶寒重，发热轻，无汗，鼻塞流清涕，口不渴，咳吐稀白痰；有高血压、心脏病、肝病、糖尿病、肾病等慢性病严重者，孕妇或正在接受其他治疗的患者，均应在医师指导下服用；服药 3 天后，症状无改善，或出现发热咳嗽加重，并有其他症状如胸闷、心悸等时应去医院就诊。儿童、孕妇、哺乳期妇女、年老体虚者应在医师指导下服用；连续服用应向医师咨询；药品性状发生改变时禁止服用；儿童必须在成人的监护下使用；请将此药品放在儿童不能接触的地方；如正在服用其他药品，使用本品前请咨询医师或药师。

双黄连合剂(口服液、片、颗粒、胶囊)：金银花、黄芩、连翘。疏风解表，清热解毒。用于外感风热所致的感冒。症见发热，咳嗽，咽痛。口服液：口服。1 次 20mL，1 日 3 次，小儿酌减或遵医嘱。片剂：口服。1 次 4 片，1 日 3 次。颗粒剂：口服或开水冲服。1 次 10g，1 日 3 次；6 个月以下，1 次 2 ～ 3g；6 个月～ 1 岁，1 次 3 ～ 4g；1 ～ 3 岁，1 次 4 ～ 5g；3 岁以上儿童酌量或遵医嘱。无蔗糖颗粒服用量减半。胶囊剂：口服。1 次 4 粒，1 日 3 次。儿童酌减或遵医嘱。本品辛凉解表、清热解毒，风寒感冒者不适用；本品苦寒，易伤胃气，脾胃虚寒者慎服；服药期间忌服滋补性中药，饮食宜清淡，忌食辛辣、厚味。

胆木浸膏糖浆：胆木。清热解毒，消肿止痛。用于急性扁桃腺炎，急性咽炎，急性结膜炎及上呼吸道感染。口服。一次 10 ～ 15mL，一日 3 ～ 4 次。忌辛辣、生冷、油腻食物；糖尿病患者、儿童应在医师指导下服用；服用 3 天症状无缓解，应去医院就诊；如正在使用其他药品，使用本品前请咨询医师或药师。

②风寒束表证：发病初期，恶寒，发热或未发热，身痛头痛，鼻流清涕，无汗。舌质淡红，苔薄而润。

【辨证要点】恶寒，身痛头痛，无汗。

【治法】辛温解表。

【中成药】九味羌活丸(颗粒、口服液)、感冒清热颗粒(口服液)、葛根汤颗粒等。

九味羌活丸(颗粒、口服液)：羌活、防风、苍术、细辛、川芎、白芷、黄芩、地黄、甘草。疏风解表，散寒除湿。用于外感风寒夹湿所致的感冒。症见恶寒发热，无汗，头重而痛，肢体酸痛。丸剂：姜葱汤或温开水送服。1 次 6 ～ 9g，1 日 2 ～ 3 次。口服液：口服。1 次 20mL，1 日 2 ～ 3 次。颗粒剂：姜汤或开水冲服。1 次 15g，1 日 2 ～ 3 次。风热感冒或湿热证慎用；服药期间，忌食辛辣、生冷、油腻食物。

感冒清热颗粒(口服液)：荆芥穗、防风、紫苏叶、白芷、柴胡、薄荷、葛根、芦根、苦地丁、桔梗、苦杏仁：疏风散寒，解表清热。用于风寒感冒，头痛发热，恶寒身痛，鼻流清涕，咳嗽咽干。颗粒剂：开水冲服。1 次 1 袋，1 日 2 次。口服液：口服。1 次 10mL，1 日 2 次。忌烟、酒及辛辣、生冷、油腻食物；不宜在服药期间同时服用滋补性中成药；风热感冒者不适用，其表现为发热重，微恶风，有汗，口渴，鼻流浊涕，咽喉红肿热痛，咳吐黄痰；有高血压、心脏病、肝病、糖尿病、肾病等慢性病严重者，孕妇或正在接受其他治疗的患者，均应在医师指导下服用；按照用法用量服用，小儿、年老体虚者应在医师指导下服用；服药 3 天后症状无改善，或出现发热咳嗽加重，并有其他严重症状如胸闷、心悸等时应去医院就诊；药品性状发生改变时禁止服用；儿童必须在成人的监护下使用；请将此药品放在儿童不能接触的地方；如正在服用其他药品，使用本品前请咨询医师或药师。

葛根汤颗粒：葛根、麻黄、白芍、桂枝、甘草、生姜、大枣。发汗解表，生津疏经。用于风寒感冒。症见发热恶寒鼻塞流涕，咳嗽咽痒，咳痰稀白，汗出，头痛身疼，项背强急不舒；苔薄白或薄白润，脉浮或浮紧。开水冲服。1 次 6g，1 日 3 次。忌食辛辣、刺激性食物。对本品过敏者禁用，过敏体质者慎用；药品性状发生改变时禁止服用；请将此药放在儿童不能接触的地方；如正在服用其他药品，使用本品前请咨询医师或药师。

③热毒袭肺证：高热，咳嗽，痰黏咳痰不爽，口渴喜饮，咽痛，目赤。舌质红，苔黄或腻，脉滑数。

【辨证要点】高热，咳嗽，咳痰不爽，口渴喜饮。舌质红，苔黄，脉滑数。

【治法】清肺解毒。

【中成药】连花清瘟胶囊、清肺消炎丸。

连花清瘟胶囊：连翘、金银花、炙麻黄、炒苦杏仁、石膏、板蓝根、绵马贯众、鱼腥草、薄荷脑、广藿香、大黄、红景天、甘草。清瘟解毒，宣肺泄热。用于流行性感冒热毒袭肺证。症见发热，恶寒，肌肉酸痛，鼻塞流涕，咳嗽，头痛，咽干咽痛，舌偏红，苔黄或黄腻。口服。1 次 4 粒，1 日 3 次。偶见胃肠道不适、腹胀、腹泻。风寒感冒者慎用；服药期间忌食辛辣油腻食物。

清肺消炎丸：麻黄、石膏、地龙、牛蒡子、葶苈子、人工牛黄、苦杏仁（炒）、羚羊角。清肺化痰，止咳平喘。用于痰热阻肺，咳嗽气喘，胸肋胀痛，吐痰黄稠；上呼吸道感染、急性支气管炎、慢性支气管炎发作及肺部感染见上述证候者。口服。1 次 60 粒，1 日 3 次。少儿 6 ～ 12 岁每次 40 粒；3 ～ 6 岁每次 30 粒 1 ～ 3 岁每次 20 粒；1 岁以内每次 10 粒。风寒表证咳嗽慎用；孕妇慎用；服用期间忌食辛辣、生冷、油腻食物；高血压、青光眼、心功能不全者慎用。

(2) 胃肠型流感轻症

风寒兼湿证：头痛，身重，胸闷或恶寒发热，脘腹胀痛，呕吐泄泻。舌淡红，苔黄腻。

【辨证要点】身重，恶寒发热，呕吐泄泻，苔黄腻。

【治法】解表化湿，理气和中。

【中成药】藿香正气软胶囊（水、口服液）。

藿香正气软胶囊（水、口服液）：苍术、陈皮、厚朴（姜制）、白芷、茯苓、大腹皮、生半夏、甘草浸膏、广藿香油、紫苏叶油（水、口服液、软胶囊由以上药物组成）。解表化湿，理气和中。用于外感风寒、内伤湿滞或夏伤暑湿所致的感冒。症见头痛昏重，胸膈痞闷，脘腹胀痛，呕吐泄泻；胃肠型感冒见上述证候者。水：口服。1 次 5 ～ 10mL，1 日 2 次，用时摇匀；口服液：口服。1 次 5 ～ 10mL，1 日 2 次，用时摇匀；软胶囊：口服。1 次 2 ～ 4 粒，1 日 2 次。

(3) 中毒性流感或流感危重症

①热毒壅肺证：高热，咳嗽咳痰，气短喘促；或心悸，躁扰不安，口唇紫暗。舌暗红，苔黄腻或灰腻，脉滑数。

【辨证要点】高热，咳嗽咳痰，喘促。苔黄腻，脉滑数。

【治法】清热泻肺，解毒散瘀。

【中成药】热毒宁注射液、痰热清注射液、喜炎平注射液。

热毒宁注射液：青蒿、金银花、栀子。清热、疏风、解毒。用于外感风热所致感冒、咳嗽。症见高热、微恶风寒、头痛身痛、咳嗽、痰黄；上呼吸道感染、急性支气管炎见上述证候者。静脉滴注。成人剂量：1 次 20mL，以 5% 葡萄糖注射液或 0.9% 氯化钠注射液 250mL 稀释后使用，滴速 30 ～ 60 滴 / 分，1 日 1 次。上呼吸道感染患者疗程为 3 日，急性气管支气管炎患者疗程为 5 日；或遵医嘱。儿童剂量：3 ～ 5 岁最高剂量不超过 10mL，以 5% 葡萄糖注射液或 0.9% 氯化钠注射液 50 ～ 100mL 稀释后静脉滴注，滴速 30～40 滴 / 分，1 日 1 次；6 ～ 10 岁，1 次 10mL，以 5% 葡萄糖注射液或 0.9% 氯化钠注射液 100 ～ 200mL 稀释后静脉滴注，滴速 30 ～ 60 滴 / 分，1 日 1 次；11 ～ 13 岁，1 次 15mL，以 5% 葡萄糖注射液或 0.9% 氯化钠注射液 200 ～ 250mL 稀释后静脉滴注，滴速头每分钟 30 ～ 60 滴，1 日 1 次；14 ～ 17 岁，1 次 20mL，以 5% 葡萄糖注射液或 0.9% 氯化钠注射液 250mL 稀释后静脉滴注，滴速为每分钟 30 ～ 60 滴，1 日 1 次；或遵医嘱。本品使用后需用 5% 葡萄糖注射液或 0.9% 氯化钠注射液冲洗输液管后，方可使用第二种药物。对本品过敏者禁用；有药物过敏史者慎用；个别患者可出现头晕、胸闷、口干、腹泻、恶心呕吐；偶见有全身发红、瘆痒或皮疹等过敏反应；本品不宜与其他药物在同一容器内混合使用，与青霉素类、氨基糖苷类和大环内酯类等药物配伍使用时可产生混浊或沉淀；临床试验曾有给药后实验室检查血 TBIL、DBL 增高，与药物可能相关，用药后请定期检测血 TBIL、DBIL；既往有溶血 (血胆红素轻度增高或尿胆原阳性者) 现象发生者慎用；溶液配制浓度不低于 1 ∶ 4(药液∶溶媒)；本品是纯中药制剂，保存不当可能影响产品质量，使用前请认真检查，如发现本品出现浑浊、沉淀、变色、漏气或瓶身细微破裂者，均不能使用。如经 5% 葡萄糖注射液或 0.9% 氯化钠注射液 250mL 稀释后，出现混浊亦不得使用；本品滴速过快可能导致头昏、胸闷和局部皮疹。

痰热清注射液：黄芩、熊胆粉、山羊角、金银花、连翘 清热、化痰、解毒。用于风温肺热病痰热阻肺证。症见发热、咳嗽、咳痰不爽、咽喉肿痛、口渴、舌红、苔黄；肺炎早期、急性支气管炎、慢性支气管炎急性发作及上呼吸道感染见上述证候者。常用量：成人一般 1 次 20mL，重症患者 1 次可用 40mL，加入 5% 葡萄糖注射液或 0.9% 氯化钠注射液 250 ～ 500mL，静脉滴注，控制滴速每分钟不超过 60 滴，1 日 1 次；儿童按体重 0.3 ～ 0.5mL/kg，最高剂量不超过 20mL，加入 5% 葡萄糖注射液或 0.9% 氯化钠注射液 100 ～ 200mL，静脉滴注，控制滴速每分钟 30 ～ 60 滴，1 日 1 次；或遵医嘱 本品偶有过敏反应，可见皮疹、瘙痒。使用前发现瓶盖漏气、瓶体有裂缝、溶液浑浊或有沉淀物不得使用；药液稀释倍数不低于 1 ： 10(药液：溶媒)，稀释后药液必须在 4 小时内使用，若发生浑浊或沉淀请勿使用；稀释溶媒的温度要适宜，确保在输液时药液为室温，一般在 20℃～ 30℃为宜；不得和其他药物混合滴注。如合并用药，在换药时需先用 5% 葡萄糖注射液或 0.9% 氯化钠注射液 (50mL 以上) 冲洗输液管或更换新的输液器，并应保持一定的时间间隔，以免药物相互作用产生不良反应；如病情需要，可与其他抗生素联合使用；该药在输液过程中，液体应经过滤器，若发现有气泡，应减慢滴速；严格控制输液速度，儿童以 30 ～ 40 滴 / 分为宜，成年人以 30 ～ 60 滴 / 分为宜，滴速过快或有渗漏可引起局部疼痛；用药过程中，应密切观察用药反应，特别是开始 5 ～ 30 分钟；如出现不良反应，应立即停药，采取救治措施；同时应妥善保留相关药品、患者使用后残存药液及输液用所有器具，采集患者血样并冷藏，以备追溯不良反应产生的原因；本品用于风温肺热病属痰热阻肺证及风热感冒等，对寒痰阻肺和风寒感冒属不对症治疗范畴，故而在临床使用过程中要注意寒热辨证合理应用；婴幼儿应慎用。

喜炎平注射液：穿心莲内酯总酯磺化物。清热解毒，止咳止痢。用于支气管炎，扁桃体炎，细菌性痢疾等 肌内注射：成人 1 次 50 ～ 100mg，1 日 2 ～ 3 次；小儿酌减；或遵医嘱。

静脉滴注：1 日 250 ～ 500mg，加入 5% 葡萄糖注射液或 0.9% 氯化钠注射液稀释后静脉滴注；或遵医嘱本品引起的不良反应较少，偶见皮疹、瘙痒、发热、寒战、疼痛、烦躁，罕见呼吸急促、紫绀、心悸、抽搐等。绝大部分停药后均能恢复正常。本品严禁与其他药物在同一容器内混合使用。如需联合使用其他静脉用药，在换药时建议冲洗输液管，以免药物相互作用产生不良反应；有药物过敏史者慎用。给药前应先询问患者是否为过敏体质，是否有药物过敏史，针对这类用药患者应特别加强观察，以便出现药品不良反应时及时进行处理；药物性状改变时禁用；严格控制输液速度，儿童以 30 ～ 40 滴 / 分为宜，成人以 30 ～ 60 滴 / 分为宜。滴速过快可能导致头晕、胸闷、局部疼痛；稀释溶媒的温度要适宜，确保输液时药液为室温，一般在 20 ～ 30℃为宜；老人、婴儿等特殊人群应慎重使用，初次使用的患者应加强监测；加强用药监护。用药过程中，应密切观察用药反应，特别是开始 30 分钟；如发现异常，应立即停药，采用积极救治措施，救治患者。

②正虚邪陷证：呼吸急促或微弱，或辅助通气，神志淡漠甚至昏蒙，面色苍白或潮红，冷汗自出或皮肤干燥，四肢不温或逆冷，口燥咽干。舌暗淡，苔白，或舌红绛少津，脉微细数，或脉微弱。

【辨证要点】呼吸急促，神志淡漠，甚至昏蒙，冷汗自出，四肢不温，脉微细数，或脉微弱。

【治法】扶正固脱。

【中成药】参麦注射液、参附注射液、生脉注射液。

参麦注射液：红参、麦冬。益气固脱养阴生津复脉。用于治疗气阴两虚型之休克、冠心病、病毒性心肌炎、慢性肺心病、粒细胞减少症，能提高肿瘤患者免疫功能，与化疗药物合用有一定的增效作用，能减少化疗药物引起的毒副反应。肌内注射，1 次 2 ～ 4mL，1 日 1 次。静脉滴注，1 次 20 ～ 100mL(用 5% 葡萄糖注射液 250 ～ 500mL 稀释后应用) 或遵医嘱。可直接滴注。本品含有皂苷，不要与其他药物同时滴注。适宜单独使用，不能与其他药物在同一容器中混合使用。谨慎联合用药，如确需联合使用其他药物时，应谨慎考虑与中药注射剂的间隔时间及药物相互作用等问题；严格按照本品功能主治范围使用。阴盛阳衰者不宜用；用药前，一定要详细询问患者用药史、过敏史和家族史。对含皂苷类药物过敏的患者应慎用。儿童用药应严格按公斤体重计算。静脉滴注时，建议稀释以后使用。严格控制滴注速度和用药剂量。建议滴速小于 40 滴 / 分，一般控制在 15 ～ 30 滴 / 分。抢救危急重症每日用量不宜低于 200mL，剂量太小可能影响疗效。首次用药，宜选用小剂量，慢速滴注；用量过大或应用不当，可引起心动过速、晕厥等症；本品是纯中药制剂，保存不当可能影响产品质量。发现药液出现浑浊、沉淀、变色或瓶身有漏气、裂纹等现象时不能使用 (本品含有皂苷，晃动后产生泡沫为正常现象，并不影响疗效)，如经葡萄糖注射液稀释后出现浑浊，亦不得使用；务必加强全程用药监护和安全性监测，密切观察用药反应，特别是开始 30 分钟，发现异常，立即停药；根据中药配伍禁忌“十八反”“十九畏”，藜芦反人参、人参畏五灵脂，所以本品不得与藜芦、五灵脂配伍使用；不得与甘油果糖注射液、抗生素类药物配伍使用，尤其不能与青霉素类高敏类药物合并使用；对老人、儿童、心脏严重疾患、肝肾功能异常患者等特殊人群和初次使用的患者应慎重；溶媒宜用 5% 葡萄糖注射液，且现配现用；临床用药时，建议根据年龄、病情、体征等从低剂量开始，缓慢滴入，1 个疗程不宜大于两周。坚持中病即止，防止长期用药。需长期使用的，每个疗程之间要有一定的间隔；禁止使用静脉推注的方法给药。

参附注射液：红参、黑附片提取物，主要含人参皂苷、水溶性生物碱。人参皂苷 0.8mg/mL、乌头碱 0.1mg/mL，每 1mL 注射液相当于生药：红参 0.1g，附片 0.2g。回阳救逆，益气固脱。主要用于阳气暴脱的厥脱症 (感染性、失血性、失液性休克等)。肌内注射 1 次 2 ～ 4mL，1 日 1 ～ 2 次。静脉滴注 1 次 20 ～ 100mL(用 5% ～ 10% 葡萄糖注射液 250 ～ 500mL 稀释后使用)。静脉推注 1 次 5 ～ 20mL(用 5% ～ 10% 葡萄糖注射液 20mL 稀释后使用)；或遵医嘱 据文献报道临床偶有心动过速、过敏反应、皮征、头晕头痛、呃逆、震颤、呼吸困难、恶心、视觉异常、肝功能异常、尿潴留等。对本品有过敏或严重不良反应病史者禁用。新生儿、婴幼儿禁用；本品孕妇、有药物过敏史或过敏体质的患者慎用；年老体弱者、心肺严重疾患者用药要加强临床监护；临床应辨证使用。气虚、阳虚的一般临床表现主要有：疲乏无力，少气懒言，语言低微，自汗怕冷，舌质淡、胖嫩，脉虚无力等。本品益气回阳，也可用于心力衰竭、冠心病、围手术期及肿瘤等见阳虚、气虚之证者；临床应用时，滴速不宜过快，儿童及年老体弱者以 20 ～ 40 滴 / 分为宜，成年人以 40 ～ 60 滴 / 分为宜，以防止不良反应的发生；本品一般连续使用不宜超过

20天；除按用法用量中说明使用以外，伴有糖尿病等特殊情况时，改用0.9%氯化钠注射液稀释后使用；本品不宜与中药半夏、瓜蒌、贝母、白蔹、白及、五灵脂、藜芦等同时使用；治疗期间，若心绞痛持续发作，宜加服硝酸酯类药物或遵医嘱；本品含有皂苷，摇动时产生泡沫是正常现象，不影响疗效；本品是中药制剂，保存不当可能影响产品质量。使用前必须对光检查，如发现药液出现浑浊、沉淀、变色、漏气或瓶身细微破裂等异常情况，均不能使用；本品稀释后及输注前均应对光检查，若出现浑浊或沉淀不得使用；配制好后，请在4小时内使用；本品不与其他药物在同一容器内混合使用。输注本品前后，应用适量稀释液对输液管道进行冲洗，避免输液前后两种药物在管道内混合，引起不良反应；静滴初始30分钟内应加强监护，发现不良反应应及时停药，处理遵医嘱。

生脉注射液：人参、麦冬、五味子。益气养阴复脉固脱。用于气阴两虚所致的脱证、胸痹。症见心悸、气短、四肢厥冷、面白汗出、脉微细；休克、心肌梗死、病毒性心肌炎见上述证候者肌内注射：1次2～4mL，1日1～2次。静脉滴注：1次20～60mL用5%葡萄糖注射液250～500mL稀释后使用，或遵医嘱。过敏体质慎用；本品一般不得与其他注射剂混合使用；若发现浑浊、沉淀、变色、漏气或瓶身细微破裂，均不得使用；孕妇禁用。

八、预后

单纯型和胃肠型轻症流感患者如普通感冒，症状较轻，2～3天可恢复。危重症患者可发展为多脏器功能衰竭(MODF)和弥散性血管内凝血(DIC)等，甚至死亡，预后较差。

第三节　急性上呼吸道感染

急性上呼吸道感染是指鼻腔和咽喉部呼吸道黏膜的急性炎症的总称。70%～80%由病毒引起，少数为细菌所致。急性上呼吸道感染的临床表现不一，从单纯的鼻黏膜炎到广泛的上呼吸道炎症，轻重不等。本病全年皆可发生，以冬春季节多发，一般病势较轻，病程较短，预后较好。

本病与中医学的“感冒”相类似，又称“伤风”“冒风”“冒寒”“重伤风”等。

一、病因病机

急性上呼吸道感染是人体感受六淫之邪、时行毒邪所致，主要是风邪致病。感邪之后是否发病与正气盛衰有关。

(一)卫外功能减弱，外邪乘机袭入

包括生活起居不当，寒温失调，如贪凉露宿、冒雨涉水等以致外邪侵袭而发病；过

度劳累，耗伤体力，肌腠不密，易感外邪而发病；气候突变，六淫之邪肆虐，冷热失常，卫外之气未能及时应变而发病；素体虚弱，卫外不固，稍有不慎即可感邪而发病。

（二）病邪犯肺，卫表不和

肺主皮毛，职司卫外，而卫气通于肺，卫气的强弱与肺的功能关系密切。外邪从口鼻、皮毛而入，肺卫首当其冲，感邪之后，很快出现卫表及上焦肺系症状。卫表被郁，邪正相争，而见恶寒、发热、头痛和身痛等；肺气失宣而见鼻塞、流涕和咳嗽等。《素问·太阴阳明论》曰："伤于风者，上先受之。"《素问·咳论》曰："皮毛者肺之合也，皮毛先受邪气，邪气以从其合也。"

（三）病邪少有传变，病情轻重有别

病邪一般只犯肺卫，很少有传变，病程短而易愈。但亦有少数感邪深重，老幼体弱或原有某些慢性疾病者，病邪从表入里，迅速传变，可引起某些并发症或继发病。

综上所述，本病病位在肺卫，其病因病机主要是外邪乘虚而入，以致卫表被郁，肺失宣肃，一般病情轻浅。因四时六气各异或体质强弱、阴阳偏盛之不同，临床表现虚实寒热各异。

二、辨病

（一）症状与体征

临床表现有以下类型：

1. 普通感冒

俗称"伤风"，又称急性鼻炎或上呼吸道感染，为病毒感染引起。起病较急，主要表现为鼻部症状，如喷嚏、鼻塞和流清水样鼻涕，也可表现为咳嗽、咽干、咽痒或烧灼感甚至鼻后滴漏感。咽干、咳嗽和鼻后滴漏与病毒诱发的炎症介质导致的上呼吸道传入神经高敏状态有关。2～3天后鼻涕变稠，可伴咽痛、头痛、流泪、味觉迟钝、呼吸不畅、声嘶等，有时由于咽鼓管炎致听力减退。严重者有发热、轻度畏寒和头痛等。一般无发热及全身症状或仅有低热、不适、轻度畏寒和头痛。体检可见鼻腔黏膜充血、水肿、有分泌物，咽部可为轻度充血。一般经5～7天痊愈，伴并发症者可致病程迁延。

2. 急性病毒性咽炎和喉炎

急性病毒性咽炎由鼻病毒、腺病毒、流感病毒、副流感病毒以及肠病毒、呼吸道合胞病毒等引起。临床表现为咽痒和灼热感，咽痛不明显，咳嗽少见。流感病毒和副流感病毒感染时可伴有发热和乏力。体检可见咽部明显充血和水肿，可扪及颌下淋巴结肿大且触痛。

急性病毒性喉炎多为流感病毒、副流感病毒及腺病毒等引起，临床表现为明显声嘶、讲话困难，可有发热、咽痛或咳嗽，咳嗽时咽喉疼痛加重。体检可见喉部充血、水肿，局部淋巴结轻度肿大和触痛，有时可闻及喉部的喘息声。

3. 急性疱疹性咽峡炎

多由柯萨奇病毒A引起，表现为明显咽痛、发热，病程约为1周。查体可见咽部充血，软腭、腭垂、咽及扁桃体表面有灰白色疱疹及浅表溃疡，周围伴红晕。多发于夏季，多见于儿童，偶见于成人。

4. 急性咽结膜炎

主要由腺病毒、柯萨奇病毒等引起。表现为发热、咽痛、畏光、流泪，咽及结膜明显充血。病程4～6天，多发于夏季，由游泳传播，儿童多见。

5. 急性咽扁桃体炎

病原体多为溶血性链球菌，其次为流感嗜血杆菌、肺炎链球菌、葡萄球菌等，起病急，咽痛明显，伴发热、畏寒，体温可达39℃以上。查体可发现咽部明显充血，扁桃体肿大、充血，表面有黄色脓性分泌物。有时伴有颌下淋巴结肿大、压痛，而肺部查体无异常体征。

（二）常见并发症

少数急性上呼吸道感染患者可并发急性鼻窦炎（鼻塞、脓涕、头痛、畏寒、发热等症状）、中耳炎（发热，耳痛剧烈，听力减退，耳鸣、耳闷，穿孔后耳聋减轻，偶伴眩晕等症状）、气管－支气管炎（咳嗽为主，初为干咳，后出现黏液性痰，发热38℃左右，多于3～5天后降至正常。体检时可闻及干、湿啰音或哮鸣音）、慢性支气管炎急性发作（在1周内出现脓性或黏液性痰，痰量明显增加或伴有发热等炎症表现，1周内“咳”“痰”“喘”任何一个症状显著加剧或重症患者明显加重）。以咽炎为表现的上呼吸道感染，部分患者可继发溶血性链球菌引起的风湿热（主要表现包括心肌炎、关节炎、舞蹈病、皮下小结和环形红斑，次要表现包括关节痛、发热等）、肾小球肾炎（起病时症状轻重不一，除水肿、血尿之外，常有食欲减退、疲乏无力、恶心呕吐、头痛、精神状态差和心悸气促，甚至发生抽搐，部分患者因先驱感染没有控制，可发热，体温一般在38℃左右，部分患者有轻中度高血压）等，少数患者可并发病毒性心肌炎（心脏受累的症状可表现为胸闷、心前区隐痛、心悸、气促等），应警惕。

三、类病辨别

（一）临床诊断要点

(1) 根据病史、鼻咽部的症状和体征，结合周围血常规和阴性胸部X线检查可临床诊断。

(2) 一般无须病因诊断，特殊情况下可进行细菌培养和病毒分离或病毒血清学检查等确定病原体。

（二）鉴别诊断

须与初期表现为感冒样症状的其他疾病鉴别。

1. 过敏性鼻炎

起病急骤，常表现为鼻黏膜充血和分泌物增多，伴有突发的连续喷嚏、鼻痒、鼻塞、大量清涕，无发热，咳嗽较少。多由过敏因素如螨虫、灰尘、动物毛皮、低温等刺激引起。如脱离过敏原，数分钟至 1 ～ 2 小时内症状即消失。检查可见鼻黏膜苍白、水肿，鼻分泌物涂片可见嗜酸性粒细胞增多，皮肤针刺过敏试验可明确过敏原。

2. 流行性感冒

为流感病毒引起，可为散发，时有小规模流行，病毒发生变异时可大规模暴发。起病急，鼻咽部症状较轻，但全身症状较重，伴高热、全身酸痛和眼结膜炎症状。取患者鼻腔洗液中黏膜上皮细胞涂片，免疫荧光标记的流感病毒免疫血清染色，置荧光显微镜下检查，有助于诊断。近来已有快速血清 PCR 方法检查病毒，可供鉴别。

3. 急性气管、支气管炎

表现为咳嗽、咳痰，鼻部症状较轻，血白细胞可升高，胸部 X 线片常可见肺纹理增强。

4. 急性传染病前驱症状

很多病毒感染性疾病前期表现与急性上呼吸道感染类似，如麻疹、脊髓灰质炎、脑炎、肝炎、心肌炎等病。患病初期可有鼻塞、头痛等类似症状，应予重视。如果在 1 周内，呼吸道症状减轻但出现新的症状，需进行必要的实验室检查，以免误诊。

5. 传染性非典型肺炎（“非典”）

传染性非典型肺炎是严重急性呼吸综合征的曾称，英文缩写为 SARS，病原体是 SARS 冠状病毒 (SARS-CoV)，主要通过近距离飞沫传播。早期症状是高热 (38℃以上)、乏力、全身不适、干咳无痰，个别人偶有少量痰并带血丝；多无普通感冒之鼻塞、流涕、流泪、喷嚏、咽痛等症状。胸部 X 线检查可见不同程度的片状、斑片状浸润阴影或呈网状样改变。部分病变发展迅速，严重病例双肺可呈大片实变阴影。血白细胞计数正常或下降，淋巴细胞绝对数减少，部分病例血小板可减少，抗生素治疗无效，冠状病毒抗体测试阳性等可作鉴别。

四、中医治疗

（一）一般措施

(1) 加强体育锻炼，进行有规律的适度运动，增强体质。

(2) 注意保暖，天气突变时，尤须注意增减衣物。

(3) 居所及工作环境要定时通风，并且注意室温，避免过凉或过热；可采用食醋熏蒸的方法进行室内消毒，每立方米空间以 5 ～ 10mL 的食醋，加水 1 ～ 2 倍进行稀释，加热熏蒸 2 小时左右，每日 1 次或隔日 1 次。

(4) 尽量避免与感冒患者接触，在感冒流行季节少去公共场所，以减少传播机会；避免受凉、淋雨以及过度疲劳等发病诱因。

(5) 反复发生上呼吸道感染者，可酌情接种疫苗，还可以健脾补肺，固表止汗。

（二）辨证论治

中医学理论认为本病邪在肺卫，以实证居多，亦有虚实夹杂者，治当因势利导，解表祛邪，既要辨明外感六淫、时行疫毒，又要分清虚实、顾护正气，同时照顾兼证，据证施治。邪实者慎防补益过早，以免留邪；体虚者，则须扶正固本，兼以祛邪，不宜专行发散，重伤肺气。

1. 风寒束表

主症：鼻塞声重，清涕喷嚏，无汗头痛，身痛腰痛，骨节疼痛，无咽干痛或咽痒少咳；或恶风发热；或略胸满。舌苔薄白而润，脉浮或浮紧。

治法：发汗解表，宣肺平喘。

方药：麻黄汤加减。麻黄、杏仁各 10g，桂枝、甘草各 6g。诸药合用，功可发汗解表，宣肺平喘。失眠或肝火头胀者去麻黄 10g，加紫苏叶 10g；兼里热烦躁者加生石膏 10g；鼻塞流涕者加辛夷 10g。

2. 风热犯表

主症：发热重，恶寒轻，咽痛口渴，头痛，鼻塞少涕，少咳，少痰，舌边尖红，苔薄白微黄，脉浮数。

治法：清热解表，利咽止咳。

方药：抗感退热方。柴胡、连翘、荆芥、黄芩、炒牛蒡子各 10g。全方功可清热解表，利咽止咳。咽痛甚者加射干 10g；咳多者加紫苏叶、杏仁各 10g。

3. 暑湿伤表

主症：身热，微恶风，汗少或汗出热不解，头重胀痛，肢体酸重或疼痛，咳嗽痰黏，鼻流浊涕，心烦口渴或口中黏腻，渴不多饮，胸闷呕恶，大便或溏，舌质红，苔薄黄而腻，脉濡数。

治法：清暑祛湿解表。

方药：新加香薷饮加减。金银花、扁豆花各 10g，香薷、连翘、厚朴各 6g。诸药合用，功可清暑祛湿解表。暑热偏盛者加柴胡、黄芩各 10g；咳痰者加紫苏叶、杏仁、鱼腥草各 10g；湿困卫表，身重少汗，恶风者加藿香、佩兰各 10g；里湿偏盛者加苍术、陈皮各 10g。

4. 表寒里热

主症：咽痒咳嗽，咳声轻浅，鼻塞声重，痰少色黄白；或发热，恶寒；或口渴；舌质淡红，苔薄白，脉滑。

治法：宣肺疏风，止咳化痰。

方药：前贝止嗽散。紫菀、桔梗、荆芥、百部、陈皮、白前、浙贝母、甘草各 10g，前胡 20g。全方功可宣肺疏风，止咳化痰。发热者加柴胡、黄芩各 10g，咽痛者加木蝴蝶、蝉蜕各 10g，涕清者加紫苏叶 10g，便稀者加葛根 15g。

体虚之人祛邪力度酌减，扶正力度因人而异。以上方药，水煎服，每日 1 剂。重症每日可连服 2 剂。

（三）中成药

1. 连花清瘟胶囊

连翘、金银花、炙麻黄、炒苦杏仁、石膏、板蓝根、绵马贯众、鱼腥草、广藿香、大黄、红景天、薄荷脑、甘草。口服，每次 4 粒，每日 3 次。本品具有清瘟解毒，宣肺泄热之功效，适用于治疗感冒之热毒袭肺证。

2. 热毒清口服液

白蚤休、黄芩、大青叶、连翘、板蓝根、射干、甘草。口服，1 次 10mL，1 日 3 次。本品具有清热解毒、泻火退热、利咽止咳之功，可用于外感高热、风热感冒、急性气管炎、急性咽炎、急性扁桃体炎。

3. 抗病毒口服液

板蓝根、石膏、芦根、生地黄、郁金、知母、石菖蒲、广藿香、连翘等。口服，每次 10 ～ 20mL，每日 3 次。本品具有清热祛湿、凉血解毒之功效，可用于风热感冒、温病发热。

4. 银黄口服液

金银花、黄芩。口服，每次 10 ～ 20mL，每日 3 次。本品具有清热疏风，利咽解毒之功效，可用于外感风热、肺胃热盛所致之感冒；急慢性扁桃体炎、急慢性咽炎、上呼吸道感染见咽干、咽痛、口渴、发热等症候者。

5. 正柴胡饮冲剂

柴胡、陈皮、赤芍、防风、甘草、生姜。口服，每次 10g，每日 3 次，开水冲服。本品具有表散风寒，解热止痛之功效，适用于外感风寒初起之恶寒发热、无汗、头痛、鼻塞、喷嚏、咽痛、咳嗽、四肢酸痛等症。

6. 小柴胡冲剂

柴胡、姜半夏、黄芩、党参、甘草、生姜、大枣。口服，每次 10 ～ 20g，每日 3 次。本品具有解表散热、疏肝和胃之功效，适用于外感邪在少阳，寒热往来，胸胁苦满，心烦喜吐，口苦咽干者。

7. 银柴合剂

忍冬藤、柴胡、薄荷、芦根、枇杷叶、薄荷油。口服，每次 15g，每日 3 ～ 4 次，开水冲服。本品有清热解毒之功效，可用于感冒发热、急性气管炎、急性咽炎、急性扁桃体炎。

8. 板蓝根冲剂

板蓝根。口服，每次 15g，每日 3 次，温开水冲服。本品具有清热解毒、凉血利咽之功效，可用于肺胃热盛所致之风热感冒；急性扁桃体炎见咽喉肿痛、口咽干燥等症候者。预防时行感冒，口服 5 日，每日 15g。

9. 感冒冲剂

忍冬藤、板蓝根、前胡、桔梗、葛根、甘草、牛蒡子、薄荷脑。口服，每次 1～2 袋，每日 3 次，开水冲服。小儿用量酌减。本品具有清热解表，宣肺止咳之功，适用于发热、头痛咳嗽、咽喉肿痛之风热感冒。临床可用于治疗上呼吸道感染、急性扁桃体炎、咽喉炎。

10. 风寒感冒冲剂

麻黄、葛根、紫苏叶、防风、桂枝、白芷、陈皮、苦杏仁、桔梗、甘草、干姜。冲剂，口服，每次 1 袋，每日 3 次。小儿酌减。本片具有解表发汗，疏风散寒之功效，为治疗外感风寒型感冒之常用药。

11. 通宣理肺丸

紫苏叶、前胡、桔梗、苦杏仁、麻黄、甘草、陈皮、半夏、茯苓、枳壳、黄芩。口服，每次 2 丸，每日 2～3 次，温开水送服。本品具有解表散寒，宣肺止咳之功效，适用于风寒表证咳嗽偏重者。

12. 防风通圣丸

甘草、石膏、黄芩、桔梗、防风、川芎、当归、白芍、大黄、薄荷、麻黄、芒硝、荆芥穗、白术、栀子、滑石。口服，每次 6g，每日 2 次，温开水送服。本品具有解表通里，清热解毒之功效，可用于外寒内热、表里俱实之证。

13. 九味羌活丸（颗粒、口服液）

羌活、防风、苍术、细辛、川芎、白芷、黄芩、地黄、甘草。丸剂：姜葱汤或温开水送服，每次 6～9g，每日 2～3 次；口服液：口服，每次 20mL，每日 2～3 次；颗粒剂：姜汤或开水冲服。每次 15g，每日 2～3 次。本品具有疏风解表，散寒除湿之功效，可用于外感风寒夹湿所致之感冒。

14. 桑菊感冒片（冲剂）

桑叶、菊花、连翘、苦杏仁、桔梗、芦根、薄荷、甘草。片剂，每次 4 片；冲剂，每次 1 袋。每日 2 次，口服，热水冲服。本品具有疏风清热、宣肺止咳之功效，可用于风热感冒或温病初起，原方为桑菊饮。

15. 羚羊感冒片

金银花、连翘、羚羊角粉、淡竹叶、牛蒡子、淡豆豉、桔梗、荆芥、薄荷、甘草。片剂，口服，每次 4～6 片，每日 2 次。外感风寒者忌用。忌食辛辣刺激物。本方具有辛凉透表，清热解毒之功效，可用于外感风热表证。

16. 银翘解毒片

金银花、连翘、薄荷、淡豆豉、荆芥、牛蒡子、桔梗、淡竹叶、甘草。口服，每次 4～8 片，每日 3 次。本品具有疏风解表、清热解毒之功效，适用于症见发热、头痛、咳嗽、口干、咽喉疼痛之风热感冒。

17. 痰热清注射液

成人痰热清注射液 20mL 加入 5% 葡萄糖注射液 250mL 中，静脉滴注，每日 1 次，疗程 3 天，小儿按每千克体重 0.3 ～ 0.5mL 给药。痰热清注射液组方中金银花、连翘清宣疏散，黄芩、山羊角等清解里热。研究表明，本品在清热、化痰、解痉等方面效用满意，而且安全性高，尚未发现不良反应。

18. 穿琥宁注射液

肌内注射，成人每次 40 ～ 80mg，每日 3 次，小儿酌减或遵医嘱：静脉滴注，每次 400 ～ 600mg，加入 5% 葡萄糖注射液 250 ～ 500mL 中，每日 1 ～ 2 次，小儿酌减或遵医嘱。本品具有清热解毒之功效，适用于风热感冒。

19. 双黄连粉针剂

静脉滴注。临用前，先以适量注射用水充分溶解，再用氯化钠注射液或 5% 葡萄糖注射液 500mL 稀释。每次每千克体重 60mg，每日 1 次或遵医嘱。本品具有清热解毒，轻宣透邪之功效，可用于风温邪在肺卫，或风热闭肺证，证见发热，微恶风寒或不恶寒，咳嗽气促，咳痰色黄，咽红肿痛等及急性上呼吸道感染。

20. 清开灵注射液

胆酸、珍珠母、猪去氧胆酸、栀子、水牛角、板蓝根、黄芩苷、金银花。肌内注射，每日 2 ～ 4mL。重症患者静脉滴注，每日 4 ～ 8 支 (20 ～ 40mL)，以 10% 葡萄糖注射液 200mL 或氯化钠注射液 100mL 稀释后使用。本品具有清热解毒，化痰通络，醒神开窍之功效，可用于上呼吸道感染见发热者。使用需注意有表证恶寒发热者慎用。

（四）针灸疗法

1. 体针疗法

治以祛风解肌，取穴以手太阴、阳明经及督脉上的腧穴为主。主穴：列缺、合谷、大椎、风池、太阳穴。配穴：风寒感冒者，配风门、肺俞；风热感冒者，配曲池、尺泽；气虚感冒者，配肺俞、足三里；夹湿者，配阴陵泉、中脘；夹暑者，配曲池、委中；全身酸疼者，配身柱；鼻塞者，配迎香；咽喉肿痛者，配少商点刺出血。操作方法：主穴用毫针泻法；风寒感冒，大椎行灸法；风热感冒，大椎行刺络拔罐。配穴足三里用补法；少商、曲池、委中用刺络出血。

2. 耳针疗法

取耳穴肺、气管、内鼻、脾、三焦、耳尖等。局部消毒后，耳尖穴点刺出血，余穴每次选 2 ～ 3 个，双侧同时针刺，捻转泻法，留针 10 ～ 20min。

3. 电针疗法

取大椎、曲池、合谷、风池等穴。每次选取 2 穴，以毫针刺入，产生针感后，加电刺激，选取适当的波形和频率，以患者出现能耐受的麻胀感为度，每次通电时间 10 ～ 20min。

4. 刺络疗法

取尺泽、委中、少商、大椎、耳尖、耳垂等。大椎挑刺出血，并拔罐 5 ～ 10min；尺泽、委中用三棱针点刺出血，令其血流自止；少商、耳尖、耳垂诸穴，点刺出血数滴即可。

5. 皮肤针疗法

风寒感冒取脊柱两侧、肘窝、大小鱼际、鼻部；风热感冒取胸背部、风池、大椎、合谷、曲池。以中度或重度刺激，每日治疗 2 ～ 3 次。

6. 头针疗法

取感觉区、胸腔区，平刺，每次捻转 1 ～ 3min，留针 15min。

7. 光针疗法

取大椎、风池、风门、膈俞、合谷、曲池、鱼际、外关。每次选穴 2 ～ 4 个，用氦氖激光器照射，功率一般为 1 ～ 10mW，照射距离为 20 ～ 30mm，每日照射 1 次，重症每日照射 2 次，每次每穴照射 2 ～ 5min。

8. 灸法

取大椎、肺俞、风门、足三里。隔姜灸常规操作，每穴 5 ～ 7 壮，每日 1 次，5 次为 1 个疗程；或用艾条灸，每日 1 次，每次灸 15min，5 次为 1 个疗程。

第四节　慢性咳嗽

一、定义

下列术语和定义适用于本文。

通常将持续时间≥ 8 周，胸部 X 线无明显异常，无明显肺疾病证据的咳嗽称为慢性咳嗽。由于病因多，诊断治疗有时相当困难，目前认为最常见的病因有 4 种：咳嗽变异型哮喘 (cough variant asthma，CVA)、上气道咳嗽综合征 (upper airway cough syndrome，UACS) ［又称鼻后滴流综合征 (postnasal drip syndrome，PNDS)］、嗜酸粒细胞性支气管炎 (eosinophilic bronchitis，EB) 和胃食管反流 (gastroesophageal refluxrelated chronic cough，GERC)，这些病因占呼吸内科门诊慢性咳嗽病因的 70% ～ 95%。其他病因较少见，但涉及面广，不仅与呼吸系统疾病有关，还与其他系统的疾病有关。对于治疗效果不佳者，可行高分辨率 CT、电子支气管镜、心脏检查等进一步检查，以排除支气管扩张、气管内膜结核、心功能不全等其他疾病。本病属于中医学“咳嗽”“哮喘”范畴，指肺失宣降、肺气上逆作声、咳吐痰液而言，有声无痰为咳，有痰无声为嗽，难于截然分开，故以咳嗽并称。

二、流行病学

咳嗽是呼吸专科最常见的一个主诉，根据病程可分为急性咳嗽、亚急性咳嗽和慢性咳嗽。慢性咳嗽对患者的生活质量造成严重的影响。美国每年因咳嗽就诊的人数接近 3 千万人次，在英国大约 12% 的人每周或每天有着不同程度的慢性咳嗽症状。国外调查慢性咳嗽患者平均就诊次数达 6 次。美国每年仅治疗咳嗽的非处方药物费用就高达 3.6 亿美元，保守估计全球每年用于治疗咳嗽的费用高达数十亿美元。目前国内还没有关于咳嗽经济负担的相关研究，但估计造成的经济负担不会低于美国。中国流行病学调查显示，慢性咳嗽患者普遍存在抗生素滥用现象。

三、病因病理

慢性咳嗽的原因较为复杂，包括咳嗽变异性哮喘、上气道咳嗽综合征、胃食管反流、嗜酸粒细胞性支气管炎、慢性支气管炎等。其中以咳嗽变异性哮喘和上气道咳嗽综合征最为常见，机理主要是直接或间接刺激咳嗽感受器。

中医慢性咳嗽通常分外感咳嗽和内伤咳嗽两类，外感咳嗽为外感六淫、疫疠时邪及环境因素所致；内伤咳嗽为饮食、情志、他脏疾患等内生病邪引起。内伤咳嗽又多因外感等迁延不愈、脏腑功能失调，表现为咳嗽反复发作，病势缠绵。目前临床上常见外感症状已消失，而尚无明显脏腑亏虚之象，咳嗽频发，遇刺激尤剧之证，为邪气留恋，肺气上逆所致。总之，均是肺气不宣，失于肃降，而作咳嗽。

四、临床表现

（一）咳嗽变异型哮喘 (cough variant asthma，CVA)

症状：CVA 是一种特殊类型的哮喘，咳嗽是其唯一或主要临床表现，无明显喘息、气促等症状或体征，但有气道高反应性。

（二）上气道咳嗽综合征 (upper airway cough syndrome，UACS)

1. 症状

①咳嗽、咳痰；②鼻塞、鼻腔分泌物增加；③频繁清嗓、咽后黏液附着、鼻后滴流感；④变应性鼻炎表现；⑤鼻鼻窦炎表现；⑥咽炎：以咽痒、阵发性刺激性咳嗽为主要表现；⑦非变应性咽炎：常有咽痛、咽部异物感或烧灼感。

2. 体征

变应性鼻炎：鼻黏膜苍白或水肿，鼻道及鼻腔底可见清涕或黏涕；非变应性鼻炎：鼻黏膜多表现为黏膜肥厚或充血样改变；部分患者口咽部黏膜可见卵石样改变或咽后壁附有黏脓性分泌物。

（三）胃食管反流 (gastroesophageal refluxrelated chronic cough，GERC)

典型反流症状表现为烧心（胸骨后烧灼感）、反酸、嗳气等。部分胃食管反流引起的咳嗽伴有典型的反流症状，但有不少患者以咳嗽为唯一的表现。

（四）嗜酸粒细胞性支气管炎 (eosinophilic bronchitis，EB)

EB 临床表现缺乏特征性，部分表现类似 CVA，慢性刺激性咳嗽，多为干咳，无呼吸困难，部分患者对油烟、灰尘、异味或冷空气比较敏感。

五、诊断

诊断标准如下：

(1) 咳嗽为唯一或主要症状，无痰或咳少许白痰。

(2) 咳嗽时间≥ 8 周。

(3) X 线胸片无异常。

(4) 除外吸烟、血管紧张素抑制剂及上呼吸道感染引起的咳嗽。

(5) 由外感反复发作或脏腑功能失调引起，可伴有其他脏腑功能失调、内邪干肺或二者相互为病共同引起的症状。

六、鉴别诊断

临床上需与慢性阻塞性肺疾病、支气管肺癌、肺脓肿、肺结核及其他疾病如肺间质性疾病等相鉴别。

七、治疗

（一）西医治疗原则

(1) 慢性咳嗽原因很多，主要采取针对病因治疗。

(2) 如果慢性咳嗽对因治疗，效果不明显，且严重影响患者的生活质量，则需要对症治疗来控制咳嗽症状。

(3) 另外当诊断条件不足时，可进行诊断性治疗来明确诊断。

（二）中成药用药方案

1. 基本原则

咳嗽有外邪为患，也有内伤之异，或兼而有之。治随证出，法从候来，除止咳之外，尚有散寒、清热、润燥、疏风、缓急、宣肺、化痰、利咽、降逆、泻肝、养阴等法。根据病情轻重、辨证类型，辨证使用中成药。

2. 分证论治

(1) 寒邪恋肺证：咳嗽，痰白清稀，或泡沫痰，背部恶寒或恶风，口不渴或渴喜热饮，舌淡。苔薄白，脉浮或脉弦紧。

【辨证要点】痰白清稀，背部恶寒或恶风，口不渴或渴喜热饮。

【治法】温肺散寒，止咳化痰。

【中成药】冬菀止咳颗粒、麻黄止嗽胶囊。

冬菀止咳颗粒：生麻黄、细辛、生姜、紫菀、款冬花、矮地茶、天浆壳、甘草。温肺散寒，止咳化痰。用于寒邪恋肺型咳嗽。温开水冲服。1 次 1 袋，1 日 3 次。忌烟、酒及辛辣、生冷、油腻食物。对本品过敏者禁用，过敏体质者慎用。

麻黄止嗽胶囊：橘红、麻黄、桔梗、川贝母。解表散寒，宣肺化痰，止咳平喘。口服，1 次 3 粒，1 日 2 次。服药期间忌食辛辣、油腻食物。对本品过敏者禁用，过敏体质者慎用。高血压、心脏病患者慎用。

(2) 热邪郁肺证：咳嗽频剧，气粗或咳声音哑，喉燥咽痛，咳痰不爽，痰黏或稠黄，鼻流黄涕，口干或口苦。舌质偏红，舌苔薄黄，脉数或滑。

【辨证要点】咳嗽频剧，咳痰不爽，痰黏或稠黄。舌质偏红，舌苔薄黄，脉数或滑。

【治法】清热宣肺，化痰止咳。

【中成药】蓝芩口服液、清肺消炎丸、蛇胆川贝散 (液、胶囊)、蒲地蓝消炎口服液等。

蓝芩口服液：板蓝根、黄芩、栀子、黄柏、胖大海。清热解毒，利咽消肿。用于风热型咳嗽、痰热型咳嗽。口服。1 次 20mL(2 支)，1 日 3 次。忌烟、酒及辛辣、生冷、油腻食物；不宜在服药期间同时服用滋补性中药。

清肺消炎丸：麻黄、石膏、地龙、牛蒡子、葶苈子、牛黄、苦杏仁 (炒)、羚羊角。清肺利咽，泻肺化痰。用于风热型咳嗽、痰热型咳嗽。口服。1 次 60 粒，1 日 3 次。少儿 6 ～ 12 岁每次 40 粒；3 ～ 6 岁每次 30 粒；1 ～ 3 岁每次 20 粒；1 岁以内每次 10 粒。忌烟、酒及辛辣、生冷、油腻食物；不宜在服药期间同时服用滋补性中药。蛇胆川贝散 (液、胶囊)：蛇胆汁、川贝母 清肺，止咳，祛痰。用于肺热咳嗽，痰多。散剂：口服。1 次 0.3 ～ 0.6g，1 日 2 ～ 3 次。胶囊剂：口服。1 次 1 ～ 2 粒，1 日 2 ～ 3 次。忌烟、酒及辛辣、生冷、油腻食物；不宜在服药期间同时服用滋补性中药。

蒲地蓝消炎口服液：蒲公英、板蓝根、苦地丁、黄芩。清热解毒，清肺消肿。用于风热型咳嗽、痰热型咳嗽。口服。1 次 10mL1 日 3 次。如有沉淀，摇匀后服用。忌烟、酒及辛辣、生冷、油腻食物；不宜在服药期间同时服用滋补性中药。

(3) 燥邪伤肺证：干咳少痰或无痰，咽干鼻燥，咳甚胸痛，痰黏不易咳出，口干。舌红少津，苔薄少，脉细。

【辨证要点】干咳少痰或无痰，咽干鼻燥，口干。舌红少津，苔薄少，脉细。

【治法】清肺润燥止咳。

【中成药】养阴清肺丸 (口服液、颗粒、糖浆、膏)。

地黄、麦冬、玄参、川贝母、白芍、牡丹皮、薄荷、甘草。养阴润燥，清肺利咽。用于阴虚肺燥，咽喉干痛，干咳少痰或痰中带血。丸剂：口服。1 次 6g，1 日 2 次。颗粒剂：口服。1 次 5g，1 日 2 次。糖浆：口服。1 次 20mL，1 日 2 次。膏剂：口服。1 次 10 ～ 20mL，1 日 2 ～ 3 次。口服液：口服。1 次 10mL，1 日 3 次。

(4) 风盛挛急证：咳嗽呈阵发性发作，咽痒，气急，挛急性咳嗽，因异味、烟味、冷空气刺激诱发，咳痰，频繁清嗓，咽有黏痰附着感。舌质淡，苔薄白，脉浮或浮紧。

【辨证要点】挛急性咳嗽，因异味、烟味、冷空气刺激诱发，咳痰，频繁清嗓，咽有黏痰附着感。舌质淡，苔薄白，脉浮或浮紧。

【治法】祛风解痉，宣肺止咳。

【中成药】苏黄止咳胶囊。

苏黄止咳胶囊：紫苏子、麻黄、紫菀、五味子、前胡、地龙、蝉蜕。疏风宣肺，止咳利咽。用于风邪犯肺、肺气失宣所致的咳嗽、咽痒、痒时咳嗽，或呛咳阵作，气急，遇冷空气、异味等因素突发或加重，或夜卧晨起咳剧，多呈反复性发作，干咳无痰或少痰，舌苔薄白等。临床用于感冒后咳嗽，咳嗽反复发作及咳嗽变异型哮喘符合上述证候者。温开水送服。每粒 0.45g，每次 3 粒，每日 3 次。

(5) 痰湿蕴肺证：咳嗽，咳声重浊或干咳，痰多，痰出咳平，痰黏稠，咳吐不爽，呕恶，大便时溏。舌淡胖，边有齿痕，舌苔腻，脉滑。

【辨证要点】咳声重浊，痰多，呕恶，大便时溏。舌淡胖，边有齿痕，舌苔腻，脉滑。

【治法】健脾化痰，宣肺止咳。

【中成药】通宣理肺丸、满山白颗粒。

通宣理肺丸：紫苏叶、前胡、桔梗、苦杏仁、麻黄、甘草、陈皮、半夏(制)、茯苓、枳壳(炒)、黄芩。解表散寒，宣肺化痰。适用于外寒内热型咳嗽、风热夹痰湿型咳嗽。口服。大蜜丸 1 次 2 丸，1 日 2 ～ 3 次。

满山白颗粒：满山白(野生)。清热消炎，止咳化痰。用于急慢性支气管炎，咽喉炎，肺炎。开水冲服。0 ～ 3 岁，一次半袋，一日 2 ～ 3 次；3 岁以上，一次袋，一日 3 次成人，一次 2 袋，一日 3 次。

(6) 湿热郁肺证：咳嗽，闻及刺激性异味则易发作，痰少质黏，口干黏腻，咽痒。舌质红或暗，舌苔黄白腻，脉濡。

【辨证要点】闻及刺激性异味则易发作，痰少质黏，口黏腻，咽痒。舌质红或暗，舌苔黄白腻，脉濡。

【治法】宣肺泄热，化湿止咳。

【中成药】十味龙胆花颗粒。

十味龙胆花颗粒：龙胆花、烈香杜鹃、甘草、矮紫堇、川贝母、小檗皮、鸡蛋参、螃蟹甲、藏木香、马尿泡等。清热化痰，利咽解毒。用于风热型咳嗽、痰热型咳嗽。开水冲服。1 次 3g，1 日 3 次。

(7) 胃气上逆证：阵发性呛咳，气急，咳甚时呕吐酸苦水，气逆作咳，胁痛，伴嗳腐吞酸，胸前灼热，进食或餐后症状加重。舌质淡红，苔薄白，脉弦。

【辨证要点】咳甚时呕吐酸苦水，气逆作咳，胁痛，伴嗳腐吞酸。舌质淡红，苔薄白，脉弦。

【治法】舒肝和胃，降逆止咳。

【中成药】胃苏颗粒、舒肝健胃丸。

胃苏颗粒：紫苏梗、香附、陈皮、香橼、佛手、枳壳、槟榔、鸡内金(制)。主治气滞型胃脘痛。症见胃脘胀痛，窜及两肋，得嗳气或矢气则舒，情绪郁怒则加重，胸闷食少，排便不畅及慢性胃炎见上述证候者。用适量开水冲服，搅拌至全溶。若放置时间长，有少量沉淀，摇匀即可。1 次 1 袋，1 日 3 次。15 天为 1 个疗程。忌烟、酒及辛辣、生冷、油腻食物。对本品过敏者禁用，过敏体质者慎用。

舒肝健胃丸：柴胡（醋制）、香附（醋制）、香橼、槟榔、牵牛子（炒）、青皮（醋炒）、陈皮、枳壳、厚朴（姜制）、檀香、豆浆、延胡索（醋炒）、白芍（麸炒）、鸡内金（炒）、五灵脂（醋制）。疏肝开郁，导滞和中。用于肝胃不和引起的胃脘胀痛，胸胁满闷，呕吐吞酸腹胀便秘。口服。1 次 3 ～ 6g，1 日 3 次。

(8) 肺气虚弱证：咳嗽无力，咳痰，病程较长，或常易感冒，易因外感而诱发，声低气短。舌质淡，舌苔薄白，脉细弱。

【辨证要点】病程较长，或常易感冒，声低气短。舌质淡，舌苔薄白，脉细弱。

【治法】健脾益肺。

【中成药】玉屏风颗粒、六君子丸。

玉屏风颗粒：黄芪、白术（炒）、防风。益气，固表，止汗。用于表虚不固，自汗恶风，面色㿠白，或体虚易感风邪者。开水冲服。1 次 5g，日 3 次。本品宜饭前服用；按照用法用量服用，小儿、孕妇、高血压、糖尿病患者应在医师指导下服用；服药 2 周或服药期间症状无明显改善，或症状加重者，应立即停药并去医院就诊；对本品过敏者禁用，过敏体质者慎用。

六君子丸：党参、白术（麸炒）、茯苓、法半夏、陈皮、炙甘草。补脾益气，燥湿化痰。用于脾胃虚弱，食量不多，气虚痰多，腹胀便溏。口服。1 次 9g(1 袋)，1 日 2 次。忌食生冷、油腻、不易消化食物；不适用于脾胃阴虚，主要表现为口干、舌红少津、大便干；小儿、年老体弱者应在医师指导下服用；对本品过敏者禁用，过敏体质者慎用；本品性状发生改变时禁止使用。

八、预后

慢性咳嗽病因复杂，以 CVA、UACS、GERC、AC、EB 最为常见；采用慢性咳嗽病因诊断程序可使 80% 以上患者获得病因诊断，并取得良好的治疗效果；应结合实际地推广“咳嗽诊治指南”，如由 CVA 导致的慢性咳嗽没有规范治疗，可逐步发展为典型哮喘，多数属于轻度间歇或中度。

第五节　慢性阻塞性肺疾病

西医认为慢性阻塞性肺疾病（慢阻肺，COPD) 是一个慢性气道炎症性疾病，存在不可逆转的气道阻塞性病变；是一种以持续呼吸道症状和气流受限为特征的可以预防和治疗的疾病，通常由有害颗粒或气体暴露引起的气道和（或）肺泡异常而导致。在急性发作期，患者咳、痰、喘的症状都很明显，应予以抗感染、排痰、解痉等治疗。

慢性阻塞性肺疾病，属于中医“肺胀”范畴。肺胀的病性属于本虚标实。本虚表现为肺脾肾三脏亏损。标实表现为痰饮、瘀血等。中医认为，急性发作期主要表现为咳、痰、喘、发热，主要表现以邪盛为主，患者咳、痰、喘的症状都很明显，大多由于外感引起的。正如《金匮要略·痰饮咳嗽病脉证并治》记载的“咳逆倚息，短气不得卧，其形如肿，谓之支饮”，应予以解表祛邪。表邪一旦祛除出去，就应该很快地进入到清热化痰或者排痰解毒的治疗。

一、病因病机

本病的发生多因久病肺虚，痰瘀壅滞，致肺不敛降，气还于肺间，肺气胀满，每因复感外 邪诱使病情发作或加剧。

（一）病因

1. 久病肺虚

若内伤久咳、久喘、久哮、肺痛等肺系慢性疾患，迁延失治，导致肺气受损，痰浊滞留，伏着于肺，致肺气壅滞不畅，久则气还肺间，肺气胀满不能敛降，而成肺胀。

2. 感受外邪

素体肺虚，久病损伤肺气，肺虚卫外不固，六淫之邪每易反复乘袭，或因吸烟过度，空气污染，邪壅肺气，气道不利，诱使本病反复发作，病情日益加重。

3. 痰挟血瘀

病久或年迈，或禀赋不足，肺气、肺体损伤，内有郁结之痰，复感外邪，肺气郁闭，气郁痰阻日久，可致血液运行不畅，痰瘀相结于肺，甚则病及于心，导致肺气壅 滞，而成肺胀。

（二）病机

1. 发病

本病多由慢性肺系疾病积久而成，隐袭发病，病程较长。在其发病过程中，痰 浊、水饮与血瘀起重要作用。若素有脾肾阳虚，脾阳虚则失于温化，肾阳虚则失于蒸化，水津 停滞而生痰，痰从寒化而积成饮，水饮内停，复感风寒外袭，则寒饮相搏，上射迫肺，气滞于 胸，肺失敛降而为肺胀；肺脾虚弱者，肺虚不能布津，脾虚不能转输，水津停滞，痰浊内生，壅阻于肺，壅塞气道，亦为肺胀；若痰浊素盛，久则痰从热化，痰热相搏，郁遏肺气，清肃失 司，致肺气上逆。甚则痰气交阻，阳气闭塞，痰蒙神窍，或痰热内盛，热甚动风，则病情危 殆。若痰浊久留，肺气郁滞，则血郁为瘀，瘀阻血脉，血不利则为水，痰浊、水饮、瘀血相互 为患，常使病情进一步恶化。

2. 病位

病位在肺、脾、肾、心，亦可及脑与肝。肺胀的病变首先在肺，肺主气司呼吸，化生宗气以贯心脉；又主宣发和肃降，布散津气营养全身，通调水道以利三焦。久病喘咳，肺 失宣肃，气滞胸中，甚或痰饮水停，瘀血内阻，发为肺胀。痰饮内停则伤脾、肺失宣降则肾失摄纳，故继则影响脾肾，痰饮瘀血内阻后期又可及于心，甚则及脑，痰蒙神窍，或引动肝风。

二、治疗

临床上常常根据痰的色、质及舌、脉等辨其寒热。寒痰宜温化，热痰宜清化。其中以热痰更为常见，症见咳痰不爽，或痰黄质稠，或稀薄之中夹有黄豆大小之坚韧老黄痰，胸膈灼热憋闷，口干或喜饮，舌红，苔黄腻，脉滑数等。清热化痰之方以千金苇茎汤最为妥当，葶苈子、贝母、浮海石等可以随症加入。

痰黄苔黄乃痰热之征，但痰白苔白者并非尽是寒痰，只要有痰黏难咳，脉数不尽者，多属有热，故临床多从痰热着手。有反复发作的咳喘，痰伏于肺是其发病的基础，长期伏痰必从热化，所谓“阴凝之处，必有伏阳”；久病咳喘，肺阴常虚，肺家易生虚热，则痰从热化。

笔者认为祛邪重在清化。现代医学认为，急性发作期多伴有病毒、细菌的感染，中医认为是热毒，蕴毒生热；从临床表现看，患者多有咳痰不爽，口渴脉数，也是痰热津伤之象，故祛邪重在清化痰热。清热多用苦寒或合辛寒之药，辛则透，苦则降，苦泄邪热，顺降肺气，以复其清肃之权。苦寒清热之药，大多具有解毒功效，毒解则热除，咳痰喘诸症可平。常用有黄芩、桑白皮、贝母、瓜蒌皮、鱼腥草、大黄、虎杖等。

慢性阻塞性肺疾病提倡中西医综合治疗，分清主次。

（一）在慢性阻塞性肺疾病急性发作期，提倡西医治疗为主，中医为辅

急性进展期，应以西医抗感染为主，中医清热化痰或者解毒排痰治疗为辅，甚至不一定都要应用这些寒凉的中药。如果中西医都用，那就会给患者胃肠等相关的脏腑造成非常大的损害或者影响，所以在这种情况下，可以各自发挥所长。发病早期，病情较轻，可以用些抗感染西药，也可以用清热化痰的中药，但是在病情得到一定控制以后，西医抗感染药可以停用或予以序贯治疗。而中医方面，当痰热清除到一定程度时，也要进行快速调整，适当减少清热或泻火的药味或药量，祛痰化痰的药可以适当地保留，必须佐以益气健脾助运化、补肾纳气利平喘之药。或者同时给予补肺、健脾、益肾等治疗，也就是祛邪扶正并用，使患者的依从性增加，使患者不至于在清热化痰等治疗过程中，由于脾胃功能差，整个机体的抗病能力减弱，出现疲乏无力，或者胃痛、腹泻或全身乏力、失眠等症状。

（二）慢性阻塞性肺疾病都存在不同程度的肺循环障碍，中医认为还存在内脏亏虚

久咳络瘀，临床上可见唇舌紫黯、胸膈闷痛、爪甲紫黯按之不褪色，或痰中夹有紫色血块，口干不欲饮，脉涩等。致瘀之由除痰浊痹阻、气机郁遏等因素外，与经年久咳，由气及血，由肺累心，心主血脉受损，血流不畅，脉络受阻之原因尤为有关。正如《血

证论》中言“须知痰水之壅，由瘀血使然，但去瘀血则痰水自消”的思想及“气为血帅，血为气母”“气行则血行，气滞则血瘀”理论。可借鉴使用前人方如苇茎汤中桃仁和苏子降气汤中之当归等。

慢性阻塞性肺疾病病情比较重者还可存在一定的呼吸衰竭，势必会影响到血液循环的功能而引起循环障碍、脏腑功能的障碍，比如它会引起Ⅰ型呼吸衰竭或者Ⅱ型呼吸衰竭，但Ⅱ型呼吸衰竭更多见，Ⅱ型呼吸衰竭高碳酸血症会出现种种瘀血的现象，除了痰热、痰浊阻肺以外，还有痰瘀阻肺。

肺脾肾三脏的亏损，会使肺部胀满，肺气胀满不能敛降，则产生肺胀。从脏腑辨证角度看，脾与肺为母子关系，“肺为主气之枢，脾为生气之源”“脾为生痰之源，肺为贮痰之器”。肺、脾分别为水之上、下之源，肺虚则不能正常通调水道，脾虚则水谷精微运化失常，水津不布，聚而成痰，上储于肺，则肺之宣发肃降失常，而发为咳喘。故《杂病源流犀烛・咳嗽哮喘源流》有“盖肺不伤不咳，脾不伤不久咳”之说。故依“虚则补其母”的理论，当以“培土生金”法，健脾补肺。“肺为气之主，肾为气之根”“久病及肾”，肺肾同司气之出纳，肺病久而可累及于肾，肾失摄纳，则气促或喘，动则尤甚，故肾虚是本病发生发展的根本，治疗上可依“金水相生”之法，如《类证治裁・喘证》所云：“喘由外感者治肺，由内伤者治肾，以肺主出气，肾主纳气也。出气阻而喘，为肺病；吸气促而喘，为肾病。”随着肺胀病病理演变，到后期有肺脾肾三脏的亏损，兼痰瘀阻肺，故可以在补益正气，扶助肺脾肾三脏的基础上，加上活血化瘀的药。还应加上通利呼吸，使肺气升降恢复正常的药，那样对于减轻患者的症状，加速感染的控制、急性感染的临床症状的治愈，是很有帮助的。

（三）慢性阻塞性肺疾病缓解期宜中医益气固卫，治病求本

重视益气固卫法在治疗本病中的作用。《素问・评热病论》云：“邪之所凑，其气必虚。”《灵枢・五变篇》又云：“肉不坚，腠理疏，则善病风。”《素问遗篇・刺法论》云：“正气存内，邪不可干。”《素问・上古天真论》又云：“真气从之，精神内守，病安从来。”慢性阻塞性肺疾病反复发作，缠绵难愈的根本原因是患者久病体虚，自身免疫功能低下导致恶性循环引起的。故患者常常表现为平素多畏风怕冷，极易感冒，尤其气候交变之时或早晚阴盛之时表现明显，属于卫气不固，气阳两虚证。

此因除与先天禀赋有关，还与寒痰伏肺，痰瘀交结伤及阳气或咳痰喘反复发作重伤阳气有关。所以必须配合益气固表法，多选用黄芪 15g、防风 15g、白术 9g，或加党参 25g、茯苓 15g、陈皮 9g、甘草 6g，另外也常常加用紫河车补充先天之气。

（四）上下同治，不忘鼻咽

鼻为肺之窍，不仅对呼吸有调节作用，而且对下呼吸道也有保护作用。根据笔者长期临床观察，慢性阻塞性肺疾病患者中有 80％伴有鼻腔疾患，如慢性鼻炎、过敏性鼻炎等，故患者多伴鼻塞，流清涕，喷嚏多或鼻痒等症状，以晨起为甚。本病病机重点是

肺肾阳虚，所以在治疗慢性支气管炎的同时配合应用温阳通窍利鼻法兼顾治疗鼻腔疾患，收效甚捷。临床上多选用淫羊藿 15g、路路通 30g、辛夷花 15g、苍耳子 15g、白芷 15g，其中淫羊藿、路路通具有抗过敏的作用，对于过敏性鼻炎效果尤佳；辛夷花、苍耳子、白芷宣窍利鼻，引药上行。

温肺不忘利咽。慢性阻塞性肺疾病长期迁延不愈易引起咽部炎症，临床上患者多伴有咽部不适，自觉有梗阻感，似有痰黏，但咳之不出，或咽痒难忍作咳，或咽痛等症状，咽部可见局部充血，滤泡增生。所以临床上，在温化寒痰之中加桔梗 6g、瓜蒌皮 15g、射干 9g、牛蒡子 15g、蝉蜕 9g 或僵蚕 15g、牡丹皮 15g 或赤芍 15g。其中牡丹皮、赤芍可改善咽部的微循环，促使局部血液运行。

(五)慢性阻塞性肺疾病后期出现喘肿并作，宜通三焦以利之

慢性阻塞性肺疾病患者，病情发展到晚期，可出现咳喘、胸闷短气、不能平卧，痰量多，其行如肿等症状，浮肿可见于面部或下肢，中医称之为“喘肿”，多见于慢性阻塞性肺疾病后期肺气肿及肺心病阶段。治疗重在助三焦气化、通利水道，通过宣肺、温肾、疏肝、健脾等诸法助三焦气化而使水道通利，从而可以消水气，化痰饮，最后随着浮肿的消退，咳喘自平。待喘肿缓解后再调五脏虚损以图治本。

1. 非药物疗法

产生疾病不仅仅是生物原因，还包含多方面的原因。世界卫生组织已经提出，医学从过去的生物医学模式转变为生活、社会、环境、心理相结合的模式。非药物疗法是指除药物治疗以外的治疗方法，对人体疾病进行预防、治疗，可以使疾病得以缓解，或者是痊愈的方法，与药物疗法相辅相成，相得益彰。慢性阻塞性肺疾病是肺部慢性疾病，难以治愈，非药物疗法在疾病的过程中起到重要作用，特别是对于慢性阻塞性肺疾病的稳定期有着不可取代的地位。

2. 针刺疗法

肺胀者，多为本虚标实，以外感实邪诱发加重，咳嗽喘累为主症，针刺多采用宣通肺气，泻实补虚之法。针刺主穴：风门、肺俞、尺泽、孔最、膻中。操作方法：风门、肺俞针入三分，留捻二分，施补法，尺泽、孔最针入五分，留捻三分，施泻法，膻中以胸骨平刺一寸，令针感向胸骨下放射，留捻三分，施泻法。风门属足太阳膀胱经，为督脉、足太阳之会。针刺风门益气固表，防止外邪进一步侵袭人体。肺俞亦属足太阳膀胱经，通肺脏，是治疗肺脏疾病的要穴，与风门相配，共达宣通肺气，止咳平喘之效。尺泽为肺经合穴，实则泻其子，泻尺泽穴可达泻肺平喘之效。孔最为肺经的郄穴，此穴是肺经脉气所发，经气深聚之处，具有肃降肺气、清泻肺热之效。膻中穴泻之，有宽胸利膈，肃降气逆的作用，进一步增强平喘功效。此配穴可起到祛邪补虚，标本兼顾的作用。

若痰湿阻肺者，加足三里，丰隆。足三里针入八分，留捻二分，施补法。所谓“脾为生痰之源，肺为贮痰之器。”脾失所运，痰湿不化，痰液中阻导致咳喘。足三里为足

阳明胃经合穴，可生发胃气，加强脾脏运化。丰隆针入八分，留捻二分，施泻法，此为祛痰要穴，用以利湿祛痰。痰热阻肺者，加合谷、曲池、丰隆。合谷针入五分，留捻一分，施泻法。该穴为手阳明大肠经原穴，属阳主表，取清走衰，宣泄气中之热，升清降浊，疏风散表。而肺和大肠相表里，通过泻大肠经原穴以达泻肺热之效。曲池针入五分，留捻一分，施泻法。此穴属于手阳明大肠经之合穴，有清热解表，疏经通络的作用。与合谷同用共达清热泻肺之效。肺脾肾虚者，加用脾俞、肾俞、太溪。脾俞针入八分，留捻两分，施补法。此穴为脾之背俞穴。肾俞针入八分，留捻两分，施补法，为肾之背俞穴。肺俞、脾俞、肾俞，三俞穴同刺，激发肺脾肾三脏经气，共补三脏之源。太溪针入五分，留捻两分，施补法。此穴为足少阴肾经原穴，有滋阴益肾、固本纳气之效。气阴两虚者，加用阴陵泉、太渊。阴陵泉针入八分，留捻两分，施补法。此穴为足太阴脾经合穴，健脾利水滋阴制阳。太渊针入三分，留捻两分，施补法。此穴为手太阴肺经原穴，八会穴之脉会，集全身脉气会于此处，故能补气、宣肺平喘。痰瘀互结者，加丰隆、血海。丰隆针入八分，留捻二分，施泻法，此为祛痰要穴，用以利湿祛痰。血海针入一寸，留捻二分，施泻法，此属足太阴脾经，为活血化瘀之要穴。两穴均属脾经之穴，增强脾主运化之功，以达祛痰化瘀之效。

3. 艾灸疗法

肺胀分为急性发作期和稳定期，急性发作期患者常因外邪诱发，邪实为主，多采用祛邪为主治疗，稳定期以本虚为主，采用补益治疗为主。

针对肺胀急性发作期，艾灸疗法适用于风寒束肺证，取列缺、孔最、尺泽、肺俞。艾条回旋灸肺俞穴 10min，温和灸列缺、孔最、尺泽穴各 15min，每日 1 次。该方法能温经散寒，调理肺气。

针对肺胀稳定期，艾灸疗法适用于肺脾肾虚、瘀血内停。取穴：肺俞、脾俞、肾俞、阳陵泉、足三里、丰隆、太溪、气海、神阙、血海、膈俞。艾条温和灸于上述穴位 20min，每日 1 次。肺俞、脾俞、肾俞为肺脾肾三脏之背俞穴，灸此穴位能温阳补虚，调理各脏。足三里、丰隆属于足阳明胃经，该经为多气多血之经，脾胃相表里，补胃间接补脾。阳陵泉为筋之会穴，有舒筋壮筋的作用。太溪为肾经的原穴，有补肾纳气的作用。气海为调理人体一身之气的要穴，气海隔姜灸 15min，温经散寒补气效果更佳。神阙穴进行隔盐灸 15min，有回阳固脱的作用。血海穴能运化脾血，故有活血化瘀之效。膈俞能养血和营，理气行血，与血海共奏活血化瘀之功。

4. 拔罐疗法

我国对于拔罐疗法的最早记载见于医籍《五十二病方》中。在罐具的选择上，从最初的“兽角”逐渐演变为玻璃罐、竹罐、陶罐、抽气罐等；在操作方法上，有煮水排气、燃烧排气、抽气挤压等排气方法；在临床应用方面，治疗病证范围已发展到包括内、外、妇、儿、皮肤、五官等多学科的几百余种病证。拔罐疗法也因操作方便、使用安全、适用广泛等优点受到广泛的重视和应用。拔罐疗法已普及至千家万户，其治疗和保健作用得到广大医务工作者和患者的认可。拔罐疗法以中医基础理论为指导，以中医的阴阳五行学说、脏腑经络学说为依据，形成了一种独立的治疗方法。局部或经络腧穴由表及里，引起局部乃至全身反应，从而调整机体功能，达到疏通经脉、调整气血、平衡阴阳、活血散瘀、消肿止痛、祛风除湿、祛病健身的目的。

肺胀的发生，多因久病肺虚，痰浊潴留，而致肺不敛降，气滞肺间，肺气胀满，每因复感外邪诱使病情发作或加剧。其病因主要为久病肺虚，复感外邪，迁延不愈，导致肺气胀满，不能敛降。针对肺胀不同的证型，常用的拔罐疗法如下。

(1) 风寒束肺证用走罐法

①方法一

选穴：天突、膻中、风门、肺俞、肾俞。

操作：从天突至膻中，采用走罐法，以皮肤潮红为度。肺俞、风门、肾俞采用单纯拔罐法，留罐 10min，每日 1 次，10 次为一个疗程。

此方法用于外感风寒所致的表证，症见恶寒发热，鼻塞流涕，咽喉疼痛，咳嗽，咯白痰，胸闷，气喘，舌红，苔白，脉浮。天突穴能通利肺气，主治咽喉疾病。膻中穴属于任脉，是心包经的募穴，八脉交会穴之气会膻中。从天突至膻中采用走罐法，起到宽胸理气，宣肺止咳平喘的作用。风门穴为风邪出入之门户、在该穴施以单纯拔罐，能祛风散寒。肺俞穴调理肺气，用于风寒束肺、肺气失宣的咳喘。肾俞穴与前两穴同属足太阳膀胱经，与风门、肺俞相配，增强祛风散寒宣肺理气的作用。

②方法二

选穴：大椎到至阳直线上的穴位，定喘到膈俞直线上的穴位。

操作：采用走罐法。在走罐部位涂抹医用液状石蜡，以皮肤出现较密集的痧点为度。走罐后大椎、定喘穴留罐 10min。每日 1 次，10 次为一个疗程。

此方法用于外感风寒所致的咳嗽、咳喘效佳，大椎具有疏风散寒、肃肺宁心的作用，大椎至阳属于督脉，用走罐法能达到很好的散寒解表、宣肺止咳的作用。定喘和膈俞位于脊柱旁开 0.5 寸和 1.5 寸，分别属夹脊穴和膀胱经，肺脏一旦感受外邪，邪气阻滞经络，肺气不宣，导致咳喘，用走罐法作用于该区域，能祛邪理气，止咳平喘。

(2) 肺胀稳定期用火罐法调理脏腑经气

①方法一

选穴：双侧肺俞、脾俞、肾俞。

操作：用闪火法将玻璃罐吸拔于上述穴位上，每次留罐 10min，每日 1 次，2 周为一个疗程，连续两个疗程。

该方法用于肺胀稳定期阳虚证，症见平素易于感冒，神疲乏力，食欲缺乏，四肢不温，小便清长，分别在肺俞、脾俞、肾俞处用闪火罐法治疗，能调理肺脾肾三脏经气，固本培元，用于肺胀稳定期能增强免疫力，预防感冒。

②方法二

选穴：大椎、膏肓。

操作：用闪火法将玻璃罐吸拔于上述穴位上，每次留罐 10min，每日 1 次，2 周为一个疗程，连续两个疗程。

该方法用于肺胀稳定期阴虚证，症见平素口干，五心烦热，腰膝酸软，喘促气短，咳嗽，痰黏难咯，大椎有清热解毒、肃肺宁心的作用，膏肓有散热达表的作用，用闪火罐法能清虚热，保真阴。

(3) 肺脾肾虚用灸罐法

选穴：膻中、丰隆、定喘、脾俞、肾俞、关元。

操作：上述各穴拔罐后留罐 10min，之后上述各穴温和灸 15min。以穴位皮肤微红，有温热、舒适感为度，10 次为一个疗程。

肺胀属肺脾肾虚者，症见喘促、痰多，咳嗽，胸闷、心悸、畏寒等。病机主要是肺、脾、肾三脏皆虚，导致呼吸功能减退，水液代谢障碍，聚湿生痰。三脏皆虚又以阳虚多见，故表现为畏寒。膻中穴、定喘穴前文已述，丰隆穴为祛痰之要穴，脾俞穴、肾俞穴能通表达里，灸罐法作用于该穴，既能祛除外感邪气，又能调动脾肾两脏经气，一举两得。关元有固本培元、补益下焦之功，肺胀久病必累及肾，肾不纳气导致喘累，于该穴施以灸罐法，能补肾纳气，固本培元。

第六节　慢性支气管炎

慢性支气管炎是指气管、支气管黏膜及其周围组织的慢性非特异性炎症。临床上以咳嗽、咳痰为主要症状，或有喘息，每年发病持续 3 个月或更长时间，持续 2 年或 2 年以上，并排除具有咳嗽、咳痰、喘息症状的其他疾病。

慢性支气管炎是临床常见病和多发病。该病早期症状轻微，多在冬季发作，晚期症状加重，常年存在，不分季节。有慢性气流阻塞的慢性支气管炎可归属慢性阻塞性肺疾病 (COPD)。

本病可归属于中医学“咳嗽”“喘证”等病证范畴。

一、病因病机

中医学认为，慢性支气管炎的发生和发展，多因外邪侵袭、内脏亏损，导致肺失宣降。

(一) 外邪侵袭

六淫之邪侵袭肌表，或从口鼻而入，或从皮毛而侵，或因吸入烟尘、异味气体，内合于肺，肺失肃降，肺气不宣，痰浊滋生，阻塞胸肺，故可引起咳喘、咳痰。由于外邪性质的不同，临床又有寒、热的差异。

（二）肺脏虚弱

久咳伤肺，肺气不足，复因外邪侵袭，清肃失职而发病。肺气不足，气失所主，清肃无权，气不化津，积液成痰，痰湿阻肺，致使咳喘缠绵不愈。

（三）脾虚生痰

“脾为生痰之源，肺为贮痰之器。”久病不愈，耗伤脾气，脾阳不足，脾失健运，水谷无以化生精微，聚湿生痰。痰浊上渍于肺，壅塞气道、肺失宣降，而致咳嗽痰多。

（四）肾气虚衰

肾主纳气，助肺以行其呼吸。肾气虚弱，吸入之气不能经肺下纳于肾，气失归藏，则肺气上逆而表现为咳嗽喘促，动则愈甚。久病不愈，必伤于阴，肾阴亏耗，津液不能上润肺金，或虚火上扰，灼伤肺阴，肺失滋润，而致咳喘。

总之，本病常因暴咳迁延未愈，与肺、脾、肾三脏有关。邪恋伤肺，使肺脏虚弱，气阴耗伤，肺气不得宣降，故长期咳嗽、咳痰不愈，日久累及脾肾。病情多为虚实夹杂，正虚多以气虚为主或兼阴虚，邪实多为痰饮停聚，或偏寒，或偏热，日久夹瘀。其病位在肺，涉及脾、肾。

二、临床表现

常有长期吸烟或经常吸入刺激性气体及反复上呼吸道感染病史。本病进展缓慢，病程长，症状逐渐加重，以咳嗽、咯痰或伴有喘息长期反复发作为特点。急性加重系指咳嗽、咳痰、喘息等症状突然加重。急性加重的主要原因是呼吸道感染，病原体可以为病毒、细菌、支原体和衣原体等。

（一）症状

1. 咳嗽

早期咳声有力，白天多于夜间，随病情发展，咳声变重浊，痰量增多。继发肺气肿时，常伴气喘，咳嗽夜间多于白天，尤以临睡或清晨起床时更甚。

2. 咳痰

多数为白色黏液痰，清晨及夜间较多，在病情加重或合并感染时痰量增多变稠或变黄。老年人咳嗽反射低下，痰不易咳出。

3. 喘息

由支气管痉挛引起，感染及劳累后明显，合并肺气肿后喘息加重。

（二）体征

慢性支气管炎早期常无明显体征。急性发作时在肺底部可闻及湿性和（或）干性啰音，咳嗽后可减少或消失。如伴发哮喘可闻及广泛哮鸣音并伴呼气期延长。长期反复发作，可见肺气肿的体征。

（三）主要并发症

1. 阻塞性肺气肿

为慢性支气管炎最常见的并发症。因终末细支气管狭窄阻塞，肺泡壁破裂，相互融合所致。症见气急，活动后加重，伴有肺气肿的体征，如桶状胸，肺部叩诊呈过清音，X线检查示肺野透亮度增加。

2. 支气管扩张症

慢性支气管炎反复发作，支气管黏膜充血、水肿，形成溃疡，管壁纤维增生，管腔变形、扩张或狭窄，扩张部分呈柱状改变，形成支气管扩张，症见咳嗽、痰多或咯血。

3. 支气管肺炎

慢性支气管炎蔓延至周围肺组织中导致感染，患者有寒战、发热、咳嗽增剧，痰量增加且呈脓性。白细胞总数及中性粒细胞增多。X线检查两下肺野有沿支气管分布的斑点状或小片状阴影。

（三）实验室及其他检查

1. 血常规检查

细菌感染时可出现白细胞总数和（或）中性粒细胞增高。

2. 痰液检查

涂片可发现革兰阳性球菌或革兰阴性杆菌，痰培养可发现致病菌。

3. X线检查

早期可无异常，随着病情发展，可见肺纹理增多、变粗、扭曲，呈网状或条索状阴影，向肺野周围延伸，以两肺中下野明显。

4. 肺功能检查

早期无异常。如有小气道阻塞，最大呼气流速－容量曲线在75%和50%肺容量时流量明显降低。当使用支气管扩张剂后，若第一秒用力呼气容积 (FEV_1) 与用力肺活量 (FVC) 的比值 (FEV_1/FVC) ＜ 0.70，提示已发展为慢性阻塞性肺疾病。

三、诊断与鉴别诊断

（一）诊断

1. 诊断要点

临床上以咳嗽、咳痰为主要症状或伴有喘息，每年发病持续3个月，并连续2年或以上。除外具有咳嗽、咳痰、喘息症状的其他疾病，如支气管哮喘、支气管扩张、肺结核、尘肺、肺脓肿、心功能不全等。

2. 分期

(1) 急性加重期：指在1周内出现脓性或黏液脓性痰，痰量明显增加，或伴有发热等炎症表现。或在1周内“咳”“痰”或“喘”等症状中任何一项明显加剧。

(2) 慢性迁延期：指有不同程度的“咳”“痰”“喘”症状，迁延 1 个月以上。

(3) 临床缓解期：指症状明显缓解或基本消失保持 2 个月以上。

(二) 鉴别诊断

1. 支气管扩张

本病以慢性咳嗽、咳痰为主症，常表现为大量脓性痰或反复咯血，胸部 X 线检查见支气管管壁增厚，呈串珠状改变，或多发性蜂窝状影像，支气管碘油造影可以确诊。

2. 支气管哮喘

喘息型慢性支气管炎需与支气管哮喘鉴别。喘息型慢性支气管炎一般多见于中老年，咳嗽、咳痰症状较为突出，多因咳嗽反复发作、迁延不愈而伴有喘息。支气管哮喘患者常有个人或家族过敏性病史，多数自幼得病，早期以哮喘症状为主，突发突止，应用解痉药症状可明显缓解，间歇期一般可无症状。支气管哮喘反复发作多年后并发慢性支气管炎，二者不易鉴别，应全面详细分析病史，以明确诊断。

3. 肺结核

活动性肺结核常伴有低热、乏力、盗汗、咯血等典型症状，老年性肺结核上述症状多不显著，易与慢性支气管炎相混淆，应特别引起注意。及时进行胸部 X 线检查、结核菌素试验和痰结核菌检查可帮助诊断。

4. 支气管肺癌

多数患者可有长期吸烟史，近期发生顽固性刺激性咳嗽或咳嗽性质改变，常痰中带血。胸部 X 线和 CT 检查可发现实质性影像，痰脱落细胞及纤维支气管镜活检，可以明确诊断。

5. 尘肺

尘肺患者多合并慢性支气管炎，症状难与慢性支气管炎鉴别，应根据粉尘接触史与 X 线胸片予以鉴别。早期矽肺与煤矽肺的胸片也有肺纹理增多与网织阴影，鉴别要点是对小点状阴影的仔细分析，矽结节密度深而边缘较清楚，有时需用放大摄片或随访复查加以鉴别。

6. 特发性肺纤维化

本病以干咳为主症、气短并呈进行性加重。临床进展多缓慢，开始仅有咳嗽、咳痰，偶有气短。仔细听诊在胸部下后侧可闻及爆裂音 (Velcro 啰音)。血气分析示动脉血氧分压降低，而二氧化碳分压可不升高。高分辨率螺旋 CT 检查有助于诊断。

四、治疗

(一) 治疗思路

中医本着急则治其标、缓则治其本的原则，在急性加重期应着重于祛痰宣肺，缓解期重在补益肺脾肾，慢性迁延期多属正虚邪恋，治宜止咳化痰，标本兼顾。

（二）中医治疗

1. 辨证论治

(1) 实证（多见于急性加重期）

①风寒犯肺证

临床表现：咳喘气急，胸部胀闷，痰白量多，伴有恶寒或发热，无汗，口不渴，舌苔薄白而滑，脉浮紧。

治法：宣肺散寒，化痰止咳。

代表方剂：三拗汤加减。若寒痰阻肺，痰多，胸闷者，加半夏、橘红、紫苏子等化痰顺气；若表解而喘不平，可用桂枝加厚朴杏子汤以顺气解表。

②风热犯肺证

临床表现：咳嗽频剧，气粗或咳声嘶哑，痰黄黏稠难出，胸痛烦闷，伴有鼻流黄涕，身热汗出，口渴，便秘，尿黄，舌苔薄白或黄，脉浮或滑数。

治法：清热解表，止咳平喘。

代表方剂：麻杏石甘汤加减。若肺热重者，加黄芩、知母、鱼腥草以清肺热；若风热较盛者，加金银花、连翘、桑叶、菊花以解表清热；若痰热壅盛者，加瓜蒌、贝母、海浮石以清化痰热。

③痰浊阻肺证

临床表现：咳嗽，咳声重浊，痰多色白而黏，胸满窒闷，纳呆，口黏不渴，甚或呕恶，舌苔厚腻色白，脉滑。

治法：燥湿化痰，降气止咳。

代表方剂：二陈汤合三子养亲汤加减。痰浊壅盛，气机阻滞者，加苍术、厚朴以化痰行气；脾虚湿盛，纳少神疲者，加党参、白术以健脾燥湿。

④痰热郁肺证

临床表现：咳嗽，喘息气促，胸中烦闷胀痛，痰多色黄黏稠，咯吐不爽，或痰中带血，渴喜冷饮，面红咽干，尿赤便秘，苔黄腻，脉滑数。

治法：清热化痰，宣肺止咳。

代表方剂：清金化痰汤加减。肺热甚者，加石膏以清肺热；痰热胶结者，加海蛤壳或黛蛤散以清热化痰散结；肺气上逆，腑气不通者，加葶苈子、大黄、芒硝泻肺平喘。

⑤寒饮伏肺证

临床表现：咳嗽，喘逆不得卧，咳吐清稀白沫痰，量多，遇冷空气刺激加重，甚至面浮肢肿，常兼恶寒肢冷，微热，小便不利，舌苔白滑或白腻，脉弦紧。

治法：温肺化饮，散寒止咳。

代表方剂：小青龙汤加减。若饮多寒少，外无表证，喘咳饮盛者，可加葶苈子、白术、茯苓以健脾逐饮；痰壅气阻者，配白芥子、莱菔子豁痰降气。

(2) 虚证 (多见于缓解期及慢性迁延期)

①肺气虚证

临床表现：咳嗽气短，痰涎清稀，反复易感，倦怠懒言，声低气怯，面色皖白，自汗畏风，舌淡苔白，脉细弱。

治法：补肺益气，化痰止咳。

代表方剂：玉屏风散加减。若咳痰稀薄量多者，加白芥子、半夏、款冬花以温肺化痰。

②肺脾气虚证

临床表现：咳嗽气短，倦怠乏力，咳痰量多易出，面色皖白，食后腹胀，便溏或食后即便，舌体胖边有齿痕，舌苔薄白或薄白腻，脉细弱。

治法：补肺健脾，止咳化痰。

代表方剂：补肺汤加减。若咳痰稀薄，畏寒肢冷，为肺虚有寒，可加干姜、细辛温中散寒；若中焦阳虚，气不化水，湿聚成饮而见咳嗽反复发作，痰涎清稀者，治宜温阳化饮，配合苓桂术甘汤。

③肺肾气阴两虚证

临床表现：咳喘气促，动则尤甚，痰黏量少难咯，伴口咽发干，潮热盗汗，面赤心烦，手足心热，腰酸耳鸣，舌红，苔薄黄，脉细数。

治法：滋阴补肾，润肺止咳。

代表方剂：沙参麦冬汤合六味地黄丸加减。若阴虚较甚见手足心热、潮热盗汗者，可加五味子、地骨皮、银柴胡以纳气平喘，清退虚热。

2. 常用中药制剂

(1) 蛇胆川贝液

功效：祛风止咳，除痰散结。用于风热咳嗽。

用法：口服，一次 10mL，每日 2 次；小儿酌减。

(2) 急支糖浆

功效：清热化痰，宣肺止咳。用于外感风热所致的咳嗽。

用法：口服，一次 20 ～ 30mL，每日 3 ～ 4 次；小儿酌减。

五、预后

本病呈渐进过程，常并发阻塞性肺气肿，甚至肺源性心脏病。

六、预防与调护

加强身体耐寒锻炼，增强抗病能力，预防感冒和流感；戒除吸烟嗜好，减少室内空气中的灰尘和有害气体；忌食辛辣炙煿、肥腻之品，并减少食盐摄入量；腹式呼吸锻炼，有利于改善通气功能和增强体质；做好患者精神护理，使患者性情开朗，心情舒畅，愉快乐观。

第三章　神经系统疾病

第一节　脑病的病机

病机是疾病发生、发展和转归的机制，是对疾病某一阶段病理实质的高度概括。中医病机学，是运用中医学基础理论，研究疾病的发生、发展和演变基本规律的基础学科，是中医辨证论治的主要环节。

脑病的演变规律与患病肌体的体质强弱、致病邪气的性质、受邪方式等因素密切相关。脑病病机主要包括基本病机、脏腑病机、经络病机等，具体来讲，可从邪正盛衰、阴阳失调、气血逆乱、脏腑功能失调、经络失常等方面阐述。

一、基本病机

(一)邪正盛衰

邪正盛衰，是指在疾病发生、发展过程中，肌体的正气(抗病能力)与致病邪气相互交争所发生的盛衰变化。这种邪正盛衰直接关系到脑病的发生、发展与转归，决定着疾病的缓急、虚实及预后。

1. 实证病机

即邪盛正旺，是指邪气亢盛而正气不衰，并以邪气亢盛为矛盾主要方面的病理变化，属于实证。常见于外感邪气上犯于脑的初、中期，或痰饮、瘀血等实邪阻滞脑窍。

虽然正气不虚，但邪气较盛，故外邪入侵，上犯脑窍，损伤脑络，耗伤脑髓，或有形之邪蒙蔽清窍，则发为脑病。正邪交争剧烈，临床表现典型，肌体损伤明显。若邪盛正衰，则病进；若正胜邪退，邪气渐衰，则病情向愈；若邪正俱衰，则病情缠绵转为慢性。

邪盛正旺临床多表现为亢奋有余、烦躁不宁、二便不通等实证；如外感湿热疫毒之邪，热毒炽盛，传变入里，扰及神明，就会出现高热、烦躁、谵语、惊风抽搐，甚至昏迷等。此外，痰饮、瘀血等蒙蔽清窍则可发为中风、癫证、狂证等。

邪盛正旺，主要是邪气亢盛，因此治疗上以攻邪为主。由于脑脏损伤不易恢复，即使疾病早期，正气旺盛，抗邪有力，也应采取措施积极攻邪，直折其势，缩短病程，减轻对脑的损伤。

2. 虚证病机

虚证病机是以正气不足为矛盾主要方面的病理变化。主要包括两个方面。

(1) 正气虚损，无力抗邪，致邪气侵犯脑髓而发病。

(2) 正气虚损，不足以奉养脑髓而发病，是在正虚的基础上导致某些疾病的产生，正虚是根本。正气虚损，既可招致风、火、痰、瘀、毒邪的侵犯而成正虚邪实之候，又可由于虚损日久，髓海空虚而直接发病。

虚的病理变化，表现为正气对邪气的抗争无力，感受外来邪气；或因虚致实，产生致病物质；或正气虚损直接发病。如癫痫的发作往往由于先天禀赋不足，加之风痰蒙窍所致；又如年迈肾精亏损，可致髓海失养，表现为眩晕、头痛、痴呆、喑痱等症。由于本证以正气虚损为主，因此在治疗上应采取“虚则补之”的原则。脑病虚证的治疗，常常以益精填髓、补益气血为主。此外，由于脑病虚证多病程日久且难恢复，因此在补虚的基础上应注意实邪的变化。

3. 虚实夹杂

邪正盛衰的病机变化，除了实证或虚证的病理变化外，尚有因邪正力量消长盛衰而表现出虚实夹杂的病理阶段。如中风恢复期，邪势已衰，病理因素以痰、瘀、热为主，同时虚象渐渐明显，此时即为虚实夹杂阶段。治疗上当扶正祛邪并重，以补气活血、益智通络为主。

邪正盛衰在脑病的发生、发展、转归过程中表现得尤为突出。许多疾病急性期，邪势急暴，疾病传变迅速，病势危笃，病情凶险，常危及生命。急性期过后，正气已虚，邪气留恋，而成虚实夹杂之象，病情缠绵不愈，故病程较长。

（二）阴阳失调

阴阳双方动态平衡，是肌体进行正常生命活动的基本条件。由于各种致病因素的影响，导致阴阳双方失去相对平衡，从而形成偏盛偏衰，或互损、格拒、亡失的病机变化，即是阴阳失调。阴阳失调又是脏腑、经络、气血、营卫等相互关系失去协调，以及表里出入、上下升降等气机失常的概括。在中医病机理论体系中，阴阳失调是分析病机的总纲。

肾中阴阳是全身阴阳的根本，故称为元阴、元阳，凡是对人体具有温煦、推动、兴奋作用的称之为阳，凡是对人体具有宁静、滋润作用的称之为阴。肾阴、肾阳是由肾中精气所化生的，肾中精气也是化生脑髓的物质基础，因此，肾阴、肾阳对脑功能的影响十分明显。

从物质的角度而言，肾精属阴，肾气属阳。精、气可以互化，肾精是化生脑髓的主要物质基础，肾气是脑功能的活力源泉。肾中精、气失常必然会影响到肾中阴阳，反之，肾中阴阳失调也会影响到肾中精、气，从而影响脑的功能。

1. 阴阳偏盛

阴阳偏盛是指阴或阳超过正常水平的病理状态，从而引起寒或热偏盛的反应。临床表现为实证，即所谓“邪气盛则实”。

(1) 阳偏盛。主要呈现功能亢奋，热量过剩的病理状态。多由于感受阳邪，或感受阴邪从阳化热，也可由于七情内伤，引起气机郁滞化火，或瘀血、痰饮、食积等郁而化热所致。

病理特点表现为阳热盛而阴液未虚的实热病变。临床表现为发热、烦躁、头痛、神晕、神昏，甚或抽搐、惊厥等症状，常见于头痛、眩晕、热病昏迷、急惊风、狂证等病。

(2) 阴偏盛。主要表现为产热不足，功能障碍，或阴寒性病理产物停滞的一种病理变化。阴偏盛多发生在阳虚的基础上，也可由感受寒湿等阴邪，或因病理性代谢产物停聚所致，如水饮、痰浊、瘀血等。临床表现为倦怠嗜卧、形寒肢冷、身体重浊、精神萎靡等症状，常见于眩晕、头痛、癫证、郁证等病。

2. 阴阳偏衰

阴或阳的偏衰，是指阴或阳低于正常水平的病理状态，临床表现为虚证，即所谓“精气夺则虚”。“精气夺”实质上包括了肌体的精、气、血、津液等基本物质的不足及其生理功能的减退，同时也包括了脏腑、经络等功能的减退和失调。

(1) 阴偏衰。多由于先天禀赋不足、阳邪伤阴、五志过极化火伤阴或久病耗伤阴液所致。由于阴虚不能制阳，常可导致虚阳上亢。临床表现为五心烦热、失眠多梦、口燥咽干、潮热盗汗等症，常见于不寐、头晕、头痛、健忘等病。

(2) 阳偏衰。多由于先天禀赋不足，或后天饮食失养，劳倦内伤或久病损伤阳气所致。阳气不足多以脾肾阳虚为主，由于阳气虚少，温养和气化功能减退，以致精血、津液的运行迟缓，气化不足，导致一些病理产物的停滞，如瘀血、痰饮等，进而蒙蔽清阳或脑神失养。临床表现为畏寒怕冷、表情淡漠、沉默寡言、反应迟钝、乏力、迷蒙多睡、精神萎靡等症，常见于郁证、中风、脱证、痴呆等病。

3. 阴阳格拒

阴阳格拒是阴阳失调的一种特殊病机，是阴或阳一方偏盛至极将另外一方排斥格拒于外，使阴阳双方不相顺接的一种病理变化。

(1) 阴盛格阳。阴盛格阳是阴寒内盛将阳气格拒于外，导致浮阳外越的一种病机，临证常见于病情危重时邪气内盛，阳气外越，如肺、脾、肾功能衰弱，水饮内停，反见面色浮红、神昏烦躁、欣快多语、汗出而温等症。

(2) 阳盛格阴。阳盛格阴是阳邪炽盛将阴格拒于外，导致真热假寒的一种病机，临证常见于病情严重时阳气郁闭于内不能外达，如热病昏迷或小儿急惊风，出现高热面赤、神昏谵语，反见四肢厥冷等症。

4. 阴阳亡失

阴阳亡失是在阴阳失调中出现的一种危重病机，是指阴或阳大量、突然亡失的病理变化，包括亡阴和亡阳。常见于中风的闭证、脱证或昏迷等病的危重阶段，若治疗不及时，常常会导致死亡。

（三）气血失常

人体的气和血流行周身，是脏腑、经络等一切组织器官进行生理活动的物质基础。《素问·调经论》说：“血气不和，百乃变化而生。”明·张景岳则说：“气之在人，和则为正气，不和则为邪气。凡表里虚实、逆顺缓急，无不因气而至，故百病皆生于气。”故气血失调与邪在盛衰、阴阳失调一样，也是脑病的基本病机之一。

1. 气失常

(1) 气虚。气虚是指元气耗损、功能失调、抗病康复能力下降的病理状态。在中医脑病中，气虚还常表现为脑髓功能衰退。气虚主要是由于先天禀赋不足，后天失养，劳倦内伤，久病不复或肺、脾、肾功能失调所致。元气亏损，不能上荣于脑，可导致多种脑病的发生。如小儿夜卧惊惕不安、夜啼声怯等；亦可出现自卑愧疚、惊恐胆怯、神情疑虑、精神恍惚、不能自主等神志症状；若是由于气虚不足，清窍失养，可致头痛、失眠、健忘、反应迟钝、站立不稳等。

(2) 气机失调。气机失调包括气滞、气逆、气陷、气脱、气闭等，是脑病的重要病机之一。如肝气郁滞，郁而化火，扰及心神，症见心情抑郁、情绪不宁、易怒善哭、咽中异物感、失眠，或者出现妄想、意识恍惚、躁动不安，发为不寐、郁证、脏躁等病；气逆于上，扰乱神明，可见头痛、神昏、不省人事，发为狂证、头痛、眩晕等病；若气虚下陷，清阳不升，可出现突然昏厥、意识丧失，发为厥证、昏迷、眩晕等病；气虚至极，气不能内守而逸脱于外，出现目合口张、手撒遗尿、大汗淋漓、呼吸微弱，发为脱证，气脱是全身性功能衰竭的病理状态；气不外达，郁闭于内，可出现两手握固、牙关紧闭、神昏等，发为闭证、惊风等病。

2. 血失常

(1) 血虚。血液是构成和维持人体生命活动的基本物质，也是人体神志活动的主要物质基础。血虚是指血液不足或血的濡养功能减退的病理状态。脑及脏腑组织均有赖于血的濡养，若营血亏虚，濡养不足则可引起头痛、头晕、失眠、惊悸怔忡、耳鸣幻听、肢体麻木、健忘多梦、手足震颤等，发为头痛、眩晕、不寐、耳鸣、慢惊风等病。

(2) 血热。血热是指火热内盛，入于血分，迫血妄行或致津亏血瘀的病理状态。火热邪气随血脉上下，最易扰及神明，出现心胸烦热、失眠，甚则狂躁、谵语等发为热病昏迷、惊厥、失眠、狂证等病。

(3) 血寒。血寒是寒邪入于血分而致血瘀的病理状态，寒邪入于血分随脉上犯脑窍，则出现脑功能低下，表现为倦怠懒言、神思衰弱等；若寒邪入血，血行缓慢形成血瘀，瘀阻脑窍则会导致中风等病。

3. 气血失调

(1) 气血俱虚。合而言之，气血相互化生，都是脑功能活动的物质基础；分而言之，气属于阳，血属于阴，气血相伴对脏腑组织起着温煦、濡养作用。气为血之帅，血为气之母，气血之间存在着相互依存、相互制约和相互为用的生理关系。气能行血，气虚推动无力可致血瘀，瘀滞于脑可见头痛、中风等病证。若气血俱虚，脑髓失养，则可见不寐、眩晕、健忘等症。

(2) 气血逆乱。气血逆乱是气血运行失常的一种病机变化。神志活动不仅以气血为物质基础，而且与气血运行密切相关，因此气血逆乱常发为情志疾病，如郁证、癔证、梅核气等。若气血上逆则常发为头痛、眩晕，甚至中风、薄厥。若气血逆乱，血溢脉外，则形成瘀血诸证。

（四）津液失常

津液是人体内一切正常水液的总称，其生成、输布、排泄与五脏六腑的协调气化密切相关，津液代谢失常可致津液不足或形成水湿痰饮。津液不足包括伤津、脱液，可导致脏腑、经脉、肌肤、官窍失于濡养滋润，而脑髓失于濡养则发为多种脑病；水湿痰饮阻塞脑窍或蒙蔽清窍，阻塞气血经脉亦可诱发多种脑病。

二、经络病机

经络是运行全身气血，联络脏腑肢节，沟通上下内外的通道。经络具有运行气血、沟通联系、感应传导、调节平衡的生理功能。经络学说不仅可以阐释病机、指导临床诊断，而且可以指导临床治疗。脑具有支配肢体运动、产生各种感觉的作用，也具有主宰神志活动进而统帅全身的作用。经络既是气血及人体感应信息传导、脏腑联络的路径，又是脑与其他脏腑、形体、官窍相互联系的路径，还是邪气滞留及传变的途径。因此，经络病机在脑病病机及针刺治疗中具有十分重要的地位。

（一）经气偏盛偏衰

经气偏盛或偏衰，都会影响经络所联系的脏腑、形体、官窍，使气血、阴阳失去平衡协调，生理功能异常而发生病变。

经气偏盛主要是指阳热之邪或实证火热之气侵犯经络造成经络功能亢盛的一种病机变化。阳邪入于经络则功能亢奋、活跃，容易使传导的信息扩大，从而导致脏腑组织的功能亢奋有余。如热邪侵犯经络，波及心、脑则表现为精神亢奋、烦躁、失眠多梦、欣快多语等症；如心火亢盛，通过经络可导致肝火旺盛，出现头痛、头胀、面红目赤等症，亦可出现舌尖糜烂、小便灼热等症；风邪入于经络则可出现四肢抽搐、动摇震颤等症。

经气偏衰是经络功能低下、感应信息传导减慢的一种病机变化。常常由于阴寒邪气入侵经络或者正气不足、脏腑功能低下而导致经络受损或受到抑制。经络感受阴寒之邪虽属实证，但阴邪极易损伤阳气，所以常表现为经络功能偏衰证候。如经络感受阴寒邪气波及于脑，则见精神萎靡、反应迟钝、神思衰弱等症；正气亏损、精气不足则导致经络偏衰，可见反应迟钝、健忘倦怠、动作迟缓等症。

（二）经气不利

经气不利，是指由于外邪侵袭，或情志内伤，或痰浊阻络，或外伤等，引起经络中气血流行不畅，而形成气滞血瘀的病理变化。经络中气血阻滞，运行不畅，常累及其所络属的脏腑与所循行部位的形体与官窍。如痰浊闭阻经络，可见经络循行部位肢体的不用，患者表现为肢体的麻木、肿胀、发凉、萎废不用及异常感觉；足厥阴肝经经气不利，则出现两乳、两胁及少腹部的胀满疼痛，可发为郁证、梅核气、胸痹等病；头部经脉经气不畅则发为头痛、头皮麻木等症。此外，经络气血不畅还可导致感应信息传导迟滞、反应迟钝等，可见动作缓慢、半身不遂、语言不利、词不达意等。临床所见中风、喑痱、头痛、郁证、梅核气、痹证、痴呆等病，多与经络气血不畅有关。

（三）经气逆乱

经脉之气随着经脉的循行路径而正常流注，是循环往复、不断进行的，不断地对人体的气血和脏腑组织的联系进行着调节，出入有道，流止有序，使人体形成一个有机的整体。由于外邪入侵经络或某些邪气阻滞经脉导致经气不循常道而发生逆乱，从而引起人体生命活动的紊乱，而且发生逆乱的经脉不同，证候表现各异。如足太阳经经气逆乱，气血运行不循常规，循经上涌，则气血壅滞于头部，而下部气血空虚，形成上盛下虚之证，表现为头部肿胀沉重，两足无力，不能行走，甚则发生眩晕跌仆。《素问·厥论》说："巨阳之厥，则肿首头重，足不能行，发为眴仆。"如足厥阴经经气逆乱则出现头胀、头痛、头晕等症，若血随气逆，上冲脑窍，则出现面红目赤，甚至中风、薄厥。此外，经气逆乱还可能出现周身疼痛、不可名状等不适症状。

（四）经气衰竭

是指由于全身气血衰竭导致经气衰竭，经络功能衰败的一种病机变化。经络是运行全身气血的通道，全身气血衰竭必然导致经络之气的衰竭。经气衰竭常从某一经开始，然后累及十二经脉，最后引起全身衰竭。由于各经循行部位不同，所属脏腑的功能各异，故各经经气衰竭时所出现的证候亦各有特点。临床上通过观察经络之气衰竭的表现，即可判断病变的发展和预后。如手、足太阳经经气衰竭时，经脉所过之处皆失于滋养，以致头颈部、腰背、腿后与上肢外侧之筋脉挛急，引起两目上视、角弓反张、四肢抽搐。若太阳经经气衰竭发展到全身气血衰竭时，血竭则色白，气竭则绝汗大出而死。又如手太阴肺经属肺络大肠，肺主一身之气而司呼吸，外合皮毛，大肠为传导之官，发挥着降浊气、排糟粕的作用。若手太阴肺经经气衰竭，则肺与大肠功能障碍，而见呼吸不利、大便不通和皮毛憔悴等症状。足太阴脾经属脾络胃，脾升清，胃降浊，起气机升降出入的作用。若足阴脾经经气衰竭，则脾胃功能障碍，脾不升清，胃不降浊，清浊混处，胃失通降，故气上逆。气上逆时，面色尚红者，气血尚未绝。若手太阴肺经经气衰竭发展到全身气血衰竭时，肺气绝于上，则呼吸不通；脾胃之气绝于中，则升降息止；大肠之气绝于下，则下窍闭塞。上下不通，气机停止而死矣。由此可见，某一经经气衰竭，都会导致十二经经气衰竭，最后发展到全身气血衰竭而死亡。《素问·诊要经终论》说："太阳之脉，其终也，戴眼、反折、瘛疭，其色白，绝汗乃出，出则死矣。少阳终者，耳聋，百节皆纵，目睘绝系。绝系，一日半死。其死也，色先青白，乃死矣。阳明终者，口目动作，善惊妄言，色黄，其上下经盛，不仁，则终矣。少阴终者，面黑齿长而垢，腹胀闭，上下不通而终矣。太阴终者，腹胀闭，不得息，善噫善呕，呕则逆，逆则面赤，不逆则上下不通，不通则面黑、皮毛焦而终矣。厥阴终者，中热嗌干，善溺心烦，甚则舌卷、卵上缩而终矣。此十二经之所败也。”

三、脏腑病机

脑与五脏在生理上相互依存，病理上相互影响。脑的功能失调，则五脏失于统摄，诸症从生；五脏功能失调，则气机升降失序，气血生化失常，亦影响脑髓。

（一）脏病病机

1. 心病病机

心的主要生理功能是主血脉。心主血脉功能正常，搏动有力，可保证脑髓得到充足的血液供应，人头目清明，反应灵敏，全身功能协调；反之，心主血脉的功能失调，致脑供血不足，则会出现头晕、头痛、反应迟钝，甚至发生中风、痴呆等证。精能生髓，精血同源，精血互生亦赖于心主血脉的功能，使血液循环不休，推陈布新，化源充足。脑神失常则导致心主血脉功能失常，出现心悸、血行缓慢等。心、脑共主神明，二者相互协调、相互为用，病理上相互影响。心窍蒙蔽往往脑神失常，如热扰心神则出现心烦、失眠、头痛等症；脑神失常亦会影响心神，如血溢脑窍则可见舌强不语、健忘、语言错乱等症。

2. 肝病病机

肝为刚脏，主升主动。其主要生理功能是主疏泄、主藏血。其主疏泄的功能包括调畅气机、促进脾胃运化功能及调畅情志三个方面。气机调畅则全身气机升降出入有序，气化功能正常。清阳上升故气血、水谷精微奉养脑髓，浊阴下降则各种代谢后的毒物随之排出体外。借其调畅之力，脑主神明功能得以正常发挥，则五脏六腑受其令而行，人体阴阳和合。肝主疏泄，助脾胃运化则有利于水谷精微的转化吸收；调畅情志，则喜怒悲惊不失其度，脑神不受其扰。反之，肝疏泄功能失常，既可影响气血生化而殃及脑髓，又可致气机升降出入异常，气血逆乱上犯于脑，脑不能司统帅之职。肝主藏血是指肝有贮藏血液和调节血量的生理功能。正常情况下大脑血流保持恒定水平，即有赖肝藏血功能的调节。病理情况下，气血逆乱，肝风内动，不能有效调节血量，则易发生急性脑病。

3. 脾病病机

脾主运化而升清，主统血，为气血生化之源，与胃共为后天之本。脾的病理变化主要表现在气血的生化、水液输布及统摄血液方面。气血生化正常，则脑髓、真气来源充足；水液输布有条不紊，无水湿内停；统血之力强则血循其道。脾主运化功能不及，气血生化不足，则脑髓、真气补给不足而出现头晕、脑鸣、呆傻等髓海不足表现；水谷不化精微，停而为饮，凝而成痰，随气机无处不到，上蒙脑窍，则神明不彰；阻塞经络，则传导失职而致疼痛、麻木等症。统血无力，血不循常道而外溢，或溢于脑窍、髓道则发生中风、截瘫等。“脾宜升则健”，脑中清阳之气必借脾之升清以补给，清气升则浊气降，保证髓海清而不浊；反之，清气不能上奉，浊气不能下降则表现出头目眩晕、思维迟钝、健忘，甚至痴呆等症。

4. 肺病病机

肺主气，司呼吸，主宣发肃降，通调水道。肺主气包括主一身之气和呼吸之气。肺的呼吸运动即是气的升降出入运动，脑髓赖此气机以发挥作用。如果肺的呼浊吸清功能受损，清浊升降失司，百脉失养，浊气留积，甚至随血行而瘀滞于脑，轻则表现为注意力不集中、定向能力减退、头晕目眩、忡态恍惚、表情淡漠，重则出现精神、意识障碍。

5. 肾病病机

肾的主要生理功能是贮藏精气、生髓、主水、主纳气。肾内藏先天之精，为脏腑阴阳之本，生命之源，故称肾为“先天之本”。肾藏精生髓，髓由脊上达于脑，故脑为髓之海，脑中真阴即脑髓，脑中真气以此为基础而化生，故有“肾生脑”之谓。肾精充足，脑神健旺则能统领五脏六腑、经络、肌腠、皮肤、肢节的活动，使精力充沛，智力敏捷，即所谓“肾者，作强之官，伎巧出焉”。若肾精不足，则可出现生长发育、智力等方面的障碍，临床表现为眩晕耳鸣、耳目失聪、健忘、精神呆钝、动作迟缓等。肾病不能主水，开阖失职，水浊留于体内，上泛于脑，神明被扰则可出现头痛、眩晕、失眠、烦躁，甚至昏迷、抽风等症。若肾不纳气，肺吸入之清气不能下达于肾，致呼多吸少，体内清气不足，浊气有余，直接影响脑中清阳之气，发为脑病。

（二）腑病病机

1. 胆病病机

胆为中正之官，主决断，参与精神情志活动，又能储藏和排泄胆汁。胆失疏泄，可见失眠、惊悸、多梦、耳鸣等症；胆汁排泄异常则可见口苦、呕吐胆汁、黄疸等症。临证可见痰热扰胆及胆气不足之证，导致不寐、心神不宁等。

2. 胃病病机

胃为水谷之海，五脏六腑之大源。主受纳、腐熟水谷，以通降为其运动特点。受纳腐熟功能失常可见纳食减少、食欲减退、食后腹胀，或消谷善饥，或饥不欲食等。胃气上逆，失于和降则表现为脘腹胀痛、呕吐恶心、呃逆嗳气等，甚至浊气上逆，上犯脑窍出现头痛、眩晕等症。临证可见胃气虚、胃阳虚、胃阴虚、胃寒、胃火、食滞胃脘、血瘀胃脘、饮停胃脘诸证。

3. 小肠病病机

小肠为受盛之官，化物出焉。主受盛化物与泌别清浊，能将胃府下传之腐熟后的水谷进行清与浊的分化。泌别清浊失常，清气不能上输于脾，布于全身，导致全身气血不足，营养缺乏。清浊相杂，运于大肠而成泄泻。清浊不分还可能导致脑失所养或浊气蒙窍的病理变化。

4. 大肠病病机

大肠者，传导之官，变化出焉。大肠水分吸收过多，糟粕干燥难出，而致大肠传导失常，主要症状表现为便秘；不能充分吸收水液，使糟粕含水量过多，致排出的粪便质稀或水样，表现为便次增多；大肠阳虚，既不能充分吸收水分，又使大肠失于收摄而使大便失禁。临证可见大肠液亏、大肠湿热和肠虚滑脱。如大便秘结不下亦可导致浊气上攻脑窍之证。

5. 膀胱病病机

膀胱者，州都之官，津液藏焉，气化则能出矣，主贮尿与排尿。膀胱气化失常，因热、湿、痰、瘀血、结石等邪气侵犯，致使膀胱气化不利而致小便癃闭、尿急、尿频、尿涩痛等；久病体虚，膀胱阳气不足，或肾阳亏虚，而致膀胱气化无力，亦可见排尿不畅、癃闭等；年迈肾虚或久病体虚，致使膀胱之气不足，不能约束，表现为小便失禁。临证多见膀胱湿热等。肾气不足，膀胱不利，水湿泛滥亦可上犯脑窍，诱发脑病。

人是一个有机的统一体，脏腑间生理方面相互配合，在病理状态下，则往往会互相影响。

（三）内生五邪

1. 肝风内动

肝风内动又称内风，是由于体内气血、阴阳失调导致阳气亢逆变动而出现的一类病机变化。正如《临证指南医案》所说："内风乃身中阳气之变动。"病机实质是由于体内精血不足、津液亏损，阴不制阳、阳升无制、筋脉失养而产生的。临证以动摇、震颤、麻痹、抽搐等为临床特征，包括肝阳化风、血虚生风、阴虚风动、热极生风等。

肝阳化风主要是由于肝肾阴虚导致肝阳上亢、亢而化风所致。临证以头晕、目眩、耳鸣、耳聋、口苦咽干，甚至突然仆倒、昏不知人为主要表现，常常是眩晕、耳鸣、头痛、中风等病的主要病机之一。

血虚生风是由于脾胃虚弱、气血化生不足或年老精血亏虚、失血过多，脑与筋脉失养所致。临证以头晕、目眩、面风、耳鸣、肢体麻木、手足拘挛不伸、筋肉跳动为主要表现，常常是眩晕、耳鸣、慢惊风等病的常见病机之一。

阴虚风动是由于阴精亏虚，甚至枯竭，无以濡养筋脉，血不荣络所致，常见于热病、久病之后。临证以口干舌燥、潮热盗汗、手足蠕动、痉挛肉瞤为主要表现，常常是面风、慢惊风的主要病机之一。

热极生风是由于热邪炽盛、津液大伤、筋脉失养所致，常见于外感暑热、温热疫气的极期。临证常以高热、神昏、四肢抽搐、角弓反张、两目上吊为主要表现，常常是热病昏迷、急惊风的主要病机。

2. 寒从中生

寒从中生又称为内寒，是由于肌体阳气不足、温煦无力，阳不制阴、虚寒内生或阴寒之邪弥漫而引起的一类病机变化。临证常以畏寒肢冷、面色㿠白、蜷卧安静、迷蒙多睡为主要表现，同时还可出现水肿、腹痛腹泻、小便清长等阴寒性病理产物停滞的表现。有时寒痰内阻、水湿内停，影响气血运行，可导致瘀血、痰饮而诱发脑病。此外，寒与肾均属水，寒喜中肾，肾由督脉而通于脑，终至伤脑。肾阳亏虚，感受大寒之邪，寒邪人骨，髓冷脑逆，则头齿俱痛。《河间六书》说：“肾虚犯大寒，头痛齿亦痛，痛之甚，数岁不已者是也。”此则真头痛。

3. 湿浊内生

主要是由于肺、脾、肾等脏腑功能失调，水液代谢障碍，水湿、痰浊停滞的一类病机变化，临证以胸闷、恶心呕吐、小便不利、纳呆、头沉、头晕或形成水肿、痰饮等为主要表现，常常是眩晕、头痛、中风、癫证、痫证、郁证等病的病机之一。

4. 津伤化燥

津伤化燥是指肢体津液不足，导致全身脏腑组织失其濡润的一类病机变化。临证以口干舌燥、心烦易怒、大便燥结、舌红无苔等为主要表现。由于津液不足，虚火内生，阴虚阳亢，所以津伤化燥可以是不寐、脏躁、中风等病的病机之一。

5. 火热内生

又称“内火”或“内热”，指由于肌体阳盛有余，或阴虚阳亢，或邪郁日久，或五志化火等而致火热内扰、功能亢奋的病机变化。临证以心烦、失眠、多梦、口苦咽干、口舌生疮、小便短赤为主要表现，常常诱发不寐、眩晕、耳鸣、头痛、脏躁、中风，甚至惊风等病。

第二节　脑病的诊法与辨证

脑病是指由于外感病邪、情志所伤、禀赋不足、年老体虚、久病失养等引起脑的阴阳、气血失调和功能失常的一类病证。证是指在疾病发展过程中，某一阶段的病理概括，包括疾病的原因、部位、性质和病势四大要素，反映了疾病发展过程中某一阶段病理变化的本质。辨证，就是将四诊所收集的资料、症状和体征，通过分析、综合，辨清疾病的四大要素，然后概括、判断为某种性质的证，从而为治疗提供正确的依据。证是疾病某一个阶段的病理实质，具有特定的时间性、空间性、个体性的特点。

一、证候学要点

证候学是应用中医理论分析疾病证候的特征、性质、部位及其形成原因和发展变化趋势，从而为辨证治疗提供依据的一个学科领域。脑病的诊断和辨证皆从分析证候入手，证候包括症状和体征，是脑病的主要诊断线索。脑病中常见症状与体征如下。

（一）头晕

头晕即患者自感头部眩晕，轻者闭目自止，重者视物旋转，不能站立。若兼目眩者称为眩晕，常伴有恶心呕吐、汗出耳鸣等。头晕病位在脑，病机主要涉及肝、肾，与风、痰、瘀、虚有关。头晕胀痛，兼见面赤耳鸣、口苦咽干者，为肝阳上亢所致；头晕昏沉，兼见胸闷、呕恶、痰多者，属痰浊中阻所致；头晕眼花，过劳或突然起立则甚，兼见面白舌淡、心悸失眠者，多为气血不足所致；头晕耳鸣、遗精健忘、腰膝酸软者，为肾精亏虚所致；头晕目眩，多在头项运动时发作，颈僵肩沉，甚则活动转侧受限，为三阳脉阻之项痹。

（二）头痛

头痛是由于外感或内伤，致使脉络拘急或失养，清窍不利所引起的以患者自觉头部疼痛为特征的症状。它可以发生在多种急、慢性疾病中，有时也是某些相关疾病加重或恶化的先兆。头痛病位在脑，涉及肝、脾、肾等脏腑，风、火、痰、瘀、虚为致病的主要因素。根据头痛的部位，可确定病在何经。头痛连项者，属太阳经；两侧头痛者，属少阳经；前额连眉棱骨痛，属阳明经；巅顶痛者，属厥阴经。头痛由外感引起，多起病较急，痛势较甚；如头痛伴见目眩、心烦易怒、口苦、夜卧不安、脉沉弦，多为肝阳上亢所致；头痛昏蒙、胸脘满闷、呕恶痰涎、苔腻，为痰浊上扰所致；头痛经久不愈，固定不移，舌紫有瘀点、瘀斑，为瘀阻脑络所致；头痛而空，伴见腰膝酸软、神疲乏力、耳鸣，多为肾虚所致。

（三）乏力

乏力主要由气虚或湿困所致。肝为罢极之本，脾主肌肉、四肢，所以乏力与肝、脾关系最为密切。脾气虚，肝血虚，湿困脾胃，容易导致乏力。乏力伴汗出、气短、舌淡、脉弱者，为气虚所致；乏力兼见头身困重、纳呆脘痞、苔腻、脉濡者，为湿困所致；乏力，劳则加重，身重体倦、面色萎黄、大便溏薄、食少腹胀，多为脾虚挟湿所致；乏力，劳则加重，腰膝酸软、腹胀不舒、头晕目眩者，多为肝肾亏虚所致。

（四）不寐

不寐以经常不易入睡，或睡而易醒不能再睡，甚至彻夜不眠为特征，常并见多梦。不寐是阳不入阴，神不守舍的病理表现。如不寐伴有急躁易怒、头晕头胀、目赤耳鸣、便秘溲赤，多为肝火内扰所致；不寐伴见心烦心悸、头晕健忘、五心烦热，为阴虚火旺，心肾不交所致；不寐伴见面色少华、肢倦神疲、四肢倦怠，为心脾两虚所致；不寐伴见躁扰不宁、口舌生疮、小便短赤，多为心火亢盛所致。

（五）耳鸣、耳聋

耳鸣、耳聋都是听觉异常的症状，以患者自觉耳内鸣响，如闻潮声或如蝉鸣，妨碍听觉的称耳鸣；听力减弱，妨碍交谈，甚至听觉丧失的，称为耳聋，症状轻者称为重听。凡风热所致者，多突然耳鸣或耳聋，兼有表证；肝火所致者多表现为耳窍轰鸣，攻逆阵作，怒则加重，口苦咽干，便秘溲赤；痰浊所致者多表现为耳鸣眩晕，时轻时重，痰多，烦闷不舒，苔腻脉滑；肾虚所致者则耳鸣声细，如蝉声持续，伴见腰膝酸软、遗精；气虚所致者多表现为耳鸣时作，将息稍轻，劳则加重，神疲乏力；耳鸣由阴虚所致者多午后加重。

（六）神昏

神昏即神志昏迷，不省人事，是脑病危重病的临床表现。在中风、高热、厥脱等脑病发展到严重阶段时都可出现，是疾病危重的重要指征。情志所伤、劳倦内伤等导致阴阳气血逆乱，浊邪上扰于脑，清窍闭塞，神明失守，即发为神昏。神昏有轻重之分，一般分为神志恍惚、神志迷蒙、昏迷、昏聩由轻至重的四个阶段。神志恍惚可先见情感淡漠，而后辨知事物不清，精神恍惚，但强呼可应，回答问题欠准确；神志迷蒙表现为嗜睡朦胧状态，强呼可醒，旋即昏昏入睡；昏迷为呼之不应，不省人事，二便不能自制；昏聩即昏迷之甚，呼之不应，或口张目合，在昏迷的基础上可见脏腑功能衰竭的表现，如舌卷囊缩、汗出肢冷、手撒遗溺、鼻鼾喘促等症。神昏呈似清非清、时清时昏的状态，咳逆喘促、痰涎壅盛、苔腻脉濡者，为痰蒙清窍所致；神昏以谵语烦躁为主，伴腹满而痛、舌黄而燥、脉沉实，为阳明腑实，邪热扰神所致；神昏以谵语如狂为特点，伴少腹满硬急痛、唇爪青紫、舌绛、脉沉而涩，为瘀热交阻，脑窍闭塞所致；神昏以突然昏倒，不省人事，伴肢体偏瘫、鼾声痰鸣为特征，多为肝阳暴亢，引动肝风，脑脉瘀阻，清窍被蒙所致；神昏伴见黄疸日深，斑疹，或腹胀如鼓、舌绛苔腻、脉弦，为湿热上蒸，热毒内陷肝胆所致。

（七）抽搐

抽搐多由热极生风、阳亢化风、虚风内动或风毒内袭经脉所致，以四肢不自主的抽动，甚则颈项强直、角弓反张为特征，多由风、火、痰引起。抽搐有外感、内伤之分，虚实各异，病因不同。一般四肢阵阵抽搐，或持续抽搐，常伴壮热、谵语、神昏，甚至角弓反张者，属实；抽搐呈手足蠕动，热势不甚，神怠或迷蒙者，属虚。抽搐若见于急性热病中期，四肢抽搐，伴有壮热、汗大出、渴欲饮冷、神昏，为邪热内盛，热极引动肝风所致；若见于急性热病后期，手足蠕动，偶有抽搐，伴有低热、心烦不宁、口干舌燥、精神疲乏，为邪热久稽，气阴亏耗，虚风内动所致；若疫毒入脑或外伤感受风毒，侵袭肝之经脉而抽搐，则多见阵发性四肢抽搐、颈项强直，甚至角弓反张；若肝阳上亢，肝风内动之抽搐，则常并见剧烈头痛、呕吐、神昏、偏瘫、面红气粗等症。

二、诊法

人体是一个有机统一的整体，局部的病变可以影响全身，内在脏腑及各个组织、器官的病理变化可以通过举止言行、颜面色泽和喜怒哀乐等外在表现反映出来。通过望、闻、问、切等诊察手段，即可得知疾病显现在各个方面的症状和体征，了解疾病发生的原因，掌握疾病的性质和归属，分析其内在的联系，从而为临床辨证论治提供可靠的依据。

（一）望诊

望诊是医生运用视觉观察患者的神色形态、局部表现、舌象、分泌物和排泄物色质的变化来诊察病情的方法。望诊的内容包括望全身(望神、色、形体、姿态)、望局部(望头面、五官、躯体、四肢、二阴、皮肤)、望舌(望舌体、舌苔)、望排出物(望痰涎、呕吐物、大便、小便等)、望小儿指纹五个部分。其中望神、望形体姿态、望头、望面、望目、望舌等方面，对脑病的诊察有其特殊意义。

1. 望神

神是指肌体脏腑组织功能活动和精神意识状态的综合。望神是通过观察人体生命活动的整体表现来判断病情的方法。神的表现，通过对患者精神意识、思维活动、面色眼神、形体姿态、语言呼吸及对外界的反应等各个方面的观察，了解患者的精神活动、肢体运动及知觉等方面正常与否，以此来判断脑病的性质和程度。按照神的旺、衰和脑病的轻、重可划分为得神、少神、失神、假神和神乱等。

(1) 得神。即有神，主要表现为神志清楚、双目灵活(炯炯有神)、面色荣润、表情丰富自然、呼吸平稳、反应灵敏、记忆力强、语言清晰、动作自如等，是精充、气足、神旺的表现，或虽病而正气未伤、精气未衰，属脑病轻病。

(2) 少神。即神气不足，其临床表现为精神不振、两目乏神、面色少华、肌肉松软、倦怠乏力、少气懒言、动作迟缓等，是正气不足、精气轻度损伤、肌体功能较弱的表现。多见于脑病轻病或恢复期患者。

(3) 失神。即无神，是脑病精亏神衰或邪盛神乱的重病表现。因精亏神衰而失神者，其临床表现为精神萎靡、面色无华、动作迟缓、反应迟钝、视物不清或目光晦暗呆板、呼吸微弱、语声低怯，甚则神志昏迷，或语言失常、循衣摸床、撮空理线、呼吸异常、大肉已脱等，多见于脑病慢性久病患者，属病重。因邪盛神乱而致失神者，其临床表现为壮热烦躁、神昏谵语、四肢抽搐，或猝然神昏、两手握固、牙关紧闭等，提示邪气亢盛，热扰神明，或肝风挟痰蒙蔽清窍，多见于脑病急性患者，属于病重。

(4) 假神。假神是脑病危重患者出现的精神暂时好转的虚假表现。其临床表现为久病、重病，本已失神，突然神志清醒，目光转亮而浮光外露，言语不休，欲进饮食，想见亲人，两颧泛红如妆等。其局部症状的好转与整体病情的恶化不相符合，提示患者脏腑精气极度衰竭，正气将脱，阴不敛阳，虚阳外越，是阴阳即将离决之象，是脑病重病患者临终前的表现，古人比作“回光返照”。

(5) 神乱。即神志失常。神志失常包括兴奋、抑郁、紧张、情感障碍等方面的失常表现。如癫证表现为精神呆痴、淡漠寡言、闷闷不乐、喃喃自语、哭笑无常等，多由脑神虚乏，或痰瘀互阻所致。狂证多呈兴奋状态，其临床表现为狂呼乱叫、力逾常人、登高而歌、弃衣而走、骂詈不休、不避亲疏、打人毁物等，多由痰火扰心，脑神亢奋所致。痫证多表现为突然昏倒、不省人事、四肢抽搐、口吐白沫，醒后如常或伴有体倦乏力等。多由脏气失调，肝风挟痰上逆，闭阻清窍所致。卑谍证临床表现为惕怵不安、惊恐害怕、如人将捕、独居一所、喜卧暗室，或倚于门后等，多由心神或脑神不足、肝胆失调所致。其他如百合病则表现为如寒无寒、如热无热，脏躁常悲伤欲哭、伸欠频数等都有神志失常的表现。

上述望神是指对神的综合性诊察，临床要结合患者病情发生、发展，精细诊察。

2. 望形体、姿态

通过望形体、姿态，可以诊察脏腑的虚实、气血的盛衰、抗病能力的强弱，以及某些疾病的易感性和好发性，是诊察脑病的重要方面。

(1) 望形体。身体强壮，骨骼粗大，肌肉充实，皮肤润泽者，说明内脏坚实、气血旺盛、抗病力强，脑病易治，预后较好；身体衰弱，骨骼细小，肌肉瘦削，皮肤枯槁者，说明内脏脆弱、气血不足、抗病力弱，脑病难治，预后较差。体胖能食、肌肉坚实、神旺有力者，多属形气有余，为精充气足，身体健康之征；体胖食少、肉松皮缓、神疲乏力者，多为形盛气弱，乃阳气不足，多痰多湿之故，易患痰饮、中风等。

(2) 望姿态。病人的动静姿态与肌体的阴阳盛衰、病性的寒热虚实关系密切。阳证、热证、实证多表现为躁动不安，阴证、寒证、虚证多表现为蜷卧安静。肢体的异常动作常与一定的疾病有关，如唇、睑、指颤动见于外感热病，多为风动先兆，见于内伤虚证，多为气血不足，筋脉失养；颈项强直、两目上视、四肢抽搐、角弓反张者，多属肝风内动，常见于热极生风或小儿惊风；猝然跌倒、不省人事、口角㖞斜、半身不遂者，属中风病；若逾垣上屋、躁扰不宁、登高而歌、弃衣而走者，多属阳火亢盛的狂证；若见突然昏仆、全身震颤、四肢抽搐者，多为肝风内动的痫证；突然瘫软，不能步履，为肝血虚，血不荣筋，癔病性运动障碍，尤为多见；老年或有外伤史患者，行走呈前趋步态，多属肾虚髓海不足；肢体软弱，行动不便多为痿证；关节拘挛，屈伸不利，多属痹证；小儿手足伸屈扭转，挤眉眨眼，努嘴伸舌，状似舞蹈，不能自制，多为气血不足，风湿内侵所致。

3. 望头

头居人体最高位，为五体之尊，百骸之长。头为诸阳之会，又为元神之府，望头对脑病的诊断非常重要。望头主要包括望头之外形和望头之动态。

(1) 望头之外形。小儿头颅均匀增大，颅缝开裂，面部较小，智力低下者，多属先天不足，肾精亏损，水液停聚于脑所致。小儿前额左右突出，头顶平坦，颅呈方形者，多由肾精不足或脾胃虚弱，颅骨发育不良，可见于佝偻病。小儿囟门下陷，称为“囟陷”，多见于吐泻伤津或久病缠绵，津亏或先天发育不良，脑髓不足。小儿囟门高突，称为“囟填”，多为实热，火毒上攻。囟门迟闭，骨缝不合，称为“解颅”，多属肾气不足或发育不良，多见于佝偻病患儿，常兼有五软、五迟等。囟门早闭、头顶尖小、前额窄、智力低下，多为先天发育不良。

(2) 望头之动态。头摇不能自主，多为肝风内动之兆，或为老年气虚血弱，脑神失养所致。头部低垂，无力抬举，多因中气不足或髓海空虚所致。中气不足者，多伴有神疲气弱、面色萎黄、纳呆便溏等症；髓海空虚者，多伴有耳鸣耳聋、腰膝酸软、遗精滑精等症。小儿急惊风患者可见仰头不下、目睛上吊之症。

4. 望面

望面包括望面色和望面部形态。

(1) 望面色。面色分为常色和病色两类。常色即正常的、无病的面色。常色的特点是明润、含蓄。病色是因病而发生异常改变的面色。病色的特点是晦暗、暴露。望面色对诊察脑病也是很有意义的。如面色青白，伴精神抑郁、手指麻痛、小腿转筋，多属虚风内动之证；面目青黑，突然不能说话，四肢软弱，甚至不能站立者，多属肝阳不升，疏泄无权的脑病；小儿高热，眉间、鼻柱、唇周发青者，多为惊风之证，多因邪热亢盛，燔灼筋脉，筋脉拘急，致使面部脉络血行瘀滞所致；急病中突然面色苍白，伴冷汗淋漓，多为阳气暴脱；面黑干焦，属火热内伤，肾精久耗；狂证患者，多面色红赤；癫证患者，多面色青白。

(2) 望面部形态。一侧口眼㖞斜而无半身瘫痪，为风痰闭阻经络所致；惊恐貌，多见于小儿惊风等；苦笑面容，多见于新生儿脐风、破伤风等；“面具脸”，多为帕金森病。

5. 望目

五脏六腑之精气，皆上注于目。其目系内连于脑，故脑之精明必外应于目，所以望目对脑病的诊断极有帮助。脑病诊察中，望目的重点在于观察两目的眼神、瞳仁，以及眼睑、眼珠的形态和运动的异常改变。

(1) 望眼神。眼睛黑白分明，精彩内含，视物清晰，是谓有神；若白睛混浊，黑睛色滞，目无光彩，视物模糊，是谓无神。若目视无光、昏暗、眩晕，多为水亏血少，髓海不足，或肝肾匮乏。除眼科病变所致瞳神失神外，在脑病学范围所见视力障碍者，多因脏腑内损，真气耗伤，不能上奉于目所致。

(2) 望瞳仁。脑病患者的瞳仁形态变化对于诊断很有帮助。瞳仁缩小，是指瞳仁紧缩，甚则细如针孔，失去展缩功能，多为风热之邪，或肝胆实火上犯于目，侵及于脑所致，亦可见于中毒患者。瞳仁不圆，边缘如锯齿或虫蚀，或状如梅花者，多是肝肾阴亏，虚火上炎所致。瞳仁开大，不能敛聚，可见于热毒壅盛，火扰神明或元气耗散，见于重症昏迷患者。瞳仁极度扩大，常见于外伤瘀血阻于脑络。瞳仁㖞斜，常见于肝肾阴虚所致的脑病。

(3) 望眼睑、眼珠的形态和运动。在脑病中，常出现眼睑、眼珠形态与运动的病变，如重症肌无力出现上眼睑下垂，不能随意抬举；帕金森病常有眼睑肌肤不自主抽搐；小儿眼睑频频眨动，多见于小儿多动症。风邪入脑或风痰阻络，可出现黑珠突然偏斜，转动受限，伴有视一为二。黑珠斜翻于一侧，欲转而不能运，轻者可见黑珠，称为“神珠将反”，重则黑珠不见，仅露白睛，称为“瞳神反背”，乃因风热攻脑，筋络被其牵缩拘急所致。若两侧目珠不自主地向左右或上下不停地有节奏地颤动或旋转，多内由腠理不固，外为风邪所袭，或肝经积热兼受风邪，风邪热毒攻冲于脑，筋脉拘急，牵引目珠所致。若眼珠骤然突出，或包于睑内，或突出眶外，多系火热亢盛，上行空窍，或暴怒气悖，气血并于上所致。若目珠大小正常，向眼眶内缩陷，多为外伤及脑，或五脏虚极，精膏损涸所致。

6. 望舌

望舌主要分为望舌体和望舌苔。望舌体包括望舌的颜色、形质和动态；望舌苔包括诊察苔质和苔色。脑病中望舌体重点在察脏腑虚实、气血盛衰；察舌苔在于分析病邪的深浅、邪正的消长。

(1) 望舌体。望舌体主要包括观察舌色、舌形、舌态等。

①望舌色。

红舌：舌色红，甚至呈鲜红色者，称为红舌。红舌主热证。舌尖红为心火炽盛，舌中红为热蕴脾胃，若兼见粗糙、干燥，为内热燔炽，常见于兴奋躁动、狂言怒骂、不识亲疏、伤人毁物的狂证患者。

绛舌：舌色比红舌颜色更深或略带暗红色者为绛舌。外感热病中绛舌多为热伤营血或逆传心包，上扰脑神所致；内伤脑病中绛舌多为津液已伤或极虚之候。

青紫舌：全舌呈均匀青色或紫色，或在舌色中泛现青紫色者，均为青紫舌。其成因主要是气血运行不畅之故。舌色淡紫或紫暗而湿润，多为阳虚阴盛，气血运行不畅所致；舌色紫暗或舌上有斑点，多为瘀血内阻；舌紫红或绛红，舌苔少而干，多为营血热盛所致。从青紫的深浅、干润可以判断脑病的轻重和吉凶，脑外伤、中风等病中尤为多见。

②望舌形：舌形是指舌体的形状，包括胖瘦、老嫩、大小等。老和嫩是疾病虚实的标志之一，舌质坚韧苍老多见于实证，舌质浮胖娇嫩多见于虚证。痫证患者多见舌体胖嫩，边有齿痕；舌体瘦薄，多为阴血不足，常见于脏躁、百合病、卑谍等脑病。

③望舌态：舌态是指舌体的动态，包括软硬、㖞斜、震颤、吐弄、短缩等异常变化。中风患者，肝肾阴亏，多见舌体僵硬，运动失灵；风邪中络或风痰阻络之中风，可见舌体偏向一侧。舌体短缩甚至难以伸出口外，多与热痰阻络，内挟肝风有关；弄舌，多见于动风先兆或小儿脑发育不全；舌体颤抖，不能自丰，多为热极动风，上冲于脑，或疫毒攻心之兆，或为肝血亏虚。

(2) 望舌苔包括望苔色和望苔质两个方面。苔质即舌苔的质地、形态，主要观察舌苔的厚薄、润燥、腻松等方面的改变。苔色的变化主要有白苔、黄苔、灰黑苔。辨舌苔厚薄可测邪气的深浅：脑病初起，病情轻浅，多见到薄苔；舌苔厚，多提示胃肠内有宿食，或痰浊停滞，病位在里，病情较重。舌苔润燥主要反映体内津液盈亏和输布情况：润苔多提示脑病津液未伤；滑苔为水湿之邪内聚的表现，主寒、主湿。腻苔多与痰浊、湿热扰乱脑神有关，痫证初期多见舌苔薄白而腻或白厚而腻；烦躁多见舌苔黄腻；狂证患者则多见舌苔厚黄腻而干。阴痫证之木僵状态常见舌苔灰黑而润；痫证日久化火伤津，或狂证日久邪热伤阴，则出现舌苔黑而起芒刺。

（二）闻诊

闻诊是通过听声音和嗅气味来诊断疾病的方法。通过医生的听觉去察知脑病患者声音的轻重、高低、强弱，语言的多少，哭笑的状态，以及患者口气、分泌物、排泄物的异常气味，以测知患者的感知、记忆、思维、智能等损伤程度，来判断脑病的轻重和预后转归，从而为脑病的辨证论治提供依据。

1. 听声音

听声音是指听辨患者语言气息的高低、强弱、清浊、缓急变化，以及咳嗽、呕吐等反映脏腑病理变化的异常声响，来判断疾病寒热、虚实性质的诊病方法。声音的发出，是肺、喉、舌、齿、唇、鼻等器官的协调活动，共同发挥作用的结果。声音的异常变化与肺、肾密切相关，与其他脏腑也有一定的联系。因此，听声音不仅可以诊察与发音有关的器官的病变，对脑病的诊断也有帮助。

(1) 听声音的强弱。如语音高亢、声调洪亮、狂喊恶叫、多言善语、高谈阔论、口若悬河，兼有躁动不安者，多属实证、热证、阳证，多见于狂证患者；语言低微，沉默寡言，对一般简单的询问反应迟钝，再三追问才能回答，或喃喃独语而又伴见孤独离群、倦怠欲寐，多为虚证、寒证、阴证，多见于癫证患者；若患者突然呼喊一声即止，音似畜类，且伴抽搐、昏仆等症，则为虚实夹杂的痫证；如患者语言简短，词汇贫乏，平时不主动讲话，提问时反应迟钝，欲讲话时常以手拍头，多见于中风后遗症或髓海不足的痴呆患者；若患者口张无语，对任何询问概不回答，目视不瞬，触而不动者，多为气虚痰郁，常见于癔证、精神分裂或脑部广泛病变的患者；强制性哭笑，不为外界环境变化引起的无缘故哭或笑，多见于癔证、老年性痴呆等患者；对病前发生的一切往事不能回忆，均不能做出回答，常见于颅脑损伤后的患者，多为髓海不足，或脑络受损。

(2) 听语言是否流畅与条理。语言謇涩，多为风痰蒙蔽清窍，或风痰阻络所致，为中风先兆或中风后遗症；神志不清，语无伦次，声高有力为谵语，多属热扰心神之实证；神志不清，语言重复，时断时续，声音低弱，为郑声，属心气大伤，精神散乱之虚证；自言自语，喋喋不休，见人则止，首尾不续，称为独语，多因心气不足，神失所养或气郁痰结，闭阻心窍所致；语言错乱，说后自知，称作错语，其证有虚实之分，虚证多因心气不足，神失所养，实证多为痰湿、瘀血阻滞心窍所致；语声低微，气短不续，欲言不能复言者，是为夺气，为中气大虚；神志昏迷，不知言语者，多属中风。

2. 嗅气味

嗅气味，是指嗅辨与疾病有关的气味，包括病室、病体、分泌物、排出物，如口气、汗、痰、涕、二便、经、带、恶露、呕吐物等的异常气味。如中风腑实患者大便干结，小便黄赤，气味臭臊腥秽；虚寒之阴癫，大便稀薄，小便清长，少有气味，重症肌无力患者亦然。癫证、痴呆患者多痰浊清稀，与寒邪客肺有关；阳明发狂，口气臭秽，带下秽臭，多为胃有积热。

（三）问诊

问诊是临床诊察脑病的主要内容，在四诊中占有重要地位。脑病的很多情况如患者的病史、个人生活情况、自觉症状、既往健康状况和家族史等只有通过问诊才能获得。了解上述方面的情况可为医生分析病情、判定病位、掌握病性、辨证治疗提供可靠的依据，特别是对于那些只有自觉症状而缺乏客观体征的疾病和因情志因素所致的疾病问诊就显得更为重要。同时，询问患者的主要症状，又可为医生有目的、有重点地检查病情提供线索。

1. 问一般情况

包括患者的姓名、年龄、性别、籍贯、民族、职业、婚姻等。

(1) 性别。男女之间在生理特性与心理素质上有着较大的差异，所以在脑病中有些证型和症状表现有所不同。女性常因情感伤害而致脏躁、梅核气、奔豚气等，男性则易出现狂躁和外伤引起的精神障碍。有些脑病则只见于男性或女性，如热入血室发狂、子痫、月经周期性精神病等为女性独有，而遗精、阳痿所诱发的痴呆、癫证为男性特有。

(2) 年龄。老幼年龄有异，病证也常不同。五迟、五软、解颅、急惊风、慢惊风见于小儿，而更年期综合征、中风、痴呆，则多见于中老年患者。

(3) 职业。从事职业不同，脑病的表现也有所不同。长期接触毒气、毒液及化学物质者，多出现中毒性精神病；长期从事水中作业者，易患寒湿痹证；脑力劳动者和体力劳动者所患脑病常有虚实之别，脑力劳动者所患脑病多虚，体力劳动者所患脑病多实。

(4) 病前性格。通过询问患者平时个性，可以了解患者的思想状况，有利于分析病情的转归。如患者平时孤独离群、沉默寡言、心胸狭窄、多愁善感，则易致气机郁滞或阴血耗损；如患者平时性格倔强、喜于社交、好谈喜笑，或稍不如意即发脾气，则易致阳亢。《黄帝内经》按阴阳、五行分类，把人的性格与体质联系划分为阴阳二十五人及阴阳五态人，是很有意义的。

2. 问家族史

某些脑病与遗传因素有一定的关系，通过询问患者直系亲属的健康情况，可以了解所患脑病是否与遗传有关，从而推测其预后情况。如幼年患者、精神发育不全者或痫证患者，应重点了解患者父母健康状况和母亲妊娠期间的情况，以及婴儿出生前后的生长发育情况，这对诊断极有价值。

3. 问既往史

通过了解患者的既往健康情况和曾患过的疾病，有无精神病史和其他传染病史，了解是原发还是继发，曾经采用过何种治疗，可为制定切合病情的治疗方案提供依据。如患有癫证、狂证者，常因受到精神刺激而复发。

4. 问起病

问起病，即问此次疾病发生、发展、治疗的全过程，这对诊察疾病具有重要意义。问发病原因可以了解疾病的性质，详细询问患者起病时有无明显诱因，包括精神因素、人际关系、有无特殊遭遇等。长期精神抑郁，气血失调，则多患精神情感疾病。问病程长短可以了解脑病的虚实。问治疗经过和治疗效果，可以作为脑病辨证用药的参考。

5. 问现在症状

问患者的现在症状，是辨证论治的重要依据。

(1) 问寒热。通过询问患者有无寒热的感觉及寒热的不同表现，从而为确定脑病的表里、寒热、虚实提供依据。如暑温引起的脑病，往往出现高热神昏，热极生风的痉挛、震颤等；脾肾阳虚所致的脑病，则多见体寒畏冷、嗜卧倦怠、自语神呆等。

(2) 问汗。汗是津液的组成部分，由阳气蒸化津液从玄府出于体表者谓之汗。正常的出汗，有调和营卫、滋润皮肤的作用。询问了解患者汗出异常的情况，对于诊察病邪的性质及人体阴阳盛衰有着重要的意义。询问时，应注意了解患者有汗、无汗，出汗的时间、多少、部位及主要兼症。如患者仅半侧身体有汗，而另一侧无汗，属患侧(无汗一侧)经络阻闭，气血运行不畅所致，多见于中风、痿证患者。

(3) 问头身。问头身包括问头部和问周身。

①问头部。头为诸阳之会，精明之府，脑为髓海，因此脑病多出现头部症状，如头痛、头晕、头胀、脑鸣等。根据头痛部位的不同，可分辨脑病在何经。前额部连眉棱骨痛，属阳明经头痛；头侧部疼痛，属少阳经头痛；后头部连项痛，属太阳经头痛；巅顶部痛，属厥阴经头痛。根据头痛、头晕的性质，可辨别脑病的寒热虚实。头痛绵绵，过劳甚者，属气虚头痛；头痛隐隐，面色苍白，属血虚头痛；头中空痛，腰膝酸软，属肾虚头痛；偏侧头痛，疼痛剧烈，属肝胆郁热所致。头晕眼花，过劳则甚，兼见面色苍白、心悸失眠，属气血亏虚；若因痰湿内阻、清阳不升所致，则头晕昏沉，兼见胸闷呕恶；头晕胀痛，兼见面赤耳鸣、口苦咽干，为肝阳上亢所致；肾精亏虚之头晕，常兼见耳鸣、腰膝酸软、健忘遗精等。头部发热，在脑病中多为虚火上炎所致；自觉头部发胀如裂，称为头胀，多起于恼怒；如见昏沉闷热、头筋突起、口干口苦，多为肝火上炎所致；头胀沉重，如物裹头，腹胀泛呕，身体困重，为湿阻清阳；以头重而言，头部沉重，悠悠忽忽，面色不华，神疲乏力，纳呆便溏，为中气不足；自觉头部有声音鸣响，谓之脑鸣，主要是髓海空虚，头脑失充，常伴见腰酸腿软、遗精、耳鸣等症。

②问周身。外感风、寒、湿邪导致经络气血阻滞，或内伤脾肾亏虚，四肢、肌肉失养，都可引起四肢、肌肉等周身发生病变。所以询问周身方面的异常表现，亦有助于诊察脑病的不同属性。如患者肌肤感觉减退，甚至消失，称为麻木，多因气血亏虚，或肝风内动，或痰湿瘀血阻络所致，多见于中风等证；肢体关节疼痛，多为气血不通，经络痹阻所致，多见于痹证；肢体筋脉迟缓，软弱无力，甚至肌肉萎缩，多见于痿证。

(4) 问耳目。耳为宗脉之所聚，肝开窍于目，五脏六腑之精气皆上注于目，故询问耳目情况有助于脑病的诊断。耳部常见病变有耳鸣、耳聋、重听等。脾湿过盛，清阳不升，清窍失养，可致耳鸣；肾虚精亏，髓海不充，也可出现耳鸣，以手按耳则鸣声减弱。以耳聋而言，暴病多实，如邪热蒙蔽清窍，阴精不能上达者；以重听而言，听声音不清而产生错觉，伴腰膝酸软者为肾虚；伴头晕目眩、脑胀痛、耳闻重音、浮肿酸麻者，多为湿阻清阳不升所致。

眼部常见症状有目痛、目眩、目昏、视歧、偏盲等。若感目痛如锥，头痛如劈，甚至眼前昏黑，是谓雷头风，多因痰火内盛，上乘清窍，或风邪外客，循目系入脑所致。眉棱骨和眼眶骨部疼痛，昼轻夜剧，伴目珠胀痛，谓之眉棱骨痛，多由风热之邪，上扰清窍，脉道受阻所致。目眩兼见头晕头胀、面赤耳鸣、腰膝酸软者，为肾阴亏虚，肝阳上亢所致；目眩兼见头晕胸闷、体倦肢麻、恶心苔腻者，多为痰湿内蕴，清阳不升所致。

(5) 问饮食及口味。问饮食多少，可知脾胃的盛衰；问口味好恶，可察脏腑的虚实。癫证患者精神萎靡，食少纳呆，甚至数日不进饮食；狂证患者多见食欲亢进，多食易饥，或嗜食异物，或暴饮暴食。口渴不欲饮水，多为湿热；饮水则吐则为停饮；饮水作呛，中风偏瘫患者多见。

(6) 问二便。各种急性脑病、癫痫大发作，可见小便失禁并有神志昏迷；脾胃虚寒之中风后遗症、自主神经功能紊乱患者多大便稀溏不成形；神志昏迷患者可出现二便失禁。

(7) 问睡眠。睡眠情况与人体卫气的循行和阴阳的盛衰密切相关，还与气血的盈亏相关。阴阳失调，阳不入阴则产生不寐，阳不出表则产生嗜睡，所以肌体阴阳的转输和阴阳的盛衰变化是产生睡眠失常的病理机制。温病邪人心包的患者常见神疲困倦，睡意浓浓，经常不自主入睡，甚者昏睡谵语。情志郁结，化火生痰，痰热内扰者，则睡中时时惊醒，兼见眩晕胸闷；胆怯心烦，口苦恶心，闭目倦卧，不能入睡，时时怔忡，为心气不足；卧后思虑多想，不能入睡，为心脾两虚；夜间烦躁，不能安卧，时时起床行走，为心肝火盛；欲睡突然清醒，再无睡意，为心肾不交；将入睡突然瘛疯而醒，为肝血虚不能养筋；睡后多梦惊醒，为肝不舍魂；眠后遗精而醒，为肾阴不足。

(8) 问月经。在脑病诊断中，问月经有一定的参考价值。如青春期精神病多在月经期发病；热入血室发狂，多处在月经期；更年期精神病，多伴有月经紊乱。

(9) 问出生与发育情况。通过询问患者家属是顺产、难产，还是早产，有无手术、绕脐窒息、受惊等情况，有助于对脑病的诊断。如出生时难产，可致脑部受伤，气血瘀阻，络脉不和，发为痫证。

综上所述，问诊对脑病的诊断非常重要。在问诊中要注意以下问题。

(1) 脑病患者常有神志异常的病理特征，临诊时问诊有时常不合作，或答非所问，必要时可向家属详细了解。

(2) 要善于主要症状，不要被次要的症状所掩盖。

(3) 围绕主要症状及比较重要的症状进行询问，全面了解疾病发生、发展、演变的全过程，以利于提高脑病辨证论治的水平。

（四）切诊

切诊，包括脉诊和按诊两部分。脉诊是通过接触人体不同部位的脉搏，以体察脉象变化的诊断方法；按诊是用手对患者的肌肤、手足、胸腹及经络腧穴等触摸按压，以获得诊断印象的方法。

1. 脉诊

脉象是脉动应指的征象。脉象的产生有赖于心脏的搏动、心气的盛衰、脉道的通利和气血的盈亏。人体的血脉贯通全身，内联脏腑，外达肌表，运行气血，周流不休，所以，脉象成为反映全身脏腑功能、气血虚实、阴阳盛衰的综合信息。切脉以寸口脉为主，分寸、关、尺三部。成人的正常平脉，是一息脉来四至，和缓有力，从容有节，不快不慢，不大不小，不浮不沉；反之，则为病脉。脑病常见的病脉有以下几种。

(1) 浮脉。轻取即得，重按反减；举之有余，按之不足。浮脉一般主表证。浮而有力为表实，多表现于感染性脑病初期；浮而无力为表虚，常见于气虚发狂的患者。

(2) 沉脉。轻取不应，重按始得；举之不足，按之有余。沉脉为里证的主脉。沉而有力，兼见狂躁心烦，多见于狂证；沉而无力，兼见精神恍惚，多见于失志、卑惵等；沉弦为肝气郁滞，常见于梅核气、气郁发狂等；沉弦而滑，多见于中风后遗症；沉滑则多为痰涎壅盛，多见于癫证、痫证等。

(3) 迟脉。脉来迟缓，一息不足四至。迟脉为寒证的主脉，亦可见于邪热结聚的里实证。迟而有力为冷积寒滞，多见于奔豚；迟而无力为阳气虚弱，多见于癫证和痉证患者的木僵状态，血虚寒凝之脑疝亦常见之。

(4) 数脉。脉来急促，一息五至以上。数脉是热证的主脉。数而有力为实热，阳明发狂及狂证多脉数而有力；数而无力为虚热，脏躁、百合病多脉数而无力。

(5) 虚脉。举之无力，按之空豁，应指松软。虚脉主虚证，多见于气血两虚。各种脑病后期均可见虚脉。

(6) 实脉。脉来充盛有力，其势来盛去亦盛，举按皆然。实脉主实证。瘀血、痰饮、火热、毒气及外邪入里所致的各种脑病在急性发作期均可见实脉。

(7) 滑脉。往来流利，如珠走盘，应指圆滑。滑脉主痰饮、食滞、实热等证。沉滑有力，为痰涎壅盛，狂证、癫证、痫证及中风病均可见到；弦滑脉，多为痰气交阻，痰迷清窍所致，多见于意识障碍，气郁痰结者。

(8) 涩脉。往来艰涩不畅，应指如轻刀刮竹。涩脉主伤精、血少、痰食内停、气滞血瘀等证。中风后遗症半身不遂的患者多脉涩而无力；脑外伤患者多脉涩而有力。

(9) 弦脉。端直以长，如按琴弦。主肝胆病、痰饮、痛证。脉弦数多见于肝阳上亢、肝风内动、肝郁不疏所致的各种脑病。

(10) 洪脉。脉形宽大，来盛去衰，应指浮大有力，状如波涛汹涌。主热甚。气盛发狂者，脉多洪滑有力；脉洪而无力，多为虚阳上越所致。

2. 按诊

按诊的手法大致分为触、摸、按 3 类。按诊应用的范围较广，在脑病的诊断中，以按头颅、按肌肤、按手足、按腹等最为常用。

(1) 按头颅。包括检查头颅有无缺损、肿块、压痛等，必要时测量头颅大小。按小儿囟门骨缝不合，即可诊断为解颅；头痛剧烈，眼珠按压坚硬如石，多为雷头风；攒竹穴疼痛明显，按之痛甚，为眉棱骨疼痛。

(2) 按肌肤。按肌肤是为了了解全身肌表的寒热、润燥及肿胀等情况。如肌肤不热，红肿不明显者，多为阴证；皮肤灼热而红肿疼痛者，多为阳证；瘀血阻窍，多见肌肤甲错，晦暗无光；阴邪内结的厥证多见肌肤发冷。

(3) 按手足。按手足主要是为了探明寒热。如脏躁、百合病，多见手足心热；脑病后期、阴痫，多见手足发冷，着衣欲卧；外邪侵袭所致的脑病多出现手足俱热且伴有躁热。诊手足的寒温还可测知阳气的存亡，这对于确定脑病中某些阳衰病证预后相当重要。阳虚之证，四肢犹温，是阳气尚存，尚可治疗，若四肢厥冷，则其病多凶，预后不良。

(4) 按腹。按腹部主要是通过了解腹部的温度、胀满、压痛等情况，以协助脑病的辨证论治。根据腹部温度以判断虚实，腹部按之灼热为热证、实证；按之不温为寒证、虚证。危重患者少腹冰冷者，为阳气欲绝，愈后不良；治疗后脐下转温，为阳气回复。其他，如腹部的软硬、胀满、压痛，积块的有无等，对诊断都有一定的参考价值。

总之，望、闻、问、切四诊是诊察疾病的4种方法，各有特点与局限，在临床上，必须做到四诊合参，才能全面而系统地了解病情，做出正确的诊断。现代医学关于神经系统的各种检查如神经反射、病理反射、自主神经检查，以及头颅、眼底、脑神经、脑脊液、脑电图、颅脑CT、颅脑MRI等检查，都应该酌情使用。这样不仅有利于辨病，还可以帮助判断临床疗效。

第三节　脑病的治则与治法

脑病的治则是在脑病辨证的基础上确立的治疗疾病总的法则，对脑病的治疗具有明确的指导性，是辨证论治的重要环节，也是中医学理、法、方、药不可或缺的一环。脑病的治则与中医学其他疾病的治则相似，治病求本为基本法则。治病求本是在治疗疾病时，找出疾病的根本原因，并据此进行治疗。治病求本，首见于《素问·阴阳应象大论》。《素问·阴阳应象大论》说："阴阳者，天地之道也，万物之纲纪，变化之父母，生杀之本始，神明之府也。治病必求于本。"后世对于"治病求本"之"本"，大体有三种理解：第一种，是指疾病的本质，因此治病求本便成为中医学辨证论治的基本法则；第二种，指阴阳规律，后世多由此演变为调整阴阳；第三种，指疾病的主要矛盾，据此发展为治标与治本。疾病的标本是相对而言的，整体而言，心、脑及脏腑是本，形体、官窍为标。脑为元神之府，神之所居，因此脑的治疗是人体疾病治疗的关键。从另一个方面讲，标本也是相对而言的，如以正气、邪气而言，正气是本，邪气是标；以病因与症状而言，病因是本，症状是标；以疾病先后而言，旧病、原发病是本，新病、继发病是标。总体来说，后世中医治疗学中治病求本主要指的是第一种，找出疾病的本质特征进行治疗。

对于脑病，其治疗的总体原则是以脑为中心，治神益智为基础，结合脑与脏腑、经络、气血津液的关系进行辨证论治。具体而言，在以治病求本为总则的基础之上，首先要治神益智，其次要调理脏腑、疏通经络、调理气血、调整阴阳，遵循正治反治、扶正祛邪、三因制宜等法则。治法是在治则指导下确立的指导方法，与临床选方遣药、针灸取穴及推拿手法等直接相关。

一、治疗原则

（一）治神益智

脑，为元神之府，是生命的枢机，主宰人体的一切生命活动，不仅具有主持精神意识、思维活动的作用，而且具有支配人体脏腑、控制人体行为、支配人体各种感觉的功能，同时还有发生感情、产生智慧的作用，这一切都是基于神对人体的统帅作用。因此，治神不仅仅是中医脑病学治疗疾病的首要法则，也是整个中医治疗学的一个重要法则。智慧是神的一种具体体现，并与神是否充盛密切相关。一般而言，元神充盛则智慧自生，元神不足则智力低下，即所谓“得神则生，失神则死”，所以，治神益智是中医脑病治疗中求本的第一法则。

脑神紊乱分虚、实两端，虚则以肾精不足、髓海空虚为主，实则以痰浊蒙窍、瘀血阻窍、热毒伤窍、气郁闭窍为主。脑神不足常常是由于年老精亏或久病、外伤损伤脑髓所致。由此可见，治神益智应从调理脏腑及气血入手。肾为先天之本，肾主藏精，精是脑髓化生的物质基础。各脏腑之精对肾中先天之精具有培育和充养的作用，后天脏腑之精是以脾主运化功能为基础的，因为脾为后天之本，具有化生水谷精微的功能。所以，治神益智主要是以益肾健脾、益精填髓、健脑安神为要。临床常用方剂有左归丸、六味地黄丸之类，针刺常以督脉、头部腧穴、手足少阴经腧穴为主，推拿也在头部、督脉及相应腧穴进行手法操作。

脑神失常的实证是以痰、瘀、热、气等实邪为主。痰浊是津液代谢失常的病理产物，尤其是无形之痰形成以后随经络上下无处不到，蒙蔽脑神，闭阻清窍，常发为眩晕、中风、失眠、痴呆等。临证治疗时，常用豁痰开窍之法。临床常用方剂有半夏白术天麻汤、二陈汤、涤痰汤之类，针刺常以头部腧穴及阳明太阳之脉腧穴为主，并配合相应的推拿手法。精血可以互化，所以血也是脑神的物质基础。阴血充足，血脉流畅，脑神得养；血行不畅，瘀血内阻于脑窍，则脑神紊乱，常发为中风、头痛、眩晕、痴呆等。临证治疗时，常用活血开窍之法。临床常用方剂有血府逐瘀汤、通窍活血汤、补阳还五汤之类，针刺常以头部腧穴、督脉腧穴及膈俞、三阴交等穴为主，并配以相应的推拿手法。由于感受阳热之邪、疫疠之气或者脏腑功能失调郁久化热，往往导致阳热炽盛，形成热毒。热毒之邪易于上扰脑神，脑神受损，常发为热病昏迷、急惊风等。临证治疗时，常用清热解窍之法。临床常用方剂有安宫牛黄丸、清营汤、白虎汤之类，针刺常用三棱针点刺放血、刺络拔罐等方法，推拿常以背部足太阳膀胱经、手太阴肺经泄热为主。气对人体具有推动、激发和营养的作用，对脑具有滋养作用的精血等物质也依赖于气的推动、激发，气机不畅，郁闭于内，蒙蔽清转，窍闭神匿，常发为郁证、失眠、眩晕、痴呆等。临证治疗时，常用理气醒窍之法。临床常用方剂有逍遥散、柴胡疏肝散、酸枣仁汤之类，针刺常以手厥阴心包经之间使、内关及任脉之膻中等腧穴为主，并配合相应的推拿手法。

（二）调理脏腑

人体是一个有机整体，脏与脏、脏与腑、腑与腑之间在生理上相互协调，相互促进，在病理上则相互影响。脑病会影响到其他脏腑，其他脏腑病变后又会影响脑，故在治疗脑病时不能单纯考虑脑，而应注意调整脑与各脏腑的关系。

脑居颅内，由髓汇集而成。脑为髓之海、元神之府、神机之源、诸神之会、一身之主。大经小络，贯布于脑，纵横交错而为脑脉。脑脉为血之隧道，灌注五脏精华之血和六腑清阳之气，以滋脑养髓，脑髓下行贯注腰脊之中，统帅脏腑经络、四肢百骸、气血、肌肉、皮肤。脑为诸阳之会，其气下降，以助肾作强之用和伎巧之所出。所以，肾气实则精足髓充，髓充则脑健。肾藏精，精舍志，志伤则喜忘前言。脑为元神之府、精灵之地、神机之源，说明只有脑神正常行令，肾主志才能正常发挥其功能。肝藏血，主疏泄，气机条达，气血旺盛上奉于脑，肝肾同源，精血充足以源源不断地发挥脑神之用。在中医脏象学中将脑的生理和病理统归于心而分属五脏，更说明了脑与心的密切相关。因此，脑病的治疗中要根据脏腑间的生理联系和病理影响，调整其功能活动，使之各司其职，才能有利于脑髓及神机的功能正常，促进脑病的向愈。

（三）疏通经络

经络能够运行气血，沟通上下内外，联络脏腑、形体、官窍，协调阴阳，同时又是病邪入侵和疾病传变的通道。脑通过经络对人体的脏腑及形体、官窍进行支配，正如《灵枢·邪气脏腑病形》说："十二经脉，三百六十五络，其血气皆上于面而走空窍，其精阳气上走于目而为睛，其别气走于耳而为听，其宗气上出于鼻而为嗅，其浊气出于胃，走唇舌而为味。"有些经脉直接入属于脑，如足太阳膀胱经"从巅入络脑"、督脉"上至风府，入属于脑"等，而其他一些经脉直接或间接地与人体的头部相互联系。同时，全身气血通过经络上输于脑，对脑进行濡养，使脑窍得养，脑神正常。如经络气血不畅，或经气逆乱，一方面脑失所养、脑神失常；另一方面，脑对脏腑和形体、官窍的支配功能下降。因此，疏通经络在中医学治病过程中起着十分重要的作用，也是针灸特殊治疗作用之一。临床上，除循经取穴以外，常选用头部腧穴或用头针治疗，旨在疏通经络、调理气血。

（四）调理气血

脑与气血有着密切的联系。全身"血气皆上注于面而走空窍"，进而上输于脑，精、气、血可以互化，因此气血是脑髓的物质基础，也是神志活动的物质基础。气血不足或气血运行失常，往往会造成脑的功能失常，发生瘀血阻窍、气郁闭窍等病理变化，如《素问·生气通天论》所言："大怒则形气绝，而血菀于上，使人薄厥。"因此，治疗脑系疾病无论中药还是针灸、推拿均应注意调理气血，以"有余泻之，不足补之""菀陈则除之"为原则，进行气血调理，使脑神复常。如《素问·至真要大论》所言："疏其气血，令其调达，而致平和。"

（五）调整阴阳

中医认为，阴阳的相对平衡维持着人体正常的生命活动，即所谓"阴平阳秘，精神乃治"，反之，若阴阳的相对平衡受到破坏，就会出现阴阳偏盛或偏衰。阴阳与脑有着密切联系。就与脑有关系的物质而言，气为阳，精血、津液为阴，气对脑具有温煦、推动、激发的作用；精血、津液对脑具有营养、滋润的作用。就功能而言，对人体具有温煦、推动、兴奋作用的功能都属于阳；对人体具有宁静、滋润、益智作用的功能都属于阴。因此，无论气血、津液、精的失调，还是全身阴阳失常都会影响到脑的功能，使之失常。如阳热偏盛则脑神亢奋、烦躁失眠，甚至惊厥昏迷；精血不足或阳气外脱则往往迷蒙多睡或神志不清。治疗时应"谨察阴阳之所在，以平为期"，所以调整阴阳是中医治疗学的基本法则之一。具体法则主要包括损其有余、补其不足两个方面。

1. 损其有余

损其有余是对于阴阳偏盛，即阴或阳的一方过盛、有余的病证，可采用"损其有余"的方法治之。阳热亢盛的实热证，应"治热以寒"，用"热者寒之"的方法以清泻阳热，或刺络泄热；阴寒内盛的寒实证则应"治寒以热"，用"寒者热之"的方法以温经散寒，或用艾灸温经通络。

临证调整阴或阳的偏盛时，应注意是否有相应的阳或阴偏衰的情况存在，若已引起相对一方的偏衰时当兼顾其不足，配以扶阳或益阴之法。

2. 补其不足

这是对于阴阳偏衰，阴或（和）阳的一方虚损不足的病证，如阴虚、阳虚或阴阳两虚等，采用"补其不足"的方法治之。对于阴虚之证，当以补阴为主，即"阳病治阴"，又称为"壮水之主，以制阳光"，这一治则包括滋阴养血、养阴补津等；对于阳虚之证，当以扶阳为要，即"阴病治阳"，又称为"益火之源，以消阴翳"，这一治则包括温阳补气、温经通络等。

对于脑病的阴阳不足，除采用上述治则外，还常用"阳中求阴"或"阴中求阳"的治则，因为阴阳具有互根互用的关系，如左归丸、金匮肾气丸等治疗脑病常用方，均包含有阴阳互求的理论机制。对于阴阳两虚之脑病，则应阴阳双补。

（六）正治、反治

正治法又称逆治法，即所谓"正者逆治"，是针对疾病性质、病机进行治疗的一种原则，同样是治病求本治则的体现，采用与疾病证候性质相反的方药进行治疗。在运用时需辨清脑病证候的病因、性质等。如病性属寒当用温热法；热病用寒凉法；若属脑内有坚积之病，如癥瘕、积聚之类，当用削伐之法；属于外邪侵袭脑络者用祛除外邪法；气血郁结于脑或痰浊、邪气内结等，用消散法；肾精不足、髓海空虚时采用益精填髓之法等。如治法中的寒者热之、热者寒之、坚者削之、客者除之、劳者温之、结者散之、留者攻之、燥者濡之、急者缓之、散者收之、损者温之、逸者行之、惊者平之等，均属于正治法范畴。

反治法亦称从治法，即所谓“从者反治”，是顺从疾病假象而治的一种治疗原则，主要用于疾病性质与疾病症状相反的证候，所用方药及针推手法与这种假象相一致。常用的反治法主要包括寒因寒用、热因热用、塞因塞用、通因通用。即以热药治疗真寒假热证，以寒药治疗真热假寒证，因虚致痞塞用补益法，大热内蓄、大寒内凝或积聚留滞致泻利不止则以通法下之。

对于疾病的本质而言，无论正治，还是反治，都是药(术)与证相对应的。因此，正治法和反治法遵循的都是治病求本和“以寒治热，以热治寒”“盛则泻之，虚则补之，热则疾之，寒之留之，陷下则灸之”“虚则实之，满则泄之，菀陈则除之”的原则。

(七)扶正祛邪

疾病过程是正气与邪气矛盾双方相互斗争的过程。正邪斗争的胜负决定着疾病的进退。邪胜正则病进，正胜邪则病退。治疗疾病就要扶助正气，祛除邪气，改变正邪双方的力量对比，使之有利于疾病向愈。实则泻之、虚则补之是扶正祛邪原则的具体应用。扶正祛邪在运用时要观察分析正邪的消长盛衰情况，根据正邪在矛盾中的地位决定扶正与祛邪的主次和先后。一般包括以下几种情况。

1. 扶正

适用于以正气虚为主要矛盾，而邪气不盛的虚性病证。扶正的补法主要有益气、养血、滋阴、助阳等法。《素问·五脏生成》说：“诸髓者，皆属于脑。”《灵枢·海论》：“脑为髓之海。”《素问·脉要精微论》：“头者，精明之府。”均说明脑由髓汇聚而成，而髓由精生，故肾气实则精足髓充，髓充则脑健。因此，对脑病之虚证应注重培补元气，益精填髓。

2. 祛邪

适用于以邪实为主要矛盾，而正气未衰的实性病证。解表、攻下、渗湿、利水、消导、化瘀、祛痰等都属于祛邪的治法。人的思维、记忆等精神活动均与脑密切相关，若精气虚损，肌体内环境失调，痰浊、瘀血内生，风、火、痰、瘀相互为患，痰、瘀胶着不化，从而损伤脑髓。临床上可灵活运用祛邪法。如豁痰、息风、开窍治疗痰湿内盛所致的中风闭证。

3. 扶正、祛邪

兼用二者兼用体现了攻补兼施，适用于正虚邪实、虚实夹杂的病证。在具体运用时，要分清正虚、邪实的主次关系，合并使用亦有主次之别。正虚为主或较急重的应以扶正为主，兼顾祛邪。对中风后的气虚血瘀、脉络瘀阻的半身不遂证，治用补气活血、通经活络的补阳还五汤，重用黄芪大补脾胃元气，使气旺以促血行，祛瘀而不伤正。邪实为主或较急重的应以祛邪为主，兼顾扶正。

4. 先祛邪后扶正

先祛邪后扶正即先攻后补。适用于虽然邪盛正虚，但正气尚能耐攻，或同时使用，扶正反会助邪的病证，则应先祛邪而后扶正。如久病体虚骤见热毒内陷，痰热壅闭清窍，出现高热烦躁、神昏谵语、中风昏迷证，当急用开窍醒神法，以清热开窍、豁痰解毒之安宫牛黄丸治之，待患者神清病平，标去后再调补，则无留寇助邪之虞。

5. 先扶正后祛邪

先扶正后祛邪即先补后攻。适用于正虚邪实，以正虚为主，不耐受攻伐者，由于正气过于虚弱，兼以攻邪则反更伤正。如脑内有虫积的患者，正气虚弱不宜驱虫，应健脾以扶正，使正气得到一定恢复时再驱虫消积。

（八）三因制宜

三因制宜即因时、因地、因人制宜。在治疗疾病时要根据季节、地区及人体的体质、性别、年龄等不同条件制定适宜的治疗方法。

1. 因时制宜

四时气候的变化，对人体的生理功能、病理变化均产生一定的影响。根据不同季节的气候特点，考虑治疗用药的原则即为“因时制宜”。在脑病的发生过程中，常常与季节具有相关性，如中风、头痛、眩晕、急惊风等，因此在治疗相应疾病时，应注意“用凉远凉，用寒远寒，用温远温，用热远热”。中风病多发于冬季，治疗时应在辨证论治的基础上配合应用中药温阳活血，配以针灸温经散寒。对于中风后遗症，若在夏季治疗则应避免过多使用温热之品（法）。

2. 因地制宜

根据不同地区的地理环境特点考虑治疗用药的原则为因地制宜。尤其是与地区因素有关的脑病，在治疗时，应充分考虑地区因素进行相应治疗，如部分痴呆（如小儿呆小症）的发生常由患者所在地区的生活、居住环境所致，因此临证时在一般治疗的基础上，应积极改变患者的生活、居住环境或饮食结构。

3. 因人制宜

根据患者年龄、性别、体质、生活习惯的不同进行处方用药的原则即因人制宜。中风常发于年长之人，其脏腑气血衰退，患病多虚，或虚实夹杂、虚中夹实，治疗宜扶正补虚，有实邪也要慎用攻法，祛邪勿伤正。而郁证、失眠则常以女性多见，治法应配合调理冲、任二脉。急慢惊风、五迟、五软等多见于小儿，因此应注意用药时量宜小并便于服用，针刺时取穴宜少并便于留针等。

（九）标本缓急

中医脑病学以脑为本，认为脑是人体生命之首，因此治病求本当以脑为先。具体脑病中标本含义另有不同，就神与脏腑而言，神为本，脏腑为标；就脏腑而言，五脏为本，六腑为标；就脏腑与形体而言，脏腑为本，形体为标。在复杂多变的病证中，常有标本主次的不同，治疗时就有先后、缓急、轻重的区别。标通常指疾病的临床表现和出现的证候。标本治法的临床应用是治病必求于本，但在某些情况下，标病甚急，不及时解决可危及生命或影响疾病的治疗，则应采取“急则治其标，缓则治其本”的原则。若标本并重，则应标本兼顾，标本并行，即“间者并行，甚者独行”。

1. 急则治其标

在脑病的发展过程中，如果标病急重，当先治标，因为标病在这种情况下往往会影响到整体生命的安危。如，热病昏迷、热病惊厥等，清热醒神、息风止痉当先缓之，后以清热治本，临证采用放血泄热、强刺醒神的手法，这也是针灸的最好适应证之一；另如，中风中脏腑的针刺治疗常用水沟、内关、十宣醒神开窍或关元、气海、神阙温灸回阳为先，然后根据疾病证候治本缓图。

2. 缓则治其本

缓则治其本是针对病情比较平稳的疾病或慢性病的治疗原则。对急性病的恢复期、发作性疾病的缓解期和慢性病等都有重要指导意义。如，慢惊风的治疗，常以健脾养血、祛风定惊为主，因为此时惊风虽有，但非急重；又如，中风病后遗症期，需进行虚、实、火、风、痰、气、血的辨证治疗。癫痫在稳定期间也应以补虚化痰为主，以治其本，达到预防、减少发作的目的。

3. 间者并行，甚者独行

在标本俱急和标本并重的情况下，必须标本同治。如中风后痴呆、老年性痴呆在演变过程中以痰瘀内阻或肾精亏损为病变基础，治疗时应用活血通络、化痰降浊、补肾益精之法以兼顾标本。

标本的治疗原则既有原则性又有灵活性。临床运用时应据病情变化适当调整，关键在于辨清疾病的本质证候。

（十）病治异同

病证异同反映了中医学中“病”与“证”的区别，体现了辨证论治的优越性。中医对疾病的治疗，既辨病又辨证。脑系疾病都呈现漫长的过程，每个阶段的病理变化又不尽相同，加之患者个体差异颇大，很难确定统一的治疗方法，这需着眼于证的分辨，然后才能正确施治。在一种病的发病过程中可以包括几种不同的证，在不同病的发展过程中亦可出现同一种证，因此治疗中又出现了同病异治和异病同治两种情况。

1. 同病异治

同病异治是指同一种疾病由于发病的时间、地区、患者肌体反应性不同，或处于不同的发展阶段，表现的证不同，因而治法也不同。譬如中风病有中经络和中脏腑之分，中脏腑又有闭证、脱证之分，同为闭证又有阳闭和阴闭的区别，治疗各异。

2. 异病同治

异病同治是指不同的疾病，在其发展过程中，由于出现了相同的病机即证相同或相似，也可采用同一方法治疗。中风后遗症出现半身偏枯不遂和血管性痴呆，虽然二者病不同，但若均属气虚血瘀证则都可采用补阳还五汤，若以血瘀为主又都可用血府逐瘀汤。

3. 证同治亦同，证异治亦异

针对疾病发展过程中不同的矛盾用不同的治法恰恰是治病求本治疗原则的体现，也正是辨证论治的精神实质。

值得一提的是，中医药的使用更注重辨证论治，针灸与推拿的治疗则是辨病、辨症、辨证、辨经相结合的，虽然证候不同但往往取穴或取经是相近的。中风后遗症的治疗常常取穴相近，只是在针法、手法上进行一些调整；头痛的治疗取穴常常以病为先，结合辨经取穴，再配以辨证取穴及随症取穴。

二、常用治法

治法是在辨清证候，审明病因、病机之后，确定治则，并在治则指导下有针对性地采取的治疗方法。由于证候的复杂性，临证治疗时也常多种治疗方法兼加使用。中风后的气虚血瘀证，中药治疗时选用补气活血的方法。针灸、推拿是特殊的治疗手段，在治疗时常以疏通经络为法，以辨病取穴、辨证取穴、辨经络取穴、辨症状取穴、辨部位取穴为主。下面以中药治法为例进行阐述。

（一）清热法

清热法是通过寒凉泄热的药物和措施，清除火热之邪的一种治法，又称清法，适用于里热证的治疗。由于里热证有热在气分、营分、血分、热甚成毒及热留于某一脏腑之分，因此清热法又有清气分热、清营凉血、气血两清、清热解毒和清脏腑热的不同。在脑病学中清热法的运用范围较广，如热病昏迷、小儿急惊风或中风后痰热腑实等。临证时除辨证用药外，还常配合清热药。但需注意，在小儿热病惊风中，常出现阳盛格阴之证，容易漏诊误治。阴盛格阳的真寒假热证和命门火衰的虚阳上浮证均不可用清热法。此外，热邪易伤津耗气，因此要注意清热和滋阴、益气等法配合使用，通常苦寒清热药多性燥，易伤阴液，不宜久服。如热邪炽盛，服清热药入口即吐者，可于清热剂中少佐辛温的姜汁，或热药凉服。

（二）攻下法

攻下法是通过荡涤肠胃，泻出肠中积滞，使停留于胃肠的宿食、燥屎、冷积、瘀血、结痰、停水等从下窍而出，以祛邪除病的一种方法，又称下法。《素问·阴阳应象大论》中“其下者，引而竭之”“中满者，泻之于内”即为下法的理论依据。

攻下法适用于里实证，凡邪在肠胃，燥屎内结，或热结旁流，以及停痰留饮、瘀血积水等邪正俱实之证均可使用。中风后或头部内外伤往往出现痰热腑实证，症见神昏、谵语、狂言、狂躁妄动等，可用星楼承气汤等荡涤肠胃、泄热通腑；小儿急惊风也常与腑气不通有关，临证治疗也可使用通便泄热之法。

需要注意的是，年高津亏便秘或素体虚弱、阳气衰微而大便艰难者不宜用峻下法；妇女妊娠、产后及月经期皆应慎用下法。下法以邪去为度，得效即止，不宜过量，以防正气受伤。药后宜糜粥调养，勿骤进油腻。

（三）补益法

补益法是滋养补益人体的气血、阴阳之不足，或补益某一脏之虚损的治法。《素问·三部九候论》："虚则补之。"《素问·至真要大论》："损者益之。"《素问·阴阳应象大论》："形不足者，温之以气；精不足者，补之以味。"补益法重点在于通过药物或针灸、推拿等治疗，使人体脏腑或气血、阴阳之间的失调重归于平衡。补益法在脑系疾病中应用广泛，如中风、眩晕、痴呆、五迟、五软、解颅等，只要出现虚损不足就应使用补益法。常用的补益法又可分为如下几种。

1. 补肾填精

适用于肾精亏虚所致的眩晕、痴呆、颅脑内外伤、中风、肢体痿弱等病证。肾精亏虚所致耳目失聪、须发早脱、腰膝酸软可用河车大造丸或左归丸；健忘、痴呆可用补肾益髓汤；两足痿软可用鹿角胶丸。

2. 健脾益气

适用于脾失健运，精微不布所致的痿软、瘫痪、眩晕等病证。中气不足，脾胃亏虚，精微不运所致痿证可用补中益气汤；中气不足，清阳不升的眩晕可用归脾汤。

3. 滋补元阴

适用于肝肾不足，筋骨失养所致的肢体痿弱、瘫痪、拘挛麻木，以及髓海失养引起的眩晕、耳鸣、耳聋、脑鸣等病证。偏于肝肾不足，筋骨失养的可以用虎潜丸；肝肾精血亏损者可用左归丸；肝肾阴虚者可用杞菊地黄丸。

4. 壮补元阳

适用于肾阳不足，肢体失于温煦所致的肢体拘挛，痿弱不用，以及嗜睡、精神恍惚等病证。如右归丸。

5. 益气养血

适用于气血两亏所致的多种病证。如十全大补汤、归脾汤。

注意事项如下。

(1) 辨清虚实真假，凡实证而表现虚证假象者，禁补。

(2) 把握好邪正关系的消长变化，外邪未尽时不宜过早进补，以免闭门留寇。

(3) 阳虚多寒者补以甘温，清润之品非其所宜；阴虚多热者补以甘凉，辛燥之类不可妄用。

(4) 补益药如需久服，应防滋腻碍胃，佐以理气和胃之品。

（四）消导法（化痰法）

通过消导和散结的作用，对气、血、痰、食、水、虫等积聚而成的有形之结，使之渐消缓散的治法。化痰法就是通过消除痰饮而治疗由痰引起的各类病证。由于痰饮停留的部位不同，兼挟的邪气也不尽相同，在治法上又有差别，可分为燥湿化痰、清热化痰、息风化痰、行气化痰等四种。

1. 燥湿化痰

适用于脾失健运，痰湿内阻的胸脘痞闷、呕恶眩晕、肢体困倦等症（可见于痴呆、眩晕、癫证、痫证等病证）。痰涎壅盛，胸膈痞塞，头痛眩晕，呕不能食可用导痰汤；胆胃不和，痰热内扰而见虚烦不眠、呕吐呃逆、惊悸不宁、癫痫等证可用温胆汤。

2. 清热化痰

适用于痰热互结或痰郁化热上扰清窍所致的头晕、抽搐、躁动、失眠等症（常见于脑血管病、癫证、痫证等病证）。痰热内结，可用清气化瘀丸；痰热上扰清窍发为癫狂惊悸、怔忡昏迷、胸脘痞闷、口眼蠕动，或常做怪梦，可用礞石滚痰丸。

3. 息风化痰

适用于风痰证。以内风挟痰为主，素有痰浊，肝风内动，挟痰上扰，症见眩晕头痛、癫证、痫证，甚则昏厥。如风痰上扰可用半夏白术天麻汤。

4. 行气化痰

适用于气机郁结、湿痰阻络所致的眩晕、脘痞、梅核气等。如半夏厚朴汤、旋覆花汤。

注意事项如下。

(1) 阴虚火旺见咳嗽、咯血，不宜用温燥药，以免耗伤津液。

(2) 本虚标实者应注意调护肺、脾、肾三脏，标本兼治。

（五）行气法

行气法是调理气机的一种治法，适用于气机失调的病证，尤其是肝气郁滞证所致的头痛，或情绪抑郁、哭笑无常等症（常见于头痛、百合病、脏躁、郁证等）。肝气郁结、胁肋疼痛、寒热往来可用柴胡疏肝散；肝郁血虚而致头痛目眩、口燥咽干、神疲食少可用逍遥散。使用行气法应辨清虚实，若补气而误用行气则其气更虚，当行气而误用补气则郁滞更甚。行气药多为香燥苦温之品，有伤阴之弊，宜中病即止。

（六）理血法

理血法是通过调理血分治疗瘀血内阻和各种出血证的一种治法。该法在脑病中运用广泛，如脑梗死，而对于脑出血、蛛网膜下腔出血则应酌情使用。其他疾病，如血管性痴呆、帕金森病、阿尔茨海默病、流行性脑脊髓膜炎，均有一定疗效。理血法又分为活血化瘀、益气活血和止血法。活血化瘀又分为理气活血、破血逐瘀、活血通窍、活血软坚。血得温则行，遇寒则凝，活血化瘀法可配伍温经散寒法同用，以加强温经行血的力量。妇女妊娠期、月经期应慎用活血化瘀法。活血化瘀之品多有耗伤正气（阴血）之弊，故纯虚而无瘀不可妄用本法。止血时尚须防止瘀血留阻，除突然大量出血以止血为当务之急外，一般运用止血法的同时可适当配合活血化瘀的药物，使血止而不留瘀。

（七）安神法

安神法是通过重镇安神或滋养安神治疗神志不安疾患的方法，可达到调整阴阳平衡、协调脏腑关系的作用。按照神志不安的虚实之别，又分为重镇安神和滋养安神两种方法。

1. 重镇安神

重镇安神法多针对神志不安的实证，按照“惊者平之”的原则，平调心、肝偏盛之证，常与清热药配伍，达到镇心安神、清热除烦的目的，适用于外受惊恐、肝郁化火、内扰心神所致的癫证、狂证、躁扰不宁等。心火偏亢、阴血不足引起的心神烦乱、怔忡、失眠、胸中烦热可用朱砂安神丸；水不济火、心阳偏亢而致心神不交的失眠、耳鸣、耳聋及癫证、痫证等可用磁朱丸。

2. 滋养安神

滋养安神法是养血滋阴、宁心安神相配合，针对忧思太过，心、肝阴血不足，心神失养或心阴不足之证，以补为主，达到血能养心、阴承火降的目的，适用于心、肝血虚或心火偏亢引起心神失养所致的心悸失眠、烦躁不安等症（常见于脏躁、百合病、郁证等精神疾患）。肝气抑郁或心血虚少而致的脏躁可用甘麦大枣汤；思虑过度、劳伤心脾可用归脾汤。

临床运用本法按虚、实分类，但二者又常互为因果，遣方用药时需标本兼顾，重镇与滋养同时使用。重镇安神药多属金石类，不宜久服，以免有碍脾胃运化，素体脾胃虚弱者尤应慎用，必要时结合补脾和胃药使用。部分药物具有毒性，当慎用。

（八）开窍法

开窍法是开闭通窍以苏醒神志为主的一种治法，主要治疗神经系统疾病的神昏窍闭证。具体运用时分为凉开与温开两种。

1. 清热开窍

清热开窍法又称凉开法，通治热闭诸证（热入心包或痰热壅闭心窍）。适用于温邪热毒内陷心包或痰热痹阻心窍所致的高热、神昏、惊厥、谵语等症（常见于全身感染引起的脑病、急性脑血管病、中毒性脑病等）。热邪内陷心包，痰热痹阻心窍证可用安宫牛黄丸；神昏窍阻而见痉厥者可用紫雪丹；秽浊之毒尤甚，又见痰盛气粗者可用至宝丹。

2. 温通开窍

温通开窍法又称温开法，是温通气机、开窍、辟秽、化痰的治法，主要适用于中风阴闭、痰厥、气厥等所致的突然昏倒、牙关紧闭、神昏、苔白、脉迟等症。寒痰阻窍，蒙蔽心神，可用苏合香丸；秽恶痰浊壅闭太甚，可用玉枢丹。

注意事项。

(1) 开窍法多适用于邪实神昏的闭证，临证需结合病情适当选用清热、通便、凉肝、息风、化痰、辟秽等法。

(2) 开窍剂剂型多为丸散剂成药，以便急救时立即应用，亦有制成注射液（如醒脑静），发挥作用更快，药物大多具有芳香挥发性，应吞服、鼻饲或注射，不宜加热煎服。

(3) 本法为急救治标之法，且易耗伤正气，中病即止，不可久服。

(九) 镇痉法

通过平肝熄风、祛风通络以解除四肢抽搐、眩晕、震颤、口眼㖞斜等病证的治法，又称息风法。

1. 疏散外风

适用于治疗风邪所致的诸病，主要指风邪外袭，侵入肌表、经络、筋骨、关节，引起头痛、眩晕、手足挛痛、麻木不遂、屈伸不利、口眼㖞斜等。

(1) 疏风止痛。适用于外感风邪所致的头痛，可用于血管性头痛、三叉神经痛等。风寒上犯头痛可用川芎茶调散；风热上犯头痛用夸石膏汤。

(2) 祛风解痉。适用于风痰阻络、筋脉痉挛所致的抽搐、口眼㖞斜等症 (常见于面神经炎、面肌痉挛、三叉神经痛等)。风痰上犯见口眼㖞斜者可用牵正散；惊厥四肢抽搐可用止痉散或玉真散；柔痉用栝楼桂枝汤，刚痉用葛根汤。

(3) 搜风通络。适用于风寒湿邪留滞经脉所致的肢体筋脉挛痛、屈伸不利或疼痛游走不定等症 (常见于痹证、周围神经病变等)。如风寒湿痹用小活络丹。

2. 平息内风

适用于脏腑病变所致的内风病，如高热昏迷、四肢抽搐、头目眩晕，甚至昏仆、口舌㖞斜、半身不遂、舌强不语等。

(1) 镇肝息风。适用于肝阳上亢、肝风内动而见头晕目眩，肢体抽搐、震颤，甚至猝然昏倒、口眼㖞斜、半身不遂等症 (常见于中风、前庭神经病变所致的眩晕及帕金森病等)。肝阳上亢的阴虚阳亢、上盛下虚证，症见眩晕耳鸣、面红目赤、头重脚轻、急躁易怒、失眠多梦、腰膝酸软，可用天麻钩藤饮；肝风内动见眩晕欲仆、头痛头摇、项强、肢麻震颤、步履不正、语言謇涩，甚或突发口舌㖞斜、半身不遂可用镇肝熄风汤。

(2) 清热息风。适用于热盛风动而见高热神昏、躁扰如狂、四肢抽搐、项强等症。如羚角钩藤汤。

(3) 养血息风。适用于邪热伤阴，血虚不能濡养筋脉，虚阳不能潜藏，虚风内动，而见手指蠕动、筋脉拘挛的病证。血虚生风而见肢麻、筋脉拘急、抽搐可用阿胶鸡子黄汤合四物汤加减；阴虚生风，虚风内动，筋脉拘挛、手足蠕动，伴两目干涩、五心烦热等可用大定风珠。

注意事项如下。

(1) 风有内外之分，外风宜散，内风宜息，但外风可以引动内风，内风又可兼挟外风，临证时又当兼顾治疗。

(2) 祛风药性多温燥，对津液不足、阴虚内热或阳亢者慎用。

第四节 脑出血

脑出血 (intracerebral hemorrhage，ICH) 也称脑溢血，系指原发性非外伤性脑实质内出血，故又称原发性或自发性脑出血。脑出血系脑内的血管病变破裂而引起的出血，绝大多数是高血压伴发小动脉微动脉瘤在血压骤升时破裂所致，称为高血压性脑出血。主要病理特点为局部脑血流变化、炎症反应，以及脑出血后脑血肿的形成和血肿周边组织受压、水肿、神经细胞凋亡。80％的脑出血发生在大脑半球，20％发生在脑干和小脑。脑出血起病急骤，临床表现为头痛、呕吐、意识障碍、偏瘫、偏身感觉障碍等。在所有脑血管疾病患者中，脑出血约占 20％～ 30％，年发病率为 60/10 万～ 80/10 万，急性期病死率为 30％～ 40％，是病死率和致残率很高的常见疾病。该病常发生于 40 ～ 70 岁，其中＞ 50 岁的人群发病率最高，达 93.6％，但近年来发病年龄有越来越年轻的趋势。

根据本病的临床表现，可归属于中医学“中风”“仆击”“偏枯”“薄厥”“大厥”“卒中”等范畴。2006 年中国中西医结合学会神经科专业委员会制定的《脑梗死和脑出血中西医结合诊断标准 (试行)》定为：“无论是脑梗死或脑出血，按其临床表现多属于中医学中风病范畴，统称为脑卒中。”

一、病因与发病机制

(一) 风火上炎

素体阳盛，性情急躁，肝火旺盛；或郁怒伤肝，肝郁化火，亢而动风，风火上炎，鼓荡气血上冲犯脑，脑脉受损，血溢出脑脉，遂成出血性中风。

(二) 风痰瘀阻

素体肥胖，或过食肥甘醇酒致脾胃受伤，脾运失调，水湿运化失司而致痰湿内生。若烦劳过度，致使阳气升张，引动风阳，内风旋动，夹痰逆于清窍，损伤脑脉，血妄行于脉外而产生脑溢血。

(三) 痰热腑实

过食肥甘醇酒辛辣，致脾胃受伤；或素体肝旺，克伐脾土，脾运失调，水湿运化失司而致痰湿内生，郁久化热，形成痰热互结；或肝郁化火，灼津成痰，痰热互结，遂成痰热腑实，腑气不通，气逆上冲，破损脑脉，血溢出脑脉，则发为脑出血。

(四) 气虚血瘀

年老体弱，或久病气虚，气不摄血，血不循经，溢出脑脉，离经之血聚而不散成为瘀血，阻闭脑窍，脑神失用，猝然昏仆而中风。

(五)阴虚风动

“年四十而阴气自半，起居衰矣”。年老体弱，或久病气血亏损，阴气耗伤；或劳倦伤肾，肾精亏损，水不涵木，肝肾阴虚，则阴不制阳，虚风动越，上扰脑脉，脉道受损，血不循经而外溢，发为脑出血。

(六)痰湿蒙神

脾为生痰之源，各种原因导致脾运失健，水湿运化失司而致痰湿内生，若情志过极，扰乱气机，痰湿上扰，蒙蔽清窍，损伤脑脉，血溢脉外，即发生脑出血。

(七)痰热内闭

素体痰盛，五志过极，阳亢风动，夹痰夹火，横窜经络，上窜脑脉，迫血妄行，溢出脑脉，蒙蔽清窍而卒中。

(八)元气败脱

年老体衰，或风火、痰湿、痰火上扰清窍，脑脉受损而血外溢；或瘀血阻闭清窍，发生重症脑出血，致元气败脱，阴阳不相维系而离决，神明散乱，则生命危在旦夕。

三、临床表现

(一)症状与体征

1. 意识障碍

多数患者发病时很快出现不同程度的意识障碍，轻者可呈嗜睡，重者可昏迷。

2. 高颅压征

表现为头痛、呕吐。头痛以病灶侧为重，意识蒙或浅昏迷者可见患者用健侧手触摸病灶侧头部；呕吐多为喷射性，呕吐物为胃内容物，如合并消化道出血可为咖啡样物。

3. 偏瘫

病灶对侧肢体瘫痪。

4. 偏身感觉障碍

病灶对侧肢体感觉障碍，主要是痛觉、温度觉减退。

5. 脑膜刺激征

见于脑出血已破入脑室、蛛网膜下腔以及脑室原发性出血之时，可有颈项强直或强迫头位，Kernig 征阳性。

6. 失语症

优势半球出血者多伴有运动性失语症。

7. 瞳孔与眼底异常

瞳孔可不等大、双瞳孔缩小或散大。眼底可有视网膜出血和视盘水肿。

8. 其他症状

如心律不齐、呃逆、呕吐咖啡色样胃内容物、呼吸节律紊乱、体温迅速上升及心电图异常等变化。脉搏常有力或缓慢，血压多升高，可出现肢端发绀，偏瘫侧多汗，面色苍白或潮红。

（二）不同部位脑出血的临床表现

1. 基底节区出血

为脑出血中最多见者，约占 60%～70%。其中壳核出血最多，约占脑出血的 60%，主要是豆纹动脉尤其是其外侧支破裂引起；丘脑出血较少，约占 10%，主要是丘脑穿动脉或丘脑膝状体动脉破裂引起；尾状核及屏状核等出血少见。虽然各核出血有其特点，但出血较多时均可侵及内囊，出现一些共同症状。现将常见的症状分轻、重两型叙述如下：

(1) 轻型：多属壳核出血，出血量一般为数毫升至 30mL，或为丘脑小量出血，出血量仅数毫升，出血限于丘脑或侵及内囊后肢。患者突然头痛、头晕、恶心呕吐、意识清楚或轻度障碍，出血灶对侧出现不同程度的偏瘫，亦可出现偏身感觉障碍及偏盲（三偏征），两眼可向病灶侧凝视，优势半球出血可有失语。

(2) 重型：多属壳核大量出血，向内扩展或穿破脑室，出血量可达 30～160mL；或丘脑较大量出血，血肿侵及内囊或破入脑室。发病突然，意识障碍重，鼾声明显，呕吐频繁，可吐咖啡样胃内容物（由胃部应激性溃疡所致）。丘脑出血病灶对侧常有偏身感觉障碍或偏瘫，肌张力低，可引出病理反射，平卧位时，患侧下肢呈外旋位。但感觉障碍常先于或重于运动障碍，部分病例病灶对侧可出现自发性疼痛。常有眼球运动障碍（眼球向上注视麻痹，呈下视内收状态）。瞳孔缩小或不等大，一般为出血侧散大，提示已有小脑幕疝形成；部分病例有丘脑性失语（言语缓慢而不清、重复言语、发音困难、复述差，朗读正常）或丘脑性痴呆（记忆力减退、计算力下降、情感障碍、人格改变等）。如病情发展，血液大量破入脑室或损伤丘脑下部及脑干，昏迷加深，出现去大脑强直或四肢弛缓，面色潮红或苍白，出冷汗，鼾声大作，中枢性高热或体温过低，甚至出现肺水肿、上消化道出血等内脏并发症，最后多发生枕骨大孔疝死亡。

2. 脑叶出血

又称皮质下白质出血。应用 CT 以后，发现脑叶出血约占脑出血的 15%，发病年龄 11～80 岁不等，40 岁以下占 30%，年轻人多由血管畸形（包括隐匿性血管畸形）、Moyamoya 病引起，老年人常见于高血压动脉硬化及淀粉样血管病等。脑叶出血以顶叶最多见，以后依次为颞叶、枕叶、额叶，40%为跨叶出血。脑叶出血除意识障碍、颅内高压和抽搐等常见症状外，还有各脑叶的特异表现。

(1) 额叶出血：常有一侧或双侧的前额痛、病灶对侧偏瘫。部分病例有精神行为异常、凝视麻痹、言语障碍和癫痫发作。

(2) 顶叶出血：常有病灶侧颞部疼痛；病灶对侧的轻偏瘫或单瘫、深浅感觉障碍和复合感觉障碍；体象障碍、手指失认和结构失用症等，少数病例可出现下象限盲。

(3) 颞叶出血：常有耳部或耳前部疼痛，病灶对侧偏瘫，但上肢瘫重于下肢，中枢性面、舌瘫可有对侧上象限盲；优势半球出血可出现感觉性失语或混合性失语；可有颞叶癫、幻嗅、幻视、兴奋躁动等精神症状。

(4) 枕叶出血：可出现同侧眼部疼痛，同向性偏盲和黄斑回避现象，可有一过性黑和视物变形。

3. 脑干出血

(1) 中脑出血：中脑出血少见，自 CT 应用于临床后，临床已可诊断。轻症患者表现为突然出现复视、眼睑下垂、一侧或两侧瞳孔扩大、眼球不同轴、水平或垂直眼震，同侧肢体共济失调，也可表现大脑脚综合征 (Weber 综合征) 或红核综合征 (Benedikt 综合征)。重者出现昏迷、四肢迟缓性瘫痪、去大脑强直，常迅速死亡。

(2) 脑桥出血：占脑出血的 10%左右。病灶多位于脑桥中部的基底部与被盖部之间。患者表现突然头痛，同侧Ⅵ、Ⅶ、Ⅷ脑神经麻痹，对侧偏瘫 (交叉性瘫痪)，出血量大或病情重者常有四肢瘫，很快进入意识障碍、针尖样瞳孔、去大脑强直、呼吸障碍，多迅速死亡。可伴中枢性高热、大汗和应激性溃疡等。一侧脑桥小量出血可表现为脑桥腹内侧综合征 (Foville 综合征)、闭锁综合征和脑桥腹外侧综合征 (Millard-Gubler 综合征)。

(3) 延髓出血：延髓出血更为少见，突然意识障碍，血压下降，呼吸节律不规则，心律失常，轻症病例可呈延髓背外侧综合征 (Wallenberg 综合征)，重症病例常因呼吸心跳停止而死亡。

4. 小脑出血

约占脑出血的 10%。多见于一侧半球的齿状核部位，小脑蚓部也可发生。发病突然，眩晕明显，频繁呕吐，枕部疼痛，病灶侧共济失调，可见眼球震颤，同侧周围性面瘫，颈项强直等，如不仔细检查，易误诊为蛛网膜下腔出血。当出血量不大时，主要表现为小脑症状，如病灶侧共济失调，眼球震颤，构音障碍和吟诗样语言，无偏瘫。出血量增加时，还可表现有脑桥受压体征，如展神经麻痹、侧视麻痹等，以及肢体偏瘫和 (或) 锥体束征。病情如继续加重，颅内压增高明显，昏迷加深，极易发生枕骨大孔疝死亡。

5. 脑室出血

分原发与继发两种，继发性系指脑实质出血破入脑室者；原发性指脉络丛血管出血及室管膜下动脉破裂出血，血液直流入脑室者。以前认为脑室出血罕见，现已证实占脑出血的 3%～ 5%。55%的患者出血量较少，仅部分脑室有血，脑脊液呈血性，类似蛛网膜下腔出血。临床常表现为头痛、呕吐、项强、Kernig 征阳性、意识清楚或一过性意识障碍，但常无偏瘫体征，脑脊液血性，酷似蛛网膜下腔出血，预后良好，可以完全恢复正常；出血量大，全部脑室均被血液充满者，其临床表现符合既往所谓脑室出血的症状，即发病后突然头痛、呕吐、昏迷、瞳孔缩小或时大时小，眼球浮动或分离性斜视，四肢肌张力增高，病理反射阳性，早期出现去大脑强直，严重者双侧瞳孔散大，呼吸深，鼾声明显，体温明显升高，面部充血多汗，预后极差，多迅速死亡。

四、辅助检查

（一）头颅 CT

发病后 CT 平扫可显示近圆形或卵圆形均匀高密度的血肿病灶，边界清楚，可确定血肿部位、大小、形态及是否破入脑室，血肿周围有无低密度水肿带及占位效应（脑室受压、脑组织移位）和梗阻性脑积水等。早期可发现边界清楚、均匀的高度密度灶，CT 值为 60～80Hu，周围环绕低密度水肿带。血肿范围大时可见占位效应。根据 CT 影像估算出血量可采用简单易行的多田计算公式：出血量 (mL) ＝ 0.5× 最大面积长轴 (cm)× 最大面积短轴 (mL)× 层面数。出血后 3～7d，血红蛋白破坏，纤维蛋白溶解，高密度区向心性缩小，边缘模糊，周围低密度区扩大。病后 2～4 周，形成等密度或低密度灶。病后 2 个月左右，血肿区形成囊腔，其密度与脑脊液近乎相等，两侧脑室扩大；增强扫描，可见血肿周围有环状高密度强化影，其大小、形状与原血肿相近。

（二）头颅 MRI/MRA

MRI 的表现主要取决于血肿所含血红蛋白量的变化。发病 1d 内，血肿呈 T1 等信号或低信号，T2 呈高信号或混合信号；第 2 日～1 周内，T1 为等信号或稍低信号，T2 为低信号；第 2～4 周，T1 和 T2 均为高信号；4 周后，T1 呈低信号，T2 为高信号。此外，MRA 可帮助发现脑血管畸形、肿瘤及血管瘤等病变。

（三）数字减影血管造影 (DSA)

对脑叶出血、原因不明或怀疑脑血管畸形、血管瘤、Moyamoya 病和血管炎等患者有意义，尤其血压正常的年轻患者应通过 DSA 查明病因。

（四）腰椎穿刺检查

在无条件做 CT 时，且患者病情不重，无明显颅内高压者可进行腰椎穿刺检查。脑出血者脑脊液压力常增高，若出血破入脑室或蛛网膜下腔者脑脊液多呈均匀血性。有脑疝及小脑出血者应禁做腰椎穿刺检查。

（五）经颅多普勒超声 (TCD)

由于简单及无创性，可在床边进行检查，已成为监测脑出血患者脑血流动力学变化的重要方法。

(1) 通过检测脑动脉血流速度，间接监测脑出血的脑血管痉挛范围及程度，脑血管痉挛时其血流速度增高。

(2) 测定血流速度、血流量和血管外周阻力可反映颅内压增高时脑血流灌注情况，如颅内压超过动脉压时收缩期及舒张期血流信号消失，无血流灌注。

(3) 提供脑动静脉畸形、动脉瘤等病因诊断的线索。

（六）脑电图（EEG）

可反映脑出血患者脑功能状态。意识障碍可见两侧弥漫性慢活动，病灶侧明显；无意识障碍时，基底节和脑叶出血出现局灶性慢波，脑叶出血靠近皮质时可有局灶性棘波或尖波发放；小脑出血无意识障碍时脑电图多正常，部分患者同侧枕颞部出现慢活动；中脑出血多见两侧阵发性同步高波幅慢活动；脑桥出血患者昏迷时可见 8 ～ 12Hzα 波、低波幅 β 波、纺锤波或弥漫性慢波等。

（七）心电图

可及时发现脑出血合并心律失常或心肌缺血，甚至心肌梗死。

（八）血液检查

重症脑出血急性期白细胞数可增至 $(10 \sim 20) \times 10^9/L$，并可出现血糖含量升高、蛋白尿、尿糖、血尿素氮含量增加，以及血清肌酶含量升高等。但均为一过性，可随病情缓解而消退。

五、诊断与鉴别诊断

（一）诊断要点

参照中国中西医结合学会神经科专业委员会 2006 年制定的《脑梗死和脑出血中西医结合诊断标准（试行）》。

1. 一般性诊断要点

(1) 急性起病，常有头痛、呕吐、意识障碍、血压增高和局灶性神经功能缺损症状，部分病例有眩晕或抽搐发作。饮酒、情绪激动、过度劳累等是常见的发病诱因。

(2) 常见的局灶性神经功能缺损症状和体征包括偏瘫、偏身感觉障碍、偏盲等，多于数分钟至数小时内达到高峰。

(3) 头颅 CT 扫描可见病灶中心呈高密度改变，病灶周边常有低密度水肿带。头颅 MRI/MRA 有助于脑出血的病因学诊断和观察血肿的演变过程。

2. 各部位脑出血的临床诊断要点

(1) 壳核出血

①对侧肢体偏瘫，优势半球出血常出现失语。

②对侧肢体感觉障碍，主要是痛觉、温度觉减退。

③对侧偏盲。

④凝视麻痹，呈双眼持续性向出血侧凝视。

⑤尚可出现失用、体象障碍、记忆力和计算力障碍、意识障碍等。

(2) 丘脑出血

①丘脑型感觉障碍：对侧半身深浅感觉减退、感觉过敏或自发性疼痛。

②运动障碍：出血侵及内囊可出现对侧肢体瘫痪，多为下肢重于上肢。

③丘脑性失语：言语缓慢而不清、重复言语、发音困难、复述差，朗读正常。

④丘脑性痴呆：记忆力减退、计算力下降、情感障碍、人格改变。

⑤眼球运动障碍：眼球向上注视麻痹，常向内下方凝视。

(3) 脑干出血

①中脑出血：突然出现复视，眼睑下垂；一侧或两侧瞳孔扩大，眼球不同轴，水平或垂直眼震，同侧肢体共济失调，也可表现 Weber 综合征或 Benedikt 综合征；严重者很快出现意识障碍，去大脑强直。

②脑桥出血：突然头痛，呕吐，眩晕，复视，眼球不同轴，交叉性瘫痪或偏瘫、四肢瘫等。出血量较大时，患者很快进入意识障碍，针尖样瞳孔，去大脑强直，呼吸障碍，并可伴有高热、大汗、应激性溃疡等，多迅速死亡；出血量较少时可表现为一些典型的综合征，如 Foville 综合征、Millard-Gubler 综合征和闭锁综合征等。

③延髓出血：突然意识障碍，血压下降，呼吸节律不规则，心律失常，继而死亡。轻者可表现为不典型的 Wallenberg 综合征。

(4) 小脑出血

①突发眩晕、呕吐、后头部疼痛，无偏瘫。

②有眼震，站立和步态不稳，肢体共济失调、肌张力降低及颈项强直。

③头颅 CT 扫描示小脑半球或小脑蚓高密度影及第四脑室、脑干受压。

(5) 脑叶出血

①额叶出血：前额痛、呕吐、性发作较多见；对侧偏瘫、共同偏视、精神障碍；优势半球出血时可出现运动性失语。

②顶叶出血：偏瘫较轻，而偏侧感觉障碍显著；对侧下象限盲，优势半球出血时可出现混合性失语。

③颞叶出血：表现为对侧中枢性面、舌瘫及上肢为主的瘫痪；对侧上象限盲；优势半球出血时可有感觉性或混合性失语；可有颞叶癫、幻嗅、幻视。

④枕叶出血：对侧同向性偏盲，并有黄斑回避现象，可有一过性黑和视物变形；多无肢体瘫痪。

(6) 脑室出血

①突然头痛、呕吐，迅速进入昏迷或昏迷逐渐加深。

②双侧瞳孔缩小，四肢肌张力增高，病理反射阳性，早期出现去大脑强直，脑膜刺激征阳性。

③常出现丘脑下部受损的症状及体征，如上消化道出血、中枢性高热、大汗、应激性溃疡、急性肺水肿、血糖增高、尿崩症等。

④脑脊液压力增高，呈血性。

⑤轻者仅表现头痛、呕吐、脑膜刺激征阳性，无局限性神经体征。临床上易误诊为蛛网膜下腔出血，需通过头颅 CT 检查来确定诊断。

（二）鉴别诊断

1. 脑梗死

发病较缓，或病情呈进行性加重；头痛、呕吐等颅内压增高症状不明显；典型病例一般不难鉴别；但脑出血与大面积脑梗死、少量脑出血与脑梗死临床症状相似，鉴别较困难，常需头颅 CT 鉴别。

2. 脑栓塞

起病急骤，一般缺血范围较广，症状常较重，常伴有风湿性心脏病、心房颤动、细菌性心内膜炎、心肌梗死或其他容易产生栓子来源的疾病。

3. 蛛网膜下腔出血

好发于年轻人，突发剧烈头痛，或呈爆裂样头痛，以颈枕部明显，有的可痛牵颈背、双下肢。呕吐较频繁，少数严重患者呈喷射状呕吐。约 50% 的患者可出现短暂、不同程度的意识障碍，尤以老年患者多见。常见一侧动眼神经麻痹，其次为视神经、三叉神经和展神经麻痹，脑膜刺激征常见，无偏瘫等脑实质损害的体征，头颅 CT 可帮助鉴别。

4. 外伤性脑出血

外伤性脑出血是闭合性头部外伤所致，发生于受冲击颅骨下或对冲部位，常见于额极和颞极，外伤史可提供诊断线索，CT 可显示血肿外形不整。

5. 内科疾病导致的昏迷

(1) 糖尿病昏迷

①糖尿病酮症酸中毒：多数患者在发生意识障碍前数天有多尿、烦渴多饮和乏力，随后出现食欲减退、恶心、呕吐，常伴头痛、嗜睡、烦躁、呼吸深快，呼气中有烂苹果味（丙酮）。随着病情进一步发展，出现严重失水，尿量减少，皮肤弹性差，眼球下陷，脉细速，血压下降，至晚期时各种反射迟钝甚至消失，嗜睡甚至昏迷。实验室检查为尿糖、尿酮体呈强阳性，血糖和血酮体均有升高。头部 CT 结果阴性。

②高渗性非酮症糖尿病昏迷：起病时常先有多尿、多饮，但多食不明显，或反而食欲减退，以致常被忽视。失水随病程进展逐渐加重，出现神经精神症状，表现为嗜睡、幻觉、定向障碍、偏盲、上肢拍击样粗震颤、性发作（多为局限性发作）等，最后陷入昏迷。实验室检查尿糖强阳性，但无酮症或较轻，血尿素氮及肌酐升高。突出的表现为血糖常高至 33.3mmol/L(600mg/dL) 以上，一般为 33.3 ～ 66.6mmol/L(600 ～ 1200mg/dL)；血钠升高可达 155mmol/L；血浆渗透压显著增高达 330 ～ 460mOsm/L，一般在 350mOsm/L 以上。头部 CT 结果阴性。

(2) 肝性昏迷：有严重肝病和（或）广泛门体侧支循环，精神紊乱、昏睡或昏迷，明显肝功能损害或血氨升高，扑翼（击）样震颤和典型的脑电图改变（高波幅的 δ 波，每秒少于 4 次）等，有助于诊断与鉴别诊断。

(3) 尿毒症昏迷：少尿（＜ 400mL/d）或无尿（＜ 50mL/d），血尿，蛋白尿，管型尿，氮质血症，水电解质紊乱和酸碱失衡等。

(4) 急性酒精中毒

①兴奋期：血乙醇浓度达到 11mmol/L(50mg/dL) 即感头痛、欣快、兴奋。血乙醇浓度超过 16mmol/L(75mg/dL)，健谈、饶舌、情绪不稳定、自负、易激怒，可有粗鲁行为或攻击行动，也可能沉默、孤僻；浓度达到 22mmol/L(100mg/dL) 时，驾车易发生车祸。

②共济失调期：血乙醇浓度达到 33mmol/L(150mg/dL) 时，肌肉运动不协调，行动笨拙，言语含糊不清，眼球震颤，视力模糊，复视，步态不稳，出现明显共济失调。浓度达到 43mmol/L(200mg/dL) 时，出现恶心、呕吐、困倦。

③昏迷期：血乙醇浓度升至 54mmol/L(250mg/dL) 时，患者进入昏迷期，表现昏睡、瞳孔散大、体温降低。血乙醇浓度超过 87mmol/L(400mg/dL) 时，患者陷入深昏迷，心率快、血压下降，呼吸慢而有鼾音，可出现呼吸、循环麻痹而危及生命。实验室检查可见血清乙醇浓度升高，呼出气中乙醇浓度与血清乙醇浓度相当；动脉血气分析可见轻度代谢性酸中毒；电解质失衡，可见低血钾、低血镁和低血钙；血糖可降低。

(5) 低血糖昏迷：低血糖昏迷是指各种原因引起的重症的低血糖症。患者突然昏迷、抽搐，表现为局灶神经系统症状的低血糖易被误诊为脑出血。化验血糖低于 2.8mmol/L，推注葡萄糖后症状迅速缓解，发病后 72h 复查头部 CT 结果阴性。

(6) 药物中毒

①镇静催眠药中毒：有服用大量镇静催眠药史，出现意识障碍和呼吸抑制及血压下降。胃液、血液、尿液中检出镇静催眠药。

②阿片类药物中毒：有服用大量吗啡或哌替啶的阿片类药物史，或有吸毒史，除了出现昏迷、针尖样瞳孔 (哌替啶的急性中毒瞳孔反而扩大)、呼吸抑制“三联征”等特点外，还可出现发绀、面色苍白、肌肉无力、惊厥、牙关禁闭、角弓反张，呼吸先浅而慢，后叹息样或潮式呼吸、肺水肿、休克、瞳孔对光反射消失，死于呼吸衰竭。血、尿阿片类毒物成分，定性试验呈阳性。使用纳洛酮可迅速逆转阿片类药物所致的昏迷、呼吸抑制、缩瞳等毒性作用。

(7) CO 中毒

①轻度中毒：血液碳氧血红蛋白 (COHb) 可高于 10%～20%。患者有剧烈头痛、头晕、心悸、口唇黏膜呈樱桃红色、四肢无力、恶心、呕吐、嗜睡、意识模糊、视物不清、感觉迟钝、谵妄、幻觉、抽搐等。

②中度中毒：血液 COHb 浓度可高达 30%～40%。患者出现呼吸困难、意识丧失、昏迷，对疼痛刺激可有反应，瞳孔对光反射和角膜反射可迟钝，腱反射减弱，呼吸、血压和脉搏可有改变。经治疗可恢复且无明显并发症。

③重度中毒：血液 COHb 浓度可高于 50% 以上。深昏迷，各种反射消失。患者可呈去大脑皮质状态 (患者可以睁眼，但无意识，不语，不动，不主动进食或大小便，呼之不应，推之不动，肌张力增强)，常有脑水肿、惊厥、呼吸衰竭、肺水肿、上消化道出血、

休克和严重的心肌损害，出现心律失常，偶可发生心肌梗死。有时并发脑局灶损害，出现锥体系或锥体外系损害体征。监测血中 COHb 浓度可明确诊断。

应详细询问病史，内科疾病导致昏迷者有相应的内科疾病病史，仔细查体，局灶体征不明显；脑出血者则同向偏视，一侧瞳孔散大、一侧面部船帆现象、一侧上肢出现扬鞭现象、一侧下肢呈外旋位，血压升高。CT 检查可助鉴别。

六、治疗

（一）辨证论治

(1) 风火上炎证

证候：半身不遂，舌强语謇，口舌㖞斜，头痛眩晕，面红目赤，烦躁易怒，口苦咽干，便干便秘，尿短赤，舌质红绛，舌苔薄黄，脉弦数。

治法：平肝熄风，清热泻火。

方药：天麻钩藤饮加减。天麻 10g，钩藤 (后下)15g，生石决明 (先煎)30g，川牛膝 10g，黄芩 10g，栀子 10g，夏枯草 10g。

方解：方中天麻、钩藤平肝熄风；生石决明镇肝潜阳；川牛膝引血下行；黄芩、栀子清热泻火；夏枯草清泻肝火。诸药共奏平肝熄风、清热泻火之功效。

加减：头晕头痛者，加菊花，清利头目；心烦不寐者，加莲子心、炒酸枣仁，清心除烦；口干口渴者，加麦冬、生地黄，养阴生津；苔黄腻者，加胆南星、天竺黄，清化痰热；便秘者，加生大黄，通腑泄热。

(2) 风痰瘀阻证

证候：半身不遂，口舌㖞斜，言语謇涩或不语，感觉减退或消失，头晕目眩，痰多而黏，舌质黯淡，舌苔薄白或白腻，脉弦滑。

治法：息风化痰，活血通络。

方药：化痰通络方加减。法半夏 10g，生白术 10g，胆南星 6g，天麻 10g，丹参 20g，香附 10g，酒大黄 (后下)5g。

方解：方中法半夏、生白术健脾化痰；胆南星清化痰热；天麻平肝熄风；丹参活血化瘀；香附疏肝理气，调畅气机，以助化痰、活血；少佐酒大黄通腑泄热，以防腑实形成。诸药共奏息风化痰、活血通络之功效。

加减：瘀血重、舌质紫黯或有瘀斑者，加桃仁、红花、赤芍药，活血化瘀；舌苔黄、兼有热象者，加黄芩、栀子，清热泻火；舌苔黄腻者，加天竺黄，清化痰热；头晕、头痛者，加钩藤、菊花、夏枯草，平肝清热。

(3) 痰热腑实证

证候：半身不遂，舌强不语，口舌㖞斜，头痛目眩，咯痰或痰多，腹胀便秘，舌质黯红，苔黄腻，脉弦滑或偏瘫侧脉弦滑而大。

治法：通腑泄热，化痰息风。

方药：黄连温胆汤合大承气汤加减。制半夏10g，大黄(后下)15g，枳实10g，竹茹15g，芒硝10g，黄芩10g，黄连10g，厚朴10g，天竺黄6g，牛膝10g，陈皮6g，茯苓10g，天麻10g，甘草6go

方解：方中大黄通腑泄热；芒硝荡涤肠胃；黄芩、黄连清热解毒；制半夏燥湿化痰、降逆和胃；枳实、厚朴、竹茹、天竺黄行气导滞，清热化痰；牛膝、陈皮、茯苓理气活血，健脾渗湿；天麻平肝熄风；甘草益脾和胃，又协调诸药。诸药共奏通腑泄热、化痰息风之功效。

加减：热甚者，加石膏、栀子，以加强清热之功；兼见头晕、头痛、目眩耳鸣者，加钩藤、菊花、珍珠母、石决明，平肝息风潜阳；口干舌燥、苔燥或少苔、便秘重者，可加生地黄、玄参、麦冬，滋阴增液而增水行舟。

(4) 气虚血瘀证

证候：半身不遂，肢体软弱，偏身麻木，舌㖞语謇，手足肿胀，面色白，气短乏力，自汗出，舌质黯淡，舌苔薄白，脉细涩。

治法：益气活血通络。

方药：补阳还五汤加减。生黄芪30g，全当归10g，川芎10g，赤芍药10g，桃仁(打碎)10g，红花10g，地龙10g。

方解：方中重用生黄芪，以补后天之气，使气旺血行，瘀去络通而窍开；全当归活血化瘀；川芎、赤芍药、地龙、桃仁、红花助全当归活血祛瘀；地龙通经活络。诸药共奏益气活血通络之功效。

加减：痰盛者，加半夏、远志、石菖蒲，化痰。言语謇涩重者，加石菖蒲、郁金，开窍通络。

(5) 阴虚风动证

证候：半身不遂，口舌㖞斜，言语謇涩或不语，或偏身麻木，眩晕耳鸣，手足心热，咽干口燥，舌质红或体瘦有裂纹，少苔或无苔，脉弦细数。

治法：育阴息风，活血通络。

方药：育阴通络汤加减。生地黄20g，山茱萸10g，钩藤(后下)15g，天麻10g，丹参20g，白芍药10g。

方解：方用生地黄、山茱萸滋阴补肾；钩藤、天麻平肝熄风；配以丹参、白芍药养血活血、育阴通络。全方共奏育阴息风、活血通络之效。

加减：夹有痰热者，加天竺黄、胆南星，清化痰热；心烦失眠者，加莲子心、夜交藤、珍珠母，清心安神；头痛、头晕重者，加生石决明、菊花，清热平肝；半身不遂而肢体拘急麻木者，加当归、赤芍药、鸡血藤、水蛭等，活血通络。

(6) 痰湿蒙神证

证候：半身不遂，口舌㖞斜，言语謇涩或不语，感觉减退或消失，神志昏蒙，痰鸣辘辘，面白唇黯，静卧不烦，二便自遗，周身湿冷，舌质紫黯，苔白腻，脉沉滑缓。

治法：燥湿化痰，醒神开窍。

方药：涤痰汤配合灌服或鼻饲苏合香丸。陈皮 10g，制半夏 10g，茯苓 10g，枳实 10g，竹茹 5g，胆南星 6g，石菖蒲 10g，丹参 20g，另灌服或鼻饲苏合香丸。

方解：方中陈皮、制半夏、茯苓燥湿化痰；竹茹、胆南星、石菖蒲清热化痰；枳实行气消痰；配以丹参活血化瘀；苏合香丸具有芳香开窍醒神、行气温中的功效，为温开之剂，用于痰湿蒙神的阴闭者。诸药共奏燥湿化痰、醒神开窍之功效。

加减：四肢不温、寒象明显者，加桂枝，温阳通脉；舌质淡、脉细无力者，加生晒参，补益元气；舌质紫黯或有瘀点、瘀斑者，加桃仁、红花、川芎、地龙等，活血化瘀；痰湿化热者，加川贝母、天竺黄，清热化痰；痰阻气滞、大便不通者，加厚朴、大黄，行气通便。

(7) 痰热内闭证

证候：起病急骤，神志昏蒙，鼻鼾痰鸣，半身不遂，或项强身热，躁扰不宁，气粗口臭，甚则手足厥冷，频繁抽搐，舌质红绛，舌苔褐黄而腻，脉弦滑数。

治法：清热化痰，醒脑开窍。

方药：首先灌服（或鼻饲）局方至宝丹或安宫牛黄丸或牛黄清心丸，继用黄连温胆汤加减。黄芩 15g，黄连 15g，制半夏 15g，天竺黄 10g，石菖蒲 10g，胆南星 10g，牡丹皮 6g，珍珠粉 6g，钩藤（后下）10g，陈皮 10g，枳实 10g，竹茹 10g，茯苓 10g，生甘草 6g。

方解：方中黄芩、黄连清热燥湿以化痰醒脑；天竺黄、石菖蒲、胆南星清热化痰，醒脑开窍；制半夏燥湿化痰；牡丹皮清热凉血；珍珠粉清肝泻火；钩藤平肝潜阳以息风；陈皮、茯苓、枳实、竹茹健脾渗湿，理气化痰；生甘草清热并调和诸药。诸药共奏清热化痰、醒脑开窍之功效。

加减：热盛动风者，加羚羊角，清热息风；大便秘结者，加生大黄，通腑泄热。

(8) 元气败脱证

证候：神昏，面色苍白，气息短促，肢体瘫软，手撒，汗出肢冷，二便自遗，舌体卷缩，舌质紫黯，苔白腻，脉沉缓或脉微欲绝。

治法：益气固脱，回阳救逆。

方药：参附汤加减。人参 15g，炮附子 10g，黄芪 15g，生牡蛎（先煎）30g，麦冬 10g，五味子 10g。

方解：方中人参大补元气以固脱；炮附子温补肾阳，助人参回阳救逆固脱；黄芪健脾益气以补化源；生牡蛎、麦冬、五味子以养阴敛阳。诸药共奏益气固脱、回阳救逆之功效。

加减：汗出不止者，加山茱萸、生龙骨，敛汗固脱；瘀象明显者，加丹参、赤芍药、当归等，活血化瘀通络。

（二）中成药

1. 牛黄清心丸

适用于脑出血痰热腑实证，每次 1 丸，每日 2 ～ 3 次，口服或鼻饲。

2. 灯盏生脉胶囊

适用于脑出血气虚血瘀证，每次 3 粒，每日 3 次，口服或鼻饲。出血性中风急性期慎用。

3. 杞菊地黄丸

适用于脑出血阴虚风动证，每次 1 丸，每日 2 ～ 3 次，口服或鼻饲。

4. 六味地黄丸

适用于脑出血阴虚风动证，每次 1 丸，每日 2 ～ 3 次，口服或鼻饲。

5. 大补阴丸

适用于脑出血阴虚风动证，每次 6g，每日 2 ～ 3 次，口服或鼻饲。

6. 苏合香丸

适用于脑出血痰湿蒙神证，每次 1 丸，每日 2 ～ 4 次，温水送服或鼻饲。

7. 安宫牛黄丸

适用于脑出血痰热内闭证，每次 1 丸，每日 1 ～ 2 次，温水送服或鼻饲。病情重者，可每 6 ～ 8 小时服 1 丸，但不宜久服。

8. 生脉注射液或参麦注射液

适用于脑出血元气败脱证，20 ～ 40mL 加入 5%葡萄糖注射液 100 ～ 200mL 中，静脉滴注，每日 1 次。

9. 参附注射液

适用于脑出血元气败脱证，20 ～ 40mL 加入 5%葡萄糖注射液或 0.9%氯化钠注射液 250 ～ 500mL 中，静脉滴注，每日 1 次。具有回阳救逆的功效。对于出现四肢厥冷、脉微欲绝的休克患者，往往需要配合应用西医的扩容、血管活性药等。

（三）针刺疗法

主穴：内关、水沟、三阴交、极泉、尺泽、委中。

配穴：上肢瘫者，配肩、臂、曲池、手三里、外关、合谷等；下肢瘫者，配环跳、阳陵泉、阴陵泉、风市、悬钟等；口眼㖞斜者，配颊车、地仓、攒竹、颧、承浆；吞咽困难者，配风池、完骨、天柱，语言不利者，配上廉泉、金津、玉液；足内翻者，配丘墟、照海；便秘者，配水道、归来、丰隆、支沟；复视者，配风池、天柱、睛明、球后；尿失禁、尿潴留者，配中极、曲骨、关元；神昏、牙关紧闭、口噤不开、肢体强痉者，可选内关、水沟配合十二井穴、合谷、太冲，其中水沟、十二井穴可采用点刺放血。

第五节　蛛网膜下腔出血

蛛网膜下腔出血 (subarachnoid hemorrhage，SAH) 是指脑表面或脑底部的血管自发破裂，血液流入蛛网膜下腔，伴或不伴颅内其他部位出血的一种急性脑血管疾病。本病可分为原发性、继发性和外伤性。原发性 SAH 是指脑表面或脑底部的血管破裂出血，血液直接或基本直接流入蛛网膜下腔所致，称特发性蛛网膜下腔出血或自发性蛛网膜下腔出血 (idio pathic subarachnoid hemorrhage，ISAH)，约占急性脑血管疾病的 15%左右，是神经科常见急症之一；继发性 SAH 则为脑实质内、脑室、硬脑膜外或硬脑膜下的血管破裂出血，血液穿破脑组织进入脑室或蛛网膜下腔者；外伤引起的概称外伤性 SAH，常伴发于脑挫裂伤。SAH 临床表现为急骤起病的剧烈头痛、呕吐、精神或意识障碍、脑膜刺激征和血性脑脊液。SAH 的年发病率世界各国各不相同，中国约为 5/10 万，美国约为 6/10 万～ 16/10 万，德国约为 10/10 万，芬兰约为 25/10 万，日本约为 25/10 万。

蛛网膜下腔出血属中医“中风”“真头痛”“头痛”等病证范畴。

一、病因病机

SAH 发病急骤，多因情绪激动、用力、排便、咳嗽等诱发。青壮年平素多性情急躁，五志过极皆可化火，心肝火旺，灼伤肝阴，肝阳偏亢；中老年人肝肾渐亏，水不涵木，肝阳偏亢，复因暴怒，肝阳暴涨，风扇火炽，或因用力而使气机升降失常，气血逆乱于上，上冲于脑，脑脉破裂发为本病。“血之与气并走于上，则为大厥”(《素问·调经论》) 以及“阳气者，大怒则形气绝，而血菀于上，使人薄厥”(《素问·生气通天论》) 较符合其发病机制。病初多以实邪阻滞为主要表现，风、痰、瘀诸邪交结互现，其轻者，邪阻脉络，不通则痛，表现为剧烈头痛，其重者则邪闭脑窍，神志不清；本病顺症者，经调治将息，邪去正衰，后期出现肝肾阴虚，气血不足的表现；逆症者，邪气独留，正气衰败，元气败脱，多成不治。总之，本病主要为肝经病变，以实证居多，风、火、痰、瘀为其标，肝肾阴虚、气血亏虚为其本，情志内伤为其最常见的诱发因素，风 (肝风)、火 (心火、肝火)、痰、瘀乃其重要的病理因素，常相兼互化，相互影响，互为因果；病变部位在脑，病变脏腑涉及心、肝、肾，病性以实为主。

(一) 肝阳暴亢，瘀血阻窍

肝“体阴而用阳”，主升主动，喜条达而恶抑郁。郁怒伤肝，气郁化火，致肝阳上亢，扰动清窍；火郁日久，灼伤脉络，致血溢脉外。蛛网膜下腔出血量较大者，临床常见头痛目赤、心烦躁动者，常属此因。

(二) 肝风上扰，痰蒙清窍

忧郁、恼怒太过，肝气郁结，气郁化火伤阴，肝阴耗伤，风阳易动，上扰头目；或先天禀赋不足，肾阴素亏不能养肝，水不涵木，肝阴易动，肝阳上亢，肝风上扰；同时因饮食不节，忧思、劳倦过度，损伤脾胃，脾失健运，水液运行不畅，致痰湿内生，肝风夹痰上扰，蒙蔽清窍而发病。蛛网膜下腔出血量中等或偏小但影响皮质功能者，常见意识蒙、头昏眼花、心烦躁动者，多属此因。

（三）瘀血阻络，痰火扰心

常见于久郁气滞，或热毒蕴结血分，或外伤致血液瘀阻，因血行不畅或筋脉失养而出现一系列临床表现；或嗜食膏粱厚味，煎炸炙煿，蕴热化火生痰，或伤脾滋生痰浊，致痰火扰心。蛛网膜下腔出血出现头痛心烦、躁动不安、口渴口臭、大便干结或不畅者，多属此因。

（四）元气败脱，神明散乱

年老体弱，或饮食不节，或劳役过度，或大病久病致使正气虚衰，元气败脱，阳脱于外，阴阳离决，神明散乱，病情危重，为五脏之气衰欲绝的表现。多见于老年人蛛网膜下腔出血，或出血量较大，脑水肿明显或出现脑疝及多脏器衰竭者，多属此因。

三、临床表现

SAH 发生于任何年龄，发病高峰多在 30 ～ 60 岁；50 岁后，ISAH 的危险性有随年龄的增加而升高的趋势。男女在不同的年龄段发病不同，10 岁前男性的发病率较高，男女比为 4 ：1；40 ～ 50 岁时，男女发病相等；70 ～ 80 岁时，男女发病率之比高达 1 ：10。临床主要表现为剧烈头痛、脑膜刺激征阳性、血性脑脊液。在严重病例中，患者可出现意识障碍，从嗜睡至昏迷不等。

（一）症状与体征

1. 先兆及诱因

先兆通常是不典型头痛或颈部僵硬，部分患者有病侧眼眶痛、轻微头痛、动眼神经麻痹等表现，主要由少量出血造成；70% 的患者存在上述症状数日或数周后出现严重出血，但绝大部分患者起病急骤，无明显先兆。常见诱因有过量饮酒、情绪激动、精神紧张、剧烈活动、用力状态等，这些诱因均能增加 ISAH 的风险性。

2. 一般表现

出血量大者，当日体温即可升高，可能与下丘脑受影响有关；多数患者于 2 ～ 3d 后体温升高，多属于吸收热；SAH 后患者血压增高，约 1 ～ 2 周病情趋于稳定后逐渐恢复病前血压。

3. 神经系统表现

绝大部分患者有突发持续性剧烈头痛。头痛位于前额、枕部或全头，可扩散至颈部、腰背部；常伴有恶心、呕吐。呕吐可反复出现，系由颅内压急骤升高和血液直接刺激呕吐中枢所致。如呕吐物为咖啡色样胃内容物则提示上消化道出血，预后不良。头痛部位各异，轻重不等，部分患者类似眼肌麻痹型偏头痛。有48%～81%的患者可出现不同程度的意识障碍，轻者嗜睡，重者昏迷，多逐渐加深。意识障碍的程度、持续时间及意识恢复的可能性均与出血量、出血部位及有无再出血有关。

部分患者以精神症状为首发或主要的临床症状，常表现为兴奋、躁动不安、定向障碍，甚至谵妄和错乱；少数可出现迟钝、淡漠、抗拒等。精神症状可由大脑前动脉或前交通动脉附近的动脉瘤破裂引起，大多在病后1～5d出现，但多数在数周内自行恢复。癫发作较少见，多发生在出血时或出血后的急性期，国外发生率为6%～26.1%，国内资料为10%～18.3%。在一项SAH的大宗病例报道中，大约有15%的动脉瘤性SAH表现为癫。癫可为局限性抽搐或全身强直－阵挛性发作，多见于脑血管畸形引起者，出血部位多在天幕上，多由于血液刺激大脑皮质所致，患者有反复发作倾向。部分患者由于血液流入脊髓蛛网膜下腔可出现神经根刺激症状，如腰背痛。

4. 神经系统体征

(1) 脑膜刺激征：为SAH的特征性体征，包括头痛、颈强直、Kernig征和Brudzinski征阳性。常于起病后数小时至6d内出现，持续3～4周。颈强直发生率最高(6%～100%)。另外，应当注意临床上有少数患者可无脑膜刺激征，如老年患者，可能因蛛网膜下腔扩大等老年性改变和痛觉不敏感等因素，往往使脑膜刺激征不明显，但意识障碍仍可较明显，老年人的意识障碍可达90%。

(2) 脑神经损害：以第Ⅱ、Ⅲ对脑神经最常见，其次为第Ⅴ、Ⅵ、Ⅶ、Ⅷ对脑神经，主要由于未破裂的动脉瘤压迫或破裂后的渗血、颅内压增高等直接或间接损害引起。少数患者有一过性肢体单瘫、偏瘫、失语，早期出现者多因出血破入脑实质和脑水肿所致；晚期多由于迟发性脑血管痉挛引起。

(3) 眼症状：SAH的患者中，17%有玻璃体膜下出血，7%～35%有视盘水肿。视网膜下出血及玻璃体下出血是诊断SAH有特征性的体征。

(4) 局灶性神经功能缺失：如有局灶性神经功能缺失有助于判断病变部位，如突发头痛伴眼睑下垂者，应考虑载瘤动脉可能是后交通动脉或小脑上动脉。

(二) SAH并发症

1. 再出血

在脑血管疾病中，最易发生再出血的疾病是SAH，国内文献报道再出血率为24%左右。再出血临床表现严重，病死率远远高于第1次出血，一般发生在第1次出血后10～14d，2周内再发生率占再发病例的54%～80%。近期再出血病死率为41%～46%，甚至更高。再发出血多因动脉瘤破裂所致，通常在病情稳定的情况下，突然头痛加剧、呕吐、癫发作，并迅速陷入深昏迷，瞳孔散大，对光反射消失，呼吸困难甚至停止。神经定位体征加重或脑膜刺激征明显加重。

2. 脑血管痉挛

脑血管痉挛(CVS)是SAH发生后出现的迟发性大、小动脉的痉挛狭窄，以后者更多见。典型的血管痉挛发生在出血后 3 ～ 5d，于 5 ～ 10d 达高峰，2 ～ 3 周逐渐缓解。在大多数研究中，血管痉挛发生率在 25%～ 30%。早期可逆性 CVS 多在蛛网膜下腔出血后 30min 内发生，表现为短暂的意识障碍和神经功能缺失。70%的 CVS 在蛛网膜下腔出血后 1 ～ 2 周内发生，尽管及时干预治疗，但仍有约 50%有症状的 CVS 患者将会进一步发展为脑梗死。因此，CVS 的治疗关键在预防。血管痉挛发作的临床表现通常是头痛加重或意识状态下降，除发热和脑膜刺激征外，也可表现局灶性的神经功能损害体征，但不常见。尽管导致血管痉挛的许多潜在危险因素已经确定，但 CT 扫描所见的蛛网膜下腔出血的数量和部位是最主要的危险因素。基底池内有厚层血块的患者比仅有少量出血的患者更容易发展为血管痉挛。虽然国内外均有大量的临床观察和实验数据，但是 CVS 的机制仍不确定。蛛网膜下腔出血本身或其降解产物中的一种或多种成分可能是导致 CVS 的原因。

CVS 的检查，常选择经颅多普勒超声 (TCD) 和数字减影血管造影 (DSA) 检查。TCD 有助于血管痉挛的诊断。TCD 血液流速峰值大于 200cm/s 和 (或) 平均流速大于 120cm/s 时能很好地与血管造影显示的严重血管痉挛相符。值得提出的是，TCD 只能测定颅内血管系统中特定深度的血管段。测得数值的准确性在一定程度上依赖于超声检查者的经验。动脉插管血管造影诊断 CVS 较 TCD 更为敏感。CVS 患者行血管造影的价值不仅用于诊断，更重要的目的是血管内治疗。动脉插管血管造影为有创检查，价格较昂贵。

3. 脑积水

大约 25%的动脉瘤性蛛网膜下腔出血患者由于出血量大、速度快，血液大量涌入第三脑室、第四脑室并凝固，使第四脑室的外侧孔和正中孔受阻，可引起急性梗阻性脑积水，导致颅内压急剧升高，甚至出现脑疝而死亡。急性脑积水常发生于起病数小时至 2 周内，多数患者在 1 ～ 2d 内意识障碍呈进行性加重，神经症状迅速恶化，生命体征不稳定，瞳孔散大。颅脑 CT 检查可发现阻塞上方的脑室明显扩大等脑室系统有梗阻表现，此类患者应迅速进行脑室引流术。慢性脑积水是 SAH 后 3 周至 1 年内发生的脑积水，原因可能为蛛网膜下腔出血刺激脑膜，引起无菌性炎症反应形成粘连，阻塞蛛网膜下腔及蛛网膜绒毛而影响脑脊液的吸收与回流，以脑脊液吸收障碍为主，病理切片可见蛛网膜增厚纤维变性，室管膜破坏及脑室周围脱髓鞘改变。Johnston 认为脑脊液的吸收与蛛网膜下腔和上矢状窦的压力差以及蛛网膜绒毛颗粒的阻力有关。当脑外伤后颅内压增高时，上矢状窦的压力随之升高，使蛛网膜下腔和上矢状窦的压力差变小，从而使蛛网膜绒毛微小管系统受压甚至关闭，直接影响脑脊液的吸收。由于脑脊液的积蓄造成脑室内静水压升高，致使脑室进行性扩大。因此，慢性脑积水的初期，患者的颅内压是高于正常的，及至脑室扩大到一定程度之后，由于加大了吸收面，才渐使颅内压下降至正常范围，故临床上称之为正常颅压脑积水。但由于脑脊液的静水压已超过脑室壁所能承受的压力，使脑室不断继续扩大、脑萎缩加重而致进行性痴呆。

4. 自主神经及内脏功能障碍

常因下丘脑受出血、脑血管痉挛和颅内压增高的损伤所致，临床可并发心肌缺血或心肌梗死、急性肺水肿、应激性溃疡。这些并发症被认为是由于交感神经过度活跃或迷走神经张力过高所致。

5. 低钠血症

尤其是重症 SAH 常影响下丘脑功能，而导致有关水盐代谢激素的分泌异常。目前，关于低钠血症发生的病因有两种机制，即血管升压素分泌异常综合征 (syn drome of inappropriate antidiuretic hor mone，SIADH) 和脑性耗盐综合征 (cerebral salt-wasting syndrome，CSWS)。

SIADH 理论是 1957 年由 Bartter 等提出的，该理论认为，低钠血症产生的原因是由于各种创伤性刺激作用于下丘脑，引起血管升压素 (ADH) 分泌过多，或血管升压素渗透性调节异常，丧失了低渗对 ADH 分泌的抑制作用，而出现持续性 ADH 分泌。肾脏远曲小管和集合管重吸收水分的作用增强，引起水潴留、血钠被稀释及细胞外液增加等一系列病理生理变化。同时，促肾上腺皮质激素 (ACTH) 相对分泌不足，血浆 ACTH 降低，醛固酮分泌减少，肾小管排钾保钠功能下降，尿钠排出增多。细胞外液增加和尿、钠丢失的后果是血浆渗透压下降和稀释性低血钠，尿渗透压高于血渗透压，低钠而无脱水，中心静脉压增高的一种综合征。若进一步发展，将导致水分从细胞外向细胞内转移、细胞水肿及代谢功能异常。当血钠＜ 120mmol/L 时，可出现恶心、呕吐、头痛；当血钠＜ 110mmol/L 时可发生嗜睡、躁动、谵语、肌张力低下、腱反射减弱或消失甚至昏迷。

但 20 世纪 70 年代末以来，越来越多的学者发现，发生低钠血症时，患者多伴有尿量增多和尿钠排泄量增多，而血中 ADH 并无明显增加。这使得脑性耗盐综合征的概念逐渐被接受。SAH 时，CSWS 的发生可能与脑钠肽 (BNP) 的作用有关。下丘脑受损时可释放出 BNP，脑血管痉挛也可使 BNP 升高。BNP 的生物效应类似心房钠尿肽 (ANP)，有较强的利钠和利尿反应。CSWS 时可出现厌食、恶心、呕吐、无力、直立性低血压、皮肤无弹性、眼球内陷、心率增快等表现。诊断依据：细胞外液减少，负钠平衡，水摄入与排出率＜ 1，肺动脉楔压＜ 8mmHg，中央静脉压＜ 6mmHg，体重减轻。Ogawasara 提出每日对 CSWS 患者定时测体重和中央静脉压是诊断 CSWS 和鉴别 SIADH 最简单和实用的方法。

五、诊断与鉴别诊断

（一）诊断

根据以下临床特点，诊断 SAH 一般并不困难，如突然起病，主要症状为剧烈头痛，伴呕吐；可有不同程度的意识障碍和精神症状，脑膜刺激征明显，少数伴有脑神经及轻偏瘫等局灶症状；辅助检查 LP 为血性脑脊液，脑 CT 所显示的出血部位有助于判断动脉瘤。

临床分级：一般采用 Hunt-Hess 分级法 (表 3-1) 或世界神经外科联盟 (WFNS) 分级。前者主要用于动脉瘤引起 SAH 的手术适应证及预后判断的参考，Ⅰ～Ⅲ级应尽早行 DSA，积极术前准备，争取尽早手术；对Ⅳ～Ⅴ级先行血块清除术，待症状改善后再行动脉瘤手术。后者根据格拉斯哥昏迷评分和有无运动障碍进行分级 (表 3-2)，即Ⅰ级的 SAH 患者很少发生局灶性神经功能缺损；GCS ≤ 12 分 (Ⅳ～Ⅴ级) 的患者，不论是否存在局灶神经功能缺损，并不影响其预后判断；对于 GCS13 ～ 14 分 (Ⅱ～Ⅲ级) 的患者，局灶神经功能缺损是判断预后的补充条件。

表 3-1　Hunt-Hess 分级法 (1968 年)

分类	标准
0 级	未破裂动脉瘤
Ⅰ级	无症状或轻微头痛
Ⅱ级	中－重度头痛、脑膜刺激征、脑神经麻痹
Ⅲ级	嗜睡、意识混浊、轻度，灶性神经体征
Ⅳ级	昏迷、中或重度偏瘫，有早期去大脑强直或自主神经功能紊乱
Ⅴ级	深昏迷、去大脑强直、濒死状态

注：凡有高血压、糖尿病、高度动脉硬化、慢性肺部疾病等全身性疾病，或 DSA 呈现高度脑血管痉挛的病例，则向恶化阶段提高 1 级。

表 3-2　WFNS 的 SAH 分级 (1988 年)

分类	GCS	运动障碍
Ⅰ级	15	无
Ⅱ级	14 ～ 13	无
Ⅲ级	14 ～ 13	有局灶性体征
Ⅳ级	有或无	12 ～ 7
Ⅴ级	6 ～ 3	有或无

注：GCS(Glasgow Coma Scale) 格拉斯哥昏迷评分。

(二) 鉴别诊断

1. 脑出血

脑出血深昏迷时与 SAH 不易鉴别，但脑出血多有局灶性神经功能缺失体征，如偏瘫、失语等，患者多有高血压病史。仔细的神经系统检查及脑 CT 检查有助于鉴别诊断。

2. 颅内感染

发病较 SAH 缓慢。各类脑膜炎起病初均先有高热，脑脊液呈炎性改变而有别于

SAH。进一步脑影像学检查，脑沟、脑池无高密度增高影改变。脑炎临床表现为发热、精神症状、抽搐和意识障碍，且脑脊液多正常或只有轻度白细胞数增高，只有脑膜出血时才表现为血性脑脊液；脑 CT 检查有助于鉴别诊断。

3. 脑卒中

依靠详细病史 (如有慢性头痛、恶心、呕吐等)、体征和脑 CT 检查可以鉴别。

六、治疗

(一) 辨证论治

1. 肝阳暴亢，瘀血阻窍证

证候：突发头痛，疼痛剧烈，状如刀劈，伴有恶心，呕吐，烦躁，易激动，口干，口苦，渴喜冷饮，舌黯红或有瘀斑，苔黄，舌下脉络迂曲，脉弦。

治法：平肝潜阳，活血止痛。

方药：镇肝熄风汤加减。生龙骨 (先煎)30g，生牡蛎 (先煎)30g，代赭石 (先煎)30g，龟甲 (先煎)10g，白芍药 12g，玄参 15g，天冬 9g，川牛膝 15g，川楝子 9g，茵陈 9g，麦芽 9g，川芎 9g。

方解：方中生龙骨、生牡蛎、代赭石镇肝潜阳；龟甲、白芍药、玄参、天冬滋养肝肾之阴，又重用川牛膝辅以川楝子引气血下行；合茵陈、麦芽以清肝解郁；川芎以活血行气止痛。全方共奏平肝潜阳、活血止痛之效。

加减：夹有痰热者，加天竺黄、竹沥，清化痰热；心烦失眠者，加黄连、栀子、夜交藤、珍珠母，清心除烦、安神定志；头痛重者，加生石决明、夏枯草，平肝清热；烦躁者，加石菖蒲、远志，宁神定志；血瘀明显者，加红花、桃仁、牡丹皮，活血化瘀。

2. 肝风上扰，痰蒙清窍证

证候：剧烈头痛，颈项强直，伴有恶心，呕吐，头晕昏沉或眩晕，可见谵妄或神志昏蒙，喉中痰鸣，舌质淡，苔黄或白腻，脉弦滑。

治法：平肝熄风，化痰开窍。

方药：羚角钩藤汤合温胆汤加减。羚羊角粉 (分冲)1.2g，生地黄 30g，钩藤 15g，菊花 9g，桑叶 9g，茯苓 15g，白芍药 15g，赤芍药 15g，竹茹 9g，川牛膝 15g，川芎 9g，牡丹皮 15g，半夏 9g，陈皮 9g，栀子 9g，生甘草 6g。

方解：方中羚羊角粉入肝经，凉肝息风；钩藤清热平肝，息风止痉；桑叶、菊花辛凉疏泄，清热乎肝息风，以加强凉肝息风之效；生地黄、白芍药、生甘草酸甘化阴，滋阴增液；川芎、赤芍药、牡丹皮清热凉血化瘀；竹茹、栀子清热化痰；茯苓、半夏、陈皮健脾燥湿化痰；牛膝引火下行。诸药配伍共奏平肝熄风、化痰开窍之功。

加减：头痛剧烈者，加石决明、夏枯草，平肝清热；恶心呕吐者，加生姜，和中止呕；谵妄者，加石菖蒲、郁金，豁痰宁神；口苦、咽干者，加黄芩，清热利咽；痰多者，加天竺黄、川贝母，清热化痰。

3. 瘀血阻络，痰火扰心证

证候：头痛日久不愈，痛有定处，突然头痛加剧，伴呕吐，项强，或抽搐，或半身不遂，口干但欲漱水不欲咽，唇甲紫黯，或持续发热，尿赤便秘，舌质黯，有瘀斑，苔黄燥，脉弦。

治法：活血化瘀，清化痰热。

方药：通窍活血汤合涤痰汤加减。川芎 9g，桃仁 12g，红花 9g，赤芍药 15g，牡丹皮 15g，胆南星 6g，半夏 9g，橘红 9g，竹茹 9g，石菖蒲 12g，枳实 9g，茯苓 15g。

方解：方中川芎、桃仁、红花、赤芍药、牡丹皮活血化瘀；半夏、橘红、胆南星、竹茹、茯苓清热健脾化痰；枳实行气化痰消痞；石菖蒲化湿开窍宁神。全方共奏活血化瘀、清化痰热之功。

加减：热重者，加栀子、黄芩，清热解毒；大便干者，加大黄、全瓜蒌，清热泻下通便；痰多者，加天竺黄、竹沥，清热化痰。

4. 元气败脱，神明散乱证

证候：突然昏仆，不省人事，频频呕吐，肢体瘫软，手撒肢冷，冷汗淋漓，气息微弱，二便自遗，面青舌萎，舌质紫黯，苔白滑，脉微弱。

治法：益气固脱，回阳救逆。

方药：独参汤或参附汤加减。人参 30g，制附子 9g。

方解：方中人参大补元气；附子温肾壮阳，二药合用以奏益气固脱、回阳救逆之功。

加减：汗出淋漓者，加煅龙骨、煅牡蛎、五味子，敛汗固脱。

（二）中成药

1. 天麻钩藤颗粒

适用于 SAH 肝阳暴亢、瘀血阻窍证，每次 10g，每日 3 次，口服。

2. 至宝丹或安宫牛黄丸

适用于 SAH 肝风上扰、痰蒙清窍证，每次 1 丸 (3g)，每日 1 ～ 2 次，口服或鼻饲。

3. 牛黄宁宫片或安脑丸

适用于 SAH 瘀血阻络、痰火扰心证，每次 3 ～ 6 片或 1 ～ 2 丸，每日 3 次或 2 次口服。

4. 参附注射液

适用于 SAH 元气败脱、神明散乱证，20 ～ 40mL 加入 5% 葡萄糖注射液或 0.9% 氯化钠注射液 250 ～ 500mL 中，静脉滴注，每日 1 次。

5. 生脉注射液或参麦注射液

适用于 SAH 元气败脱、神明散乱证，20 ～ 40mL 加入 5% 葡萄糖注射液 100 ～ 200mL 中，静脉滴注，每日 1 次。

6. 脑血康口服液

适用于 SAH 瘀血不消所致的头痛头晕，每次 10 ～ 20mL，每日 3 次口服。

（三）针刺疗法

主穴：取双侧内关穴，用 28 号毫针直刺 1 ～ 1.5 寸，采用捻转提插相结合，泻法，施术 1min，接着刺水沟，用雀啄方法，至患者流泪，最后配以昆仑、太冲、列缺、阿是穴、太阳、率谷、风池等穴用泻法直刺 0.4 ～ 0.6 寸，留针 3 ～ 5min，每日 1 次。

配穴：三棱针刺十宣穴放血。急性期每日 1 ～ 2 次。

第六节　短暂性脑缺血发作

短暂性脑缺血发作 (transient ischemic attack，TIA) 是指因脑血管病变引起的短暂性、局限性脑功能缺失或视网膜功能障碍。临床症状一般持续 10 ～ 20min，多在 1h 内缓解，最长不超过 24h，不遗留神经功能缺失症状，结构性影像学 (CT、MRI) 检查无责任病灶。凡临床症状持续超过 1h 且神经影像学检查有明确病灶者不宜称为 TIA。

1975 年时曾将 TIA 定义限定为 24h，这是基于时间 (time-based) 的定义。2002 年美国 TIA 工作组提出了新的定义，即由于局部脑或视网膜缺血引起的短暂性神经功能缺损发作，典型临床症状持续不超过 1h，且无急性脑梗死的证据。TIA 新的基于组织学 (tissue-based) 的定义以脑组织有无损伤为基础，更有利于临床医师及时进行评价，使急性脑缺血能得到迅速干预。

流行病学统计表明，15％的脑卒中患者曾发生过 TIA。不包括未就诊的患者，美国每年 TIA 发作人数估计为 20 万～ 50 万人。TIA 发生脑卒中率明显高于一般人群，TIA 后第 1 个月内发生脑梗死者占 4％～ 8％；1 年内约 12％～ 13％；5 年内增至 24％～ 29％。TIA 患者发生脑卒中在第 1 年内较一般人群高 13 ～ 16 倍，是最严重的“卒中预警”事件，也是治疗干预的最佳时机，频发 TIA 更应以急诊处理。

本病相当于中医学“微风”“小中风”“中风先兆”“眩晕”等病证。

一、病因与发病机制

中医学认为短暂性脑缺血之所以随发随止，是因为气血尚未衰败；之所以反复发作，是因为机体内致病因素存在；之所以多无持久的意识障碍，是由于尚未中脏腑。其病因病机与中风相同。风、火、痰、瘀、虚是其主要病因病机。

（一）风火上炎

素体阳盛，性情急躁，肝火旺盛，或郁怒伤肝，肝郁化火，亢而动风，风火上炎，鼓荡气血上冲犯脑。

(二)风痰瘀阻

因五志过极，暴怒伤肝，引动心火，风火夹痰，气血阻滞等，而见经络失常症状。

(三)痰热腑实

饮食不节，肥甘厚腻，痰热内生，风阳夹痰，蒙蔽清窍。

(四)气虚血瘀

由于积损正衰、年老体弱等致正气不足，卫外不顾，外邪入中经络，气血痹阻。

(五)阴虚风动

劳累过度，肝肾阴虚，肝阳上亢，上扰清窍。病性多为本虚标实，上盛下虚。在本为肝肾阴虚，在标为风火相扇，痰湿壅盛，瘀血阻滞，气血运行不畅。其基本病机为气血阻滞、经络失常。

二、临床表现

TIA 多发于老年人，男性多于女性。发病突然，恢复完全，不遗留神经功能缺损的症状和体征，多有反复发作的病史。持续时间短暂，一般为 10 ～ 15min，颈内动脉系统平均为 14min，椎 - 基底动脉系统平均为 8min，每日可有数次发作，发作间期无神经系统症状及阳性体征。颈内动脉系统 TIA 与椎 - 基底动脉系统 TIA 相比，发作频率较少，但更容易进展为脑梗死。

TIA 神经功能缺损的临床表现依据受累的血管供血范围而不同，临床常见的神经功能缺损有：

(一)颈动脉系统 TIA

最常见的症状为对侧面部或肢体的一过性无力和感觉障碍、偏盲，偏侧肢体或单肢的发作性轻瘫最常见，通常以上肢和面部较重，优势半球受累可出现语言障碍。单眼视力障碍为颈内动脉系统 TIA 所特有，短暂的单眼黑是颈内动脉分支 —— 眼动脉缺血的特征性症状，表现为短暂性视物模糊、眼前灰暗感或云雾状。

(二)椎 - 基底动脉系统 TIA

常见症状为眩晕、头晕、平衡障碍、复视、构音障碍、吞咽困难、皮质性盲和视野缺损、共济失调、交叉性肢体瘫痪或感觉障碍。脑干网状结构缺血可能由于双下肢突然失张力，造成跌倒发作。颞叶、海马、边缘系统等部位缺血可能出现短暂性全面性遗忘症，表现为突发的一过性记忆丧失，时间、空间定向力障碍，患者有自知力，无意识障碍，对话、书写、计算能力保留，症状可持续数分钟至数小时。血流动力学型 TIA 与微栓塞型 TIA 在临床表现上也有所区别(表 3-3)。

表 3-3　血流动力学型 TIA 与微栓塞型 TIA 的临床鉴别要点

临床表现	血流动力学型	微栓塞型
发作频率	密集	稀疏
持续时间	短暂	较长
临床特点	刻板	多变

三、辅助检查

治疗的结果与确定病因直接相关，辅助检查的目的就在于确定病因及危险因素。

(一) TIA 的神经影像学表现

普通 CT 和 MRI 扫描正常。MRI 灌注成像 (PWI) 表现可有局部脑血流减低，但不出现 DWI 的影像异常。TIA 作为临床常见的脑缺血急症，要进行快速的综合评估，尤其是 MRI 检查 (包括 DWI 和 PWI)，以便鉴别脑卒中、确定半暗带、制订治疗方案和判断预后。CT 检查可以排除脑出血、硬膜下血肿、脑肿瘤、动静脉畸形和动脉瘤等临床表现与 TIA 相似的疾病，必要时需行腰椎穿刺以排除蛛网膜下腔出血。CT 血管成像 (CTA)、磁共振血管成像 (MRA) 有助于了解血管情况。梗死型 TIA 的概念是指临床表现为 TIA，但影像学上有脑梗死的证据，早期的 MRI 弥散成像 (DWI) 检查发现，20%～40%临床上表现为 TIA 的患者存在梗死灶。但实际上根据 TIA 的新概念，只要出现了梗死灶就不能诊断为 TIA。

(二) 血浆同型半胱氨酸检查

血浆同型半胱氨酸 (hcy) 浓度与动脉粥样硬化程度密切相关，血浆 hcy 水平升高是全身性动脉硬化的独立危险因素。

(三) 其他检查包括

TCD 检查可发现颅内动脉狭窄，并且可进行血流状况评估和微栓子检测。血常规和生化检查也是必要的，神经心理学检查可能发现轻微的脑功能损害。双侧肱动脉压、桡动脉搏动、双侧颈动脉及心脏有无杂音、全血和血小板检查、血脂、空腹血糖及糖耐量、纤维蛋白原、凝血功能、抗心磷脂抗体、心电图、心脏及颈动脉超声、TCD、DSA 等，有助于发现 TIA 的病因和危险因素、评判动脉狭窄程度、评估侧支循环建立程度和进行微栓子的检测；有条件时应考虑经食管超声心动图检查，可能发现卵圆孔未闭等心源性栓子的来源。

四、诊断与鉴别诊断

(一) 诊断

诊断只能依靠病史，根据血管分布区内急性短暂神经功能障碍与可逆性发作特点，结合 CT 排除出血性疾病可考虑 TIA。确立 TIA 诊断后应进一步进行病因、发病机制的诊断和危险因素分析。TIA 和脑梗死之间并没有截然的区别，二者应被视为一个疾病动态演变过程的不同阶段，应尽可能采用“组织学损害”的标准界定二者。

（二）鉴别诊断

鉴别需要考虑其他可以导致短暂性神经功能障碍发作的疾病。

1. 局灶性癫后出现的 Todd 麻痹

局限性运动性发作后可能遗留短暂的肢体无力或轻偏瘫，持续 0.5 ～ 36h 后可消除。患者有明确的癫病史，EEG 可见局限性异常，CT 或 MRI 可能发现脑内病灶。

2. 偏瘫型偏头痛

多于青年期发病，女性多见，可有家族史，头痛发作的同时或过后出现同侧或对侧肢体不同程度瘫痪，并可在头痛消退后持续一段时间。

3. 晕厥

为短暂性弥漫性脑缺血、缺氧所致，表现为短暂性意识丧失，常伴有面色苍白、大汗、血压下降，EEG 多数正常。

4. 梅尼埃病

发病年龄较轻，发作性眩晕、恶心、呕吐可与椎 - 基底动脉系统 TIA 相似，反复发作常合并耳鸣及听力减退，症状可持续数小时至数天，但缺乏中枢神经系统定位体征。

5. 其他

血糖异常、血压异常、颅内结构性损伤（如肿瘤、血管畸形、硬膜下血肿、动脉瘤等）、多发性硬化等，也可能出现类似 TIA 的临床症状。临床上可以依靠影像学资料和实验室检查进行鉴别诊断。

五、治疗

（一）辨证论治

1. 风火上炎证

证候：一过性眩晕，头痛，半身不遂，步履不稳，偏身麻木，或言语謇涩；面红目赤，烦躁易怒，便干便秘，尿短赤，舌质红绛，舌苔薄白，脉弦数。

治法：清热泻火，平肝熄风。

方药：天麻钩藤汤合龙胆泻肝汤加减。天麻 10g，钩藤 10g，黄芩 15g，龙胆草 5g，车前草 15g，白芍药 10g，栀子 10g，黄连 10g，泽泻 10g，柏子仁 15g。

方解：方中天麻平肝息风，钩藤清肝火、平肝阳，二者配伍平肝熄风；黄芩、黄连、栀子清三焦之火；龙胆草清肝胆之热；白芍药养血敛阴平肝；泽泻、车前草利湿泻火；柏子仁润肠通便安神。全方共奏清热泻火、平肝熄风之功。

加减：心火盛者，加莲子心，清心安神；失眠者，加远志，交通心肾、宁心安神。

2. 风痰瘀阻证

证候：一过性半身不遂，言语謇涩，偏身麻木，步履不稳，或头晕目眩；痰多而黏，舌质黯淡，舌苔薄白或白腻，脉弦滑。

治法：祛风化痰，化瘀通络。

方药：二陈汤合天麻钩藤汤加减。陈皮 9g，半夏 9g，茯苓 15g，天麻 10g，钩藤 10g，石菖蒲 15g，川芎 15g，当归 15g，黄芪 20g，白术 15g。

方解：方中半夏燥湿化痰；茯苓、陈皮健脾化痰；天麻、钩藤平肝熄风；石菖蒲化痰开窍；川芎、当归二药配伍化瘀通络，同时配以黄芪、白术补脾益气，燥湿化痰。全方共奏祛风化痰、祛瘀通络之功。

加减：伴胸闷呕恶、纳呆便溏等痰湿中阻之象者，加苍术、厚朴，燥湿宽中。

3. 痰热腑实证

证候：一过性半身不遂，偏身麻木，步履不稳，言语謇涩，或眩晕呕吐，饮水呛咳；咯痰或痰多，腹胀便干便秘，舌质黯红，苔黄腻，脉弦滑或偏瘫侧弦滑而大。

治法：清热化痰，通腑泄热。

方药：导痰汤合大承气汤加减。陈皮 10g，半夏 10g，胆南星 10g，茯苓 15g，大黄 10g，枳实 10g，厚朴 10g，黄芩 10g，栀子 10g，瓜蒌 10g。

方解：方中陈皮、半夏燥湿化痰；茯苓健脾化痰；胆南星清热化痰；大黄泻火通便；枳实、厚朴二药配伍行气消积、化痰除痞；黄芩、栀子清热泻火；瓜蒌清热涤痰通便。全方共奏清热化痰、通腑泄热之功。

加减：痰湿重者，可加薤白，理气化痰；咯痰黄稠者，加竹茹，清热化痰；呕吐者，可加砂仁，调中止呕；眩晕者，加天麻、钩藤，平肝潜阳息风。

4. 气虚血瘀证

证候：一过性偏身麻木，言语謇涩，半身不遂，眩晕，步履不稳；面色苍白，气短乏力，自汗出。舌质黯淡，舌苔薄白，脉细涩。

治法：健脾益气，活血通络。

方药：补阳还五汤加减。生黄芪 30g，党参 15g，川芎 15g，当归 15g，茯苓 15g，延胡索 10g. 川楝子 10g，鸡血藤 20g，白术 15g

方解：方中生黄芪、党参补气；白术、茯苓健脾益气；川芎、当归活血化瘀通络；延胡索、川楝子行气通络；鸡血藤养血活血通络。全方共奏健脾益气、活血通络之功。

加减：瘀血重者，加桃仁、红花，活血化瘀通络；肢体麻木重者，加清风藤、络石藤、海风藤，祛风除湿、通经活络；伴肢体发冷者，可加桂枝，温阳通络。

5. 阴虚风动证

证候：一过性眩晕，半身不遂，言语謇涩，偏身麻木，或饮水呛咳，步履不稳；耳鸣，烦躁不寐，手足心热，咽干口燥，舌质红或体瘦有裂纹，少苔或无苔，脉弦细数。

治法：育阴潜阳，平肝熄风。

方药：镇肝熄风汤加减。牡蛎(先煎)30g，龟甲(先煎)30g，白芍药15g，怀牛膝15g，天麻15g，钩藤15g，生地黄20g，川芎10g。

方解：方中牡蛎平肝潜阳，龟甲滋阴潜阳益肾养血，二药配伍养阴息风；白芍药滋阴润肝；怀牛膝补益肝肾、活血通络；天麻、钩藤平肝息风；生地黄养阴润燥生津；川芎活血。全方共奏育阴潜阳、平肝熄风之功。

加减：肝肾阴虚甚者，可加山茱萸、山药、枸杞子，滋补肝肾；腰膝酸软者，可加杜仲，补肾壮腰。

(二)中成药

1. 通心络胶囊

适用于 TIA 气虚血瘀证，每次 4 粒，每日 3 次，口服。

2. 大活络丹

适用于 TIA 风痰瘀阻证，每次 1 丸，每日 1 次，口服。

3. 六味地黄丸

适用于 TIA 阴虚风动证，每次 6g，每日 2 次，口服。

4. 黄芪注射液

适用于 TIA 气虚血瘀证，每次 20mL，加入 5%葡萄糖注射液 250mL 中，每日 1 次，静脉滴注。

(三)针刺疗法

1. 体针

主穴：百会、肩、曲池、合谷、阳陵泉、足三里、三阴交、太冲。

方解：百会穴位于头，头为诸阳之会，百脉之宗，而本穴则为各经脉气会聚之处，连贯周身经穴，对于调节机体的阴阳平衡起着重要的作用；风病多犯阳经，肩、曲池、合谷、阳陵泉、足三里为手足阳经穴位，调和经脉，疏通气血；三阴交为足三阴经交会处，滋养肝肾之阴；太冲可平肝息风。

配穴：痰湿重者，可配丰隆；肝肾之阴不足甚者，可配太溪、肝俞、肾俞；眩晕耳鸣甚者，可配耳门、听宫、听会；上肢可配肩、手三里、外关；下肢可配风市、伏兔、绝骨；肌肤不仁者，可配皮肤针局部叩刺。

针法：毫针刺，补虚泻实，每日或隔日 1 次，每次留针 30min。

2. 耳针

选穴：脑、皮质下、肾、肝、脾。

方法：可毫针刺，每日或隔日 1 次，每次留针 30min；或用王不留行贴压。

六、预后与预防

(一)预后

TIA 可使发生缺血性脑卒中的危险性增加。传统观点认为，未经治疗的 TIA 患者约

1/3 发展成脑梗死，1/3 可反复发作，另 1/3 可自行缓解。但如果经过认真细致的中西医结合治疗应会减少脑梗死的发生比例。一般第一次 TIA 后，10%～20%的患者在其后 90d 出现缺血性脑卒中，其中 50%发生在第一次 TIA 发作后 24～28h。预示脑卒中发生率增高的危险因素包括高龄、糖尿病、发作时间超过 10min、颈内动脉系统 TIA 症状（如无力和语言障碍）；椎－基底动脉系统 TIA 发生脑梗死的比例较少。

（二）预防

近年来以中西医结合治疗本病的临床研究证明，在注重整体调节的前提下，病证结合，中医辨证论治能有效减少 TIA 发作的频率及程度并降低形成脑梗死的危险因素，从而起到预防脑血管病事件发生的作用。

第七节　颅脑损伤

一、颅脑损伤（头部内伤病）中医概述

（一）颅脑损伤（头部内伤病）的中医诊断标准

颅脑损伤中医诊断为头部内伤病 (TCD 编码：BGU010)，诊断标准参照《中医病证诊断疗效标准》(ZY/T001.9—94)。

主要病史：头部遭受暴力后发生的神志昏迷。

主要症状：头痛、头胀、头晕或神志不清。

次要症状：心烦不寐、多梦，心神不安，呆钝健忘，失语，肢体萎软不用，胸脘痞闷，时作癫痫，耳鸣耳聋，神疲倦怠，怔忡惊悸。

（二）脑

中医学认为，脑为奇恒之腑之一，形态中空似腑，功能贮藏精气似脏，无表里配合，无五行配属，但与奇经八脉有关。

脑的解剖基础：脑位于头颅之中，其实质由脊髓汇聚而成，是髓最膨大的部分，古称“脑为髓海”：脑与人的精神、思维、感觉、运动等有密切关系藏象学说将这些功能总 统于心，而分属于五脏。

1. 连五脏，主精神思维

头居于人身之高颠，外为颅骨，内涵脑髓，为人神之所居，清窍之所在，主精神意识思维活动脑主精神意识的功能正常，则精神饱满，意识清楚，思维灵敏，记忆力强，语言清晰，情志正常。否则，便出现精神思维及情志方面的病变。

2. 系官窍，主感觉运动

目、耳、口、鼻、舌等五脏外窍，皆位于头面，与脑相通，分别具有视觉、听觉、嗅觉、味觉、呼吸、语言等功能脑主元神，神能驭气，散动觉之气于筋而达百节，令之运动，故脑能统领肢体运动、人的视、听、言、动等，皆与脑有密切关系。

官窍内合五脏，依赖五脏精气的濡养，又与脑髓的充盈关系密切，所以官窍所具有的感觉功能是脑与五脏功能在头部的集中表现。

3. 与脏腑精气的关系

脑由髓聚而成，与脊髓相通，而髓由精化，精由肾藏，故脑与肾的关系密切。肾脏需要脏腑精气的充养，故脑髓的充盈，与五脏六腑之精皆有关。五脏六腑精气充盛，充养肾精，则肾精充盈，髓海充满，脑的功能才能正常发挥。

脑髓的生理病理意义见表 3–4。

（三）颅脑损伤（头部内伤病）的中医病因病机

中医的病因病机与现代医学的发病机制有一定区别，宋代医家陈言著《三因极 — 病证方论》，采取致病因素和发病途径相结合的方法，分病因为“内因”“外因”“不内外因”三类，即“三因学说”，沿用至今。头部内伤病的病因属三因学说中的不内外因。近代中医学在三因学说的基础上把致病因素分为外感病因、内伤病因、病理产物和其他病因。

表 3–4　脑髓的生理病理意义

内容	脑的功能		临床意义
生理	髓海充盈	精神	精神饱满，意识清结，思维灵敏，情志正常
		运动	运动功能正常，运动如常，轻劲多力
		感觉	视物清明，听力正常，嗅觉灵敏，感觉无碍
病理	髓海不足	精神	精神萎靡，意识模糊，思维迟钝，情志失常
		运动	运动功能失常，运动不能，懈怠安卧
		感觉	听觉失聪，视物不明，嗅觉不灵，感觉障碍

头部内伤病的主要致病因素包括其他病因中的外伤以及外伤后产生的病理产物，主要为瘀血外伤的类型较多，如跌仆损伤、持重努伤、挤轧伤、撞击伤等。中医学认为颅脑损伤（头部内伤病）是外力挫伤脉络导致脉管破损形成离经之血，留积体内则成瘀血，血瘀则气不畅，瘀滞不通；血为气之母，血既可生气又可载气，出血则气随血脱，气血两虚；颅脑损伤导致气血失调，脑络失和，神明失养而变生诸症。

（四）颅脑损伤（头部内伤病）的中医辨证分型

中医诊疗疾病有辨病与辨证之分，同一病症由于病因、病机以及病情发展阶段的不同，采用不同的治疗方法。通过望、闻、问、切四诊合参，对头部内伤病患者的病史、症状、体征、形色和脉象等信息进行全面综合分析，区别患者的中医学病因和疾病虚实，如瘀血是否兼夹痰浊，或伴气血亏虚，或兼脏腑虚损等进行辨证分型，根据辨证分别具体论治。

1. 瘀阻脑络证

伤后头痛，痛处固定，痛如锥刺，或神识不清，伴头部青紫、瘀肿，心烦不寐。舌质紫暗有瘀点，脉弦涩。

(1) 治则：祛瘀生新，通窍活络。

(2) 推荐方药：血府逐瘀汤加减或通窍活血汤加减。

(3) 方药：当归、生地、桃仁、红花、枳壳、赤芍、柴胡、甘草、桔梗、川芎、牛膝、丹参、玄参等。

(4) 中成药：通心络胶囊、步长脑心通胶囊等。

2. 痰浊上蒙证

头痛头晕，头重如裹，呆钝健忘，胸脘痞闷，或神识不清，或时作癫痫舌胖，苔白腻或黄腻，脉濡滑。

(1) 治则：健脾燥湿，化痰降逆。

(2) 推荐方药：温胆汤加减或半夏白术天麻汤加减。

(3) 方药：半夏、竹茹、枳实、橘皮、炙甘草、茯苓、白术、天麻、茯等、橘红、生姜、大枣等。

(4) 中成药：安宫牛黄丸等。

3. 肝阳上扰证

眩晕头痛，耳鸣耳费，每因烦躁、恼怒而加重，面色潮红，少寐多梦，泛泛欲吐，口干苦，小便黄赤。苔黄，脉弦数。

(1) 治则：镇肝熄风，滋阴潜阳。

(2) 推荐方药：镇肝熄风汤加减或天麻钩藤饮加减。

(3) 方药：牛膝、代赭石、龙骨、牡蛎、龟板、玄参、白芍、生麦芽、天冬、川楝子、茵陈、天麻、钩藤、石决明、川楝子、黄芩、山栀子、夏枯草等。

4. 心脾两虚证

伤后眩晕，神疲倦怠，怔忡惊悸，心神不安，或昏愦，面色萎黄，唇甲无华。舌淡，脉细弱。

(1) 治则：健脾养心，调畅气机。

(2) 推荐方药：归脾汤加减或参苓白术散加减。

(3) 方药：白术、茯神、黄芪、龙眼肉、酸枣仁参、山药、莲肉、扁豆、砂仁、苡仁、甘草等。

(4) 中成药：补中益气丸、归脾丸等。

5. 肾精不足证

眩晕健忘，耳聋耳鸣，视物模糊，神疲乏力，腰膝酸软，或昏迷不醒，或发脱齿摇，或失语，或肢体萎软不用。舌淡或红，脉沉细。

(1) 治法：补益填精，充养脑髓。

(2) 推荐方药：六味地黄丸加减或大补阴丸加减。

(3) 方药：熟地黄、山药、山茱萸、茯苓、丹皮、泽泻、龟板、猪脊髓、黄柏、知母等。

(4) 中成药：六味地黄丸。

二、颅脑损伤（头部内伤病）中医康复治疗方案

（一）颅脑损伤（头部内伤病）中医康复治疗原则

根据中医康复整体理念，阴阳平衡、辨证施治的康复治疗特点，以脏腑功能观为依据，运用中药调理脏腑功能为主；以针灸、推拿、传统功法等经络调理为辅，达到标本兼治的康复治疗目的，本病的中医康复遵循以下原则。

1. 辨证论治

本病由于患者体质有异，发病的时间、地域不同，故证不同，治不同，需同病异治。

2. 整体观念

中医学认为人体足以五脏为中心，配以六腑，以脑为元神之府，通过经络系统属于腑脏，外络于肢节”而组成的有机整体。在充分考虑人自身的统一性以及与自然界、社会环境密切关系的基础上，选择相应中医康复治疗处方。

3. 阴阳平衡

中医康复过程中崇纠正机体阴阳的偏盛偏衰，损其有余，补其不足，以恢复机体阴阳的相对平衡，即《素问·生气通天论》所谓“阴平阳秘，精神乃治”。

4. 天人相应

自然环境及四时、气候等诸因素会对患者体质及本病的进展产生其影响，在康复治疗中，必须顺应和利用自然气候的变化，做到注意因时、因地、因人制宜。

5. 标本兼治

病情变化有轻重缓急、先后主次之不同，急则治其标，缓则治其本，体现了中医康复治疗技术原则性与灵活性的有机结合。

（二）不同功能障碍中医康复诊疗方案

1. 认知功能障碍

(1) 中医概述：认知障碍属于中医的“善忘”“痴证”“愚痴”“痴呆”“呆病”“文痴”等范畴。颅脑损伤后瘀血内阻，经络不通，时致血瘀于上，髓海（脑）空虚，阻闭清窍或神明失养，主要表现为表情呆钝，智力衰退，或哭笑无常，喃喃自语，或终日不语，呆若木鸡。

(2) 中医康复治疗：采用针刺、灸法等中医康复治疗方法，以达到祛瘀通络、醒脑开窍、填精益髓的作用。

①针刺：采用不同的针具刺激体表的穴位，以疏通经络气血，濡养头窍，填充髓海，取其安神定志之意，达到平衡阴阳，调理“善忘”“痴证”的治疗目的。选穴以督脉穴为主。

取穴：主穴：百会、神庭配穴：感知障碍加神门(双)，记忆障碍加太溪(双)，思维障碍加太冲(双)。

操作：配穴按常规手法操作，平补平泻手法；百会、神庭进针方向从前至后，针刺0.8～1寸，深度达到帽状腱膜下，捻转得气后，加电针，电针30min结束后去除电针及配穴，留头针1h。留针期间，每隔30min捻转1次。

②灸法：运用艾绒或其他药物在体表的穴位上烧灼、温熨，借灸火的热力以及药物的作用，借助艾灸的纯阳之性，通过经络的传导，促进头部气血运行，经络通畅，使瘀血内阻之象缓解，达到平衡阴阳，调理“善忘”“痴证”。

临床常用的有艾炷灸疗法、温针灸疗法、隔姜灸疗法等取穴原则同针刺取穴，主要通过主穴：百会、足三里。配穴：风池、神阙

③其他中医康复方法：A. 静脉滴注中成药注射剂：可辨证选用具有益气、活血化瘀、醒脑开窍作用的中成药注射剂静脉滴。如黄芪注射液、丹红注射液、丹参川芎嗪注射液、银杏叶制剂、醒脑静等。B. 耳穴：在耳郭上的分布有一定的规律，通常对应人体的头面部及五脏六腑，通过刺激耳部穴位调整头面部的气机，使气机通畅，气血运行，濡养神明，改善患者的认知可取神门、皮质下、心、肾、脑点等穴，每次取2～3个穴位，取王不留行籽粘贴相应耳穴，次日取下，隔日一次。

2. 感觉功能障碍

(1) 中医概述：感觉障碍，属于祖国医学的“麻木”“麻痹”“顽厚”“顽麻”等范畴其症状主要表现为半身麻木，不知痛痒，“自己之肌肉，如他人之肌肉，按之不知”，搔之如隔衣物。肺主一身之气，颅脑损伤时外力致脉管破损形成离经之血，肺气随血脱，肺气虚弱不能宣发，周身卫气营血运行不利，皮毛失于濡养发为本病。

(2) 中医康复治疗：针对颅脑损伤后感觉障碍常用的中医康复治疗方法主要是针刺、放血、推拿等以达到疏通经络气血、补肺益气，濡养肢节皮部的目的。

①针刺：通过辨证取穴，针刺邻近、周部、远端或相应脏腑的腧穴，疏通经络之凝滞、调畅肺气之运行，使卫气营血运行通畅，肌肤皮毛受卫气营血的濡养，则麻木可愈，标本兼治。选穴以手足三阳经穴为主。

取穴：主穴：百会透前顶，承灵透正营，风池，外关，四强(大腿伸侧正中线，髌骨中线上4.5寸)；配穴：手臂麻木不仁取患侧肩髃，曲池，合谷；两足麻木取昆仑、绝骨、丘墟；四肢麻木取曲池，合谷，腕骨，风市，昆仑，行间，足三里，绝骨，委中，通里，阳陵泉。

操作：施常规针法，平补平泻，留针30min，每日针刺1次，28次为1个疗程。

②放血疗法：放血使病邪循经而出，排出体外，肺藏气血流通，调整闭塞，改善麻木。

取穴：取患肢十二井穴、曲泽、委中。

操作：对穴位行严格消毒，对准已消毒过的部位迅速刺入，刺入后立即出针，轻轻挤针孔周围，使出血数滴，井穴每穴放血 3 ～ 5 滴，曲泽、委中每穴放血 1.5 ～ 10mL，消毒棉球按压针孔即可。隔日 1 次，14 次为 1 个疗程。

③推拿：通过刺激和作用于体表的相应穴位和筋脉，引起经络局部反应，起到激发和调整经气的作用，促进腠理病理产物的排出；通过直接的机械刺激和间接的疏通气血作用，增加局部皮肤的温度，促进局部血液循环，调理麻木。

操作方法：上肢以手三阳经为主，从大椎穴至手指方向，揉、捏、拿、按主要经络及重要循经腧穴，重点刺激风池，外关，手臂麻木不仁重点按压肩髃，曲池，合谷；四肢麻木取曲池，合谷，腕骨，风市，昆仑，行间，足三里，绝骨，委中，通里，阳陵泉。

下肢以足三阳经为主，足三阳经从头走脚，从腰部至足趾方向，揉、捏、拿主要经络及重要循经腧穴，重点刺激昆仑、绝骨、丘墟；血海、足三里、三阴交、太冲、解溪等穴位。

腰背部以督脉和膀胱经为主，两者贯穿整个项背部。患者俯卧位，沿脊柱两侧，用掌根揉法、㨰法，重点刺激腰部华佗夹脊穴、三焦俞、肾俞、气海俞、大肠俞、关元俞、委中等穴位。

④其他中医康复方法：传统功法导引术，太极拳、五禽戏、八段锦、易筋经，可恢复气机正常运转、周流营卫，疏通凝滞、调畅内外，气血畅行则一身筋肉、关节、肌肤得以濡润滋养，麻木可除。

3. 言语功能障碍

(1) 中医概述：言语功能障碍属中医“喑痱”“风懿”“风喑”“难言”“不语”等范畴中医学认为，外伤致脑络受损而瘀血内生、瘀阻脉络，气机升降失调，舌窍气机失宣，启闭不利，发为本病。

(2) 中医康复治疗：针对本病的中医康复治疗方法主要有针刺、放血、耳穴贴压等，以活血祛瘀、疏通经气为主，达通窍解语的目的。

①针刺：针刺在治疗本病时，除辨证论治的进行体针选穴，多重视配以头部、舌体局部的穴位选穴以足阳明、足太阴经穴为主。

头针及体针：取穴：主穴：哑门、通里，头针言语一、二，三区；配穴：舌体运转不灵加金津、玉液、廉泉。操作：金津、玉液及廉泉均点刺不留针，哑门穴向下颌方向刺入 0.5 ～ 1 寸，通里良刺 0.5 寸，言语区平刺 0.5 ～ 0.8 寸，进针后持续捻转每分钟 200 次，留针 30min，留针期间操作 2 ～ 3 次，每日 1 次。

舌针：取穴：上肢、下肢、聚泉、中矩、神根、佐泉、液旁、支脉、中风。操作：每次选取 3 ～ 4 个穴位，点刺不留针，进针 1 ～ 1.2 寸，点刺时嘱患者自然伸舌于口外，隔天一次。

②放血：以三棱针刺破特定穴位或部位，放出少量血液，以外泄瘀热，通经活络。本病多瘀血内阻，舌窍不通，放血可达到活血祛瘀，疏通病变累及经络，加速言语功能的恢复的目的。

头部：取穴：头皮言语一、二、三区及百会穴。操作：三棱针点刺放血后，迅速压迫止血，不留针，隔日 1 次。

舌部：取穴：金津、玉液、廉泉。操作：嘱患者张口，用压舌板将舌体向后下方推压，或嘱患者向然将舌伸出口外，以三棱针针或毫针点刺，每侧 3 ～ 5 点，少量出血，不留针，隔日 1 次注意点刺后令患者保持低头位，避免血液回流气管，引发呼吸道堵塞。

③耳穴贴压：耳与经络脏腑的关系密切，经脉都直接或间接上达于耳，脏腑在生理功能上也均与耳的相应部位有联系，中医上将耳郭上的一些特定区域进行划分，称之为耳穴。耳穴贴压是用硬而光滑的药物种子贴压刺激耳穴，以达到治疗对应脏腑功能病变的目的。

取穴：心、肾、脑、咽喉。

操作：每次取 2 ～ 3 个穴位，取王不留行籽粘贴于相应耳穴，适度揉按、捏压，使耳郭有发热、发胀感每日压 3 ～ 5 次，每次 3 ～ 5min，次日取下，隔日一次。

5. 心肺功能康复

(1) 中医概述：气是构成人体和维持人体生命活动的精微物质，气的运动是人体生命活动的根本，以脏腑经络为活动场所，推动精气血津液在体内的运行，是脏腑经络功能活动的具体体现。中医学将人体之气分为元气、宗气、营气、卫气。心肺功能障碍与宗气不足密切相关，心肺功能障碍属于中医学“心悸”“咳喘”“支饮”等范畴。颅脑损伤致瘀血内生，气机逆乱，肺气不宣，宗气生成不足，则心血运行无力，致使心气虚衰，血行推动无力，肺气壅滞，也加重肺气不足，表现为胸闷、心悸、动而尤甚，咳嗽、气短而喘、神疲乏力、声低懒言。

(2) 中医康复治疗：传统中医治疗中针刺、灸法、推拿、传统功法等具有补益心血、调理肺气的作用，广泛应用于颅脑损伤后心肺功能康复。

①针刺：通过针刺穴位，调畅气血和全身经气，主穴和配穴合用，能补气纳肾，化饮利水，增加呼吸能力，提高心肺功能。选穴以手太阴经、手少阴经穴为主。主穴：心俞、巨阙、肺俞、膏肓。配穴：气海、肾俞。操作：配穴按常规手法操作，平补平泻手法；留针 15 ～ 20min，捻转结合提插，每日 1 次。

②灸法：通过借助艾灸的纯阳之性起到扶正祛邪的作用，从而调节气血，疏通经络，平衡功能，益气固表。主穴：心俞、巨阙、肺俞、膏肓。配穴：气海、肾俞。操作：艾条温和灸，每次取主穴 1 ～ 2 个，配穴 1 ～ 2 个，每穴灸 10 ～ 15min，每日 2 次。

③推拿：推拿运用特定的手法作用于体表、特定的腧穴、疼痛的地方，以达到扶正固本，宽胸理气，使经络通畅，气血正常运行，理气化瘀，同肾纳气的作用。

按天突穴，用拇指按胸骨柄上的天突穴，注意拇指要从天突穴向胸骨柄内面按压，以有酸胀为宜，按压 10 次；叩定喘穴，在该部位用指尖叩打，症状常可缓解；捶丰隆穴，用手握成拳状，用指骨间关节背侧捶打该穴；捶足三里，手法同捶丰隆穴。

④其他中医康复方法：A. 耳针疗法：用针刺或其他方法刺激耳郭穴位以防治疾病的方法，以达到通调脏腑，补益肺气的作用。可取肺、脾、肾、心、气管、咽喉、神门、三焦、内分泌等，每周 1 次，每次埋针 3 ～ 5 穴，每次按压 3 ～ 5 次，每次 5min。B. 皮肤针疗法：又称“梅花针”，以特制的多支短针组成的皮肤针叩刺人体一定部位或穴位来治疗疾病的一种疗法。取尺泽至鱼际手太阴肺经循行部、第 1 至第 12 胸椎两侧足太阳膀胱经循行部、颈前两侧足阳明胃经循行部。分部轻叩，以皮肤微红为度，每次 30mm，隔日 1 次。C. 自然康复法：通过激发人体自愈潜能自发产生各种肢体动作治疗疾病的自我康复方法。海水浴，使呼吸加深，提高呼吸功能，可在条件许可的季节，每日 1 次，每次不超过 30min 为宜；洞穴浴，洞穴内空气清新，大量的负离子，改善肺的换气功能，提高心肺功能。

第四章　原发性肾病

第一节　慢性肾衰竭

慢性肾衰竭是指各种慢性肾脏病造成的慢性进行性肾实质损害，引起肾小球滤过率下降 (GFR < 90mL/min) 不能维持其基本功能，临床出现以代谢产物潴留，水、电解质、酸碱平衡失调，全身各系统受累为主要表现的临床综合征。

一、病因病机

慢性肾衰竭多因先天不足、房劳多产、饮食不节、情志内伤、感受外邪、劳倦内伤、久病体虚等直接或间接地导致本病的发生。从病机上讲，病机复杂、非单纯虚证或单纯实证，常常多病邪、多脏腑同时致病，且虚实夹杂，以虚为本，以实邪为标。目前多数学者认为是肺、脾、肾亏虚为本，痰、湿、浊、瘀等为标，病机复杂。故此，对慢性肾衰竭患者，特别是病情危重患者，临床辨证时须详细观察，根据中医望、闻、问、切四诊合参及患者现代医学实验室、影像学检查等信息进行综合辨证。

慢性肾衰竭病因病机主要在于人体气机升降失常，并强调脾肾亏虚是导致慢性肾衰竭气机升降失常的主要原因。先天禀赋素弱、饮食不节、劳累过度、外邪侵袭、久病不愈等致肾气日衰。脾虚则运化失司，肾虚则气化失常，水液、浊毒、湿滞、瘀血留滞体内。总之，慢性肾衰竭的病机关键为三焦气化无权，清气不升，浊气不降，肾失开合，气化无权，湿毒瘀潴留所致。

二、诊断

临床医师应当十分熟悉慢性肾衰竭患者的病史特点，仔细询问病史和查体，并及时做必要的实验室检查，以尽早明确诊断，防止 CRF 的误诊。要重视肾功能的检查，也要重视血电解质矿物质 (K^+、Na^+、Cl^-、Ca^{2+}、P^- 等)、动脉血液气体分析、影像学等检查。

三、辨证论治

在慢性肾衰竭的发展过程中，可涉及多脏腑、多系统病变，往往本虚邪实、虚实并见，虚者以脾肾虚衰常见，实者多责之于湿邪、瘀血、浊毒等，实者即是慢性肾衰竭的病理产物，也是加重肾功能恶化的因素。临证主张“六看”：天、地、时、人、病、症也，综合运用三焦四层、六经、脏腑、正邪辨证法分析疾病的动态演变及病机演化，辨证施治，往往取得良效。

（一）心肺气虚，湿浊内蕴证

1. 主症

食欲缺乏，饮食无味，脘腹胀满，肠鸣便溏，身重倦怠，腰膝酸软，少气懒言，面白无华或萎黄，口苦、口黏，小便频数，夜尿清长，蛋白尿、血尿，尿少，水肿，舌质淡红，舌边或见齿痕，苔薄白或薄黄，脉迟缓或细弱或沉细。多见于 (CKD1 ～ 3) 期。

2. 治法

益气健脾，升阳除湿。

3. 方药

升阳益胃汤(《内外伤辨惑论》)加减，药用黄芪 30g，法半夏 10g，明党参 15g，炙甘草 3g，独活 6g，防风 6g，白芍 15g，羌活 6g，陈皮 6g，茯苓 15g，柴胡 6g，车前草 15g，白术 10g，黄连 3g，大黄(后入)6g，六月雪 15g。

若有怕冷者，加肉桂 6g、干姜 6g；若食欲缺乏，食少，呕逆痰涎者，加木香 6g、砂仁(后入)6g；若皮肤干燥，胸部刺痛，固定不移者，加丹参 20g、桃仁 6g、红花 3g。

（二）元气亏虚，湿浊内蕴证

1. 主症

倦怠乏力，气短懒言，腰酸膝软，身重困倦，食少纳呆，恶心、呕吐，脘腹胀满，下肢水肿，蛋白尿或血尿，大便溏泻，舌质淡，舌边有齿痕，苔黄腻，脉沉细。多见于 (CKD2 ～ 4) 期。

2. 治法

清热益气，养阴生津，祛湿健脾。

3. 方药

清暑益气汤(《脾胃论》)加减，药用黄芪 30g，明党参 15g，炙甘草 3g，当归 10g，陈皮 6g，苍术 6g，白术 6g，车前草 15g，升麻 6g，葛根 15g，神曲 6g，青皮 6g，黄柏 6g，麦冬 15g，五味子 3g，大黄(后入)6g，六月雪 15g。

若口干，五心烦热者，加地骨皮 10g、知母 6g；若食少腹胀者，加厚朴 6g、枳实 6g、焦三仙各 15g。

（三）气津两伤，湿热内蕴证

1. 主症

倦怠乏力，腰酸膝软，腰痛，懒言少气，口渴心烦，夜寐欠安，咽痒，咽痛，头昏、胸闷，恶心欲呕，下肢水肿，夜尿清长或小便短赤，蛋白尿或血尿，泄泻或大便不通，舌质淡或舌质红，舌边可见齿痕，苔腻，脉沉细或细数。多见于 (CKD3 ～ 4) 期。

2. 治法

清暑益气，养阴生津，清热祛湿。

3. 方药

清暑益气汤（《温热经纬》）加减，药用太子参 15g，西瓜翠衣 15g，荷叶 15g，石斛 15g，麦冬 15g，黄连 3g，知母 9g，淡竹叶 15g，生甘草 6g，山药 15g，大黄（后下）6g，六月雪 15g。

若水肿甚，小便不利者，加车前子（布包）15g、猪苓 15g、泽泻 15g、白茅根 15g；若腹胀纳呆者，加厚朴 15g、焦三仙各 15g；若畏寒甚者，加肉桂 9g、鹿角胶 15g。

（四）阴虚火旺，浊瘀内阻证

1. 主症

头晕目眩，头痛，腰酸膝软，耳鸣，形体消瘦，肌肤甲错，潮热盗汗，口干咽燥，五心烦热，失眠多梦，大便干结，尿少色黄，舌质淡红少苔或舌质红少津，脉细数或弦。

2. 治法

滋阴益气，补益肝肾，祛湿泻浊，活血化瘀。

3. 方药

益肾清浊汤（自拟方）加减，药用知母 12g，黄柏 12g，生地黄 15g，山茱萸 15g，山药 15g，茯苓 15g，牡丹皮 12g，车前子（布包）15g，鹿衔草 15g，六月雪 15g，大黄（后入）3～6g，桑寄生 15g，怀牛膝 15g。

若心烦失眠者，加酸枣仁 30g、夜交藤 15g、合欢花 15g；若大便干结不通者，大黄加量 9g，并加厚朴 15g、枳实 15g。

（五）肾阳虚衰，湿浊蕴毒证

1. 主症

精神萎靡，乏力甚，畏寒肢冷，手足心热，头晕眼花，腰膝酸软，纳呆便溏，小便黄赤或清长，舌质淡有齿痕，苔白腻，脉沉细或细弦。

2. 治法

温肾助阳，健脾化湿。

3. 方药

二仙汤（《妇产科学》）加味，药用仙茅 15g，仙灵脾 15g，巴戟天 15g，知母 9g，黄柏 9g，当归 15g，熟地黄 15g，山茱萸 15g，肉桂 6g，茯苓 15g，大黄（后入）3～9g，六月雪 15g。

若纳呆，腹胀者，加明党参 15g、白术 15g、厚朴 15g；若小便不利，加黄芪 30g、益母草 15g、泽泻 10g、白茅根 15g；若五心烦热者，去肉桂、山茱萸，加地骨皮 15g、旱莲草 15g、女贞子 15g。

（六）脾肾气虚，浊毒内蕴证

1. 主症

倦怠乏力，气短懒言，腰酸膝软，脘腹胀满，食少纳呆，恶心、呕吐，肢体困重，面色萎黄，大便稀溏，小便频数，短少，舌质淡胖，舌边有齿痕，舌苔白厚或腻，脉沉缓或沉细。

2. 治法

健脾益肾，降浊祛瘀。

3. 方药

益肾降浊汤 (自拟方) 加减，药用大黄 (后入)3 ～ 9g，茯苓 15g，六月雪 15g，桑椹 15g，太子参 15g，白术 10g，黄芪 30g，桑寄生 15g，当归 10g，车前子 (布包)15g，丹参 15g，怀牛膝 15g，陈皮 6g。若畏冷怕寒，四肢不温者加干姜 6 ～ 9g、肉桂 3 ～ 10g。

第二节　急性肾小球肾炎

急性肾小球肾炎是急性起病，以血尿、蛋白尿、高血压、肾小球滤过率下降以及水钠潴留为主要表现的一组临床综合征。本病常出现于感染之后，以链球菌感染后急性肾小球肾炎最为常见。该病好发于 3 ～ 10 岁儿童，成人亦可发病。本病属中医学“水肿”“尿血”“肾风”等范畴。

一、中医病因病机

急性肾小球肾炎病因不外乎内、外两端。内因主要是禀赋不足，饮食不节，或劳逸不当，导致脾肾亏虚；外因则多为六淫外袭，尤以风邪袭表为主，疮毒内陷。

(一) 病因

1. 六淫外袭

六淫之邪外袭，以风邪为主，首先犯肺，肺失宣降，水道通调失司，以致风水相搏，水气外不得越于玄府而为汗，下不得达于膀胱而为尿，水湿泛溢肌肤而发病。《景岳全书 • 肿胀》所言：“凡外感毒风，邪留肌肤，则亦能忽然浮肿。”

2. 疮毒内陷

肺主皮毛，脾主肌肉，疡疮湿毒侵于肌肤，犯于肺脾，导致肺失治节，宣降失职；脾失运化，水湿内停，进而引起三焦水道失畅，外侵皮肤，内渍脏腑；如热毒之邪灼伤血络，可见尿血。

3. 饮食失节

脾为后天之本，脾主运化，若平素嗜食肥甘厚味或饥饱失常，则易损伤脾气，以致脾失健运，转输失司，水液内停聚而成湿，水湿壅滞而发病。

4. 禀赋不足，劳逸不当

先天禀赋不足，或过劳，或纵欲无节，导致肾元亏虚，脾肾损伤，肾气化失常，水湿内聚，泛溢肌肤，发为水肿；肾失固摄，精微外泄，可见蛋白尿；脾失统血，则见尿血。

（二）病机

外邪侵袭是导致急性肾小球肾炎的主要病因，而肺、脾、肾三脏功能失调是本病发生的内在基础，亦是本病进一步发展的根源；水湿、湿热、瘀血等既是病理产物，又可作为致病因素影响病程和疾病的发展。故本病病位在肺、脾、肾；病理因素为六淫（以风邪为主）、水湿、疮毒、瘀血。

全身水液正常代谢平衡，有赖于肺之通调，脾气之转输，肾气之开阖，三焦之决渎，膀胱之气化。若各脏腑受邪，功能失调，则致疾病发生。外邪犯肺，致肺失宣降，水气外不得越于玄府而为汗，下不得达于膀胱而为尿，泛溢肌肤而为肿；疡疮湿毒浸于肌肤，或饮食劳逸等损伤脾气，水液不能正常运化与敷布，溢于肌肤而发病；湿邪内蕴日久化热，湿热下注，灼伤血络；或下焦血瘀，损伤血络；以及脾虚受损，气不摄血，故本病亦可引起尿血。肾元亏虚可因先天不足，亦可因后天失养，调理失宜，先有脾胃虚弱，后有肾元不足，肾元亏虚，精微外泄，故可见蛋白尿。

急性肾小球肾炎证候演变趋向是从表及里，由上焦、中焦而达下焦，从标实为主逐渐向正虚邪实、虚实夹杂演变。急性水肿期为正邪剧争的病理过程，水肿消退期则进入正虚邪恋阶段。若经治疗邪去正安，疾病向愈；若失治误治，病情发展，以致五脏俱病，诸证丛生，迁延难愈，严重者可有水气凌心，上蒙清窍，甚至肾元衰竭，血脉受阻，湿毒潴留，危及生命。

二、临床表现

（一）前驱期

多数有前驱感染，以呼吸道感染最常见，如急性扁桃体炎、咽峡炎；其他如腮腺炎、风疹、猩红热、淋巴结炎、中耳炎；皮肤感染如脓皮病、脓疱疮；皮疹伴感染如疖痈、疥疮、疱疹；无明显前驱感染史者占少数。

（二）一般表现

1. 水肿、少尿

由于水钠潴留可导致眼睑、下肢水肿，全身性水肿少见，且症状较轻，但小儿病人有时可见肺水肿。

2. 高血压

高血压是由于水钠潴留、循环血容量增多所致。80%的病人可出现，多为中等程度高血压，舒张压升高者较为多见。

3. 血尿、蛋白尿

几乎所有病人均有血尿，肉眼血尿发生率40%左右；蛋白尿一般不重，常为非选择性蛋白尿，少数病人可出现肾病水平蛋白尿（＞3.5g/24h）。

4. 氮质血症

由于肾小球滤过功能受损，常出现一过性血清肌酐 (Scr)、尿素氮 (BUN) 升高，严重者可出现急性肾衰竭。

5. 全身表现

病人常出现与氮质血症程度不平行的疲乏、厌食、恶心；部分病人有头晕、嗜睡、视物模糊 (与高血压、脑水肿有关)、腰痛等。

6. 肾病综合征 (nephrotic syndrome，NS)

国内外学者报道 ASPGN 并发 NS 的概率达 19%～32%。有学者报道 NS 既可出现于 APSGN 的急性期，也可出现于 APSGN 的急性期后。

(三) 并发症

1. 心力衰竭

由于循环血容量急骤增加导致心力衰竭，多见于成年及老年人。

2. 脑病

儿童病人较多见，主要表现为剧烈头痛、呕吐、嗜睡、神志不清，严重者有阵发性惊厥及昏迷。

3. 急性肾损伤

55 岁以上病人中易出现 GFR 下降，常伴高钾血症。

三、诊断与鉴别诊断

(一) 诊断要点

1. 中医辨证要点

本病多分阶段论治。水肿急性期，多为风邪外袭，风邪常兼热、寒、湿等合而为病，以头面部浮肿为著，恶寒、发热、咽痛等症常见；因脓毒者，多于脓毒疮疡感染后出现浮肿、小便不利；因湿热蕴结者，症见周身浮肿、脘闷纳差、小便黄赤。疾病恢复期，肿势渐退，以身倦乏力、气短懒言、纳差为主要表现，多为脾肾气虚邪恋；神倦乏力，腰酸盗汗，或手足心热者，多属阴虚邪恋。

2. 西医诊断要点

(1) 有明确的前驱病 (上感、扁桃体炎或脓皮病) 及一定的前驱期。

(2) 有水肿、少尿、血尿和高血压的表现。

(3) 尿检查红细胞＞ 5 个 /HP，可有蛋白、管型 [颗粒和 (或) 透明管型]。

(4) 血液检查血沉增快 (＞ 20mm/h)，抗链球菌溶血素“O”升高 (＞ 400U)，血液补体 C3 下降 (C3 ＜ 600mg/L)。

(二) 鉴别诊断

临床表现为急性肾炎综合征可见于多种原发性肾小球疾病和累及肾脏的系统性疾病，

需根据流行病学、链球菌感染史、水肿、尿少、高血压、ASO 阳性、C3 动态变化以及肾活检病理等予以鉴别。

1. 发热性一过性蛋白尿

各种原因的高热均可导致蛋白尿，伴或不伴有血尿，但一般不伴有水肿和高血压，随发热消退，蛋白尿消失。

2. 急性肾盂肾炎

急性肾盂肾炎病人有全身及局部感染的表现，如发热、尿路刺激征、尿中出现大量白细胞甚至白细胞管型、尿细菌学培养阳性，超声等影像学检查常发现尿路梗阻或结石等，且抗感染治疗有效。

3. IgA 肾病

约 1/5 的 IgA 肾病病人呈急性肾炎综合征表现。此病多于前驱感染后数小时或 1 ～ 3 天内出现肉眼血尿或伴有蛋白尿，链球菌培养阴性，ASO 滴度不高，血清补体正常，部分病人血 IgA 升高。病程反复发作，鉴别诊断困难者，可行肾活检明确诊断。

4. 膜增生性肾炎

本病常有前驱呼吸道感染史及链球菌感染史、ASO 滴度升高及低补体血症，起病与 APSGN 极其相似。若病程无自愈倾向，大量蛋白尿，低补体血症持续超过 8 周不恢复，应考虑本病并及时肾活检明确诊断。

5. 急进性肾炎

本病发病过程与急性肾炎相似，但其进行性少尿至无尿，进行性肾功能减退并于短期内进展至尿毒症。若急性肾炎综合征病程超过 1 个月不缓解，应及时肾活检除外本病。

6. 急性间质性肾炎

本病常有用药史 (以抗生素、止痛剂常见)，肾功能短期内急剧下降并伴过敏表现，如皮疹、外周血嗜酸性粒细胞增多，确诊需肾活检。

7. 全身系统性疾病肾损害

可呈急性肾炎综合征表现，但多伴有其他系统受累表现，可资鉴别。如系统性红斑狼疮，可伴有发热、皮疹、关节痛、脱发、紫外线过敏等，以及血清抗体谱改变；过敏性紫癜常可通过体检及详细询问病史发现皮肤紫癜；小血管炎有发热、体重下降、关节痛等全身非特异性炎症反应，以及抗中性粒细胞胞浆抗体 (ANCA) 阳性；冷球蛋白血症常伴有遇冷体表温度降低，寒冷性荨麻疹，关节痛，肝、脾、淋巴结肿大等，血液中检测到冷球蛋白。

8. 急性肾小球肾炎并发症 (如心力衰竭、高血压、脑病等)

若并发症严重而临床表现突出时，常掩盖肾炎综合征的临床表现，要重视尿检、链球菌感染史等，以免误诊、漏诊。

四、中医治疗

（一）治疗原则

治疗方面，急性肾小球肾炎分为急性期与恢复期两个阶段，急性期以祛邪为主，治疗原则多为疏风清热、宣肺利水、清热活血、解毒利湿；恢复期以扶正祛邪为要，治疗宜补气养阴，兼以清利湿热，并根据正虚与余邪胜负，确定补虚与祛邪的轻重，以补益不助邪、祛邪不伤正为原则。

（二）辨证施治

1. 急性期

(1) 肺失宣肃，风水泛滥

临床表现：外感后出现尿少，浮肿、腰以上为著，伴恶风（寒），发热，咳嗽等，舌质淡、苔薄白或薄黄，脉浮紧或浮数。

治法：疏风清热，宣肺利水。

方药：越婢加术汤合五皮饮加减（越婢加术汤出自《金匮要略》，五皮饮出自《中藏经》）。

参考处方：炙麻黄 6g，生石膏（先煎）15g，生白术 12g，茯苓 15g，陈皮 12g，大腹皮 15g，桑白皮 12g，生姜 6g，浮萍 9g，泽泻 15g，泽兰 12g，车前草 15g，大枣 3 枚，甘草 3g。

方中麻黄、浮萍、生姜疏风宣肺；白术、茯苓、泽泻、大腹皮、泽兰、车前草淡渗利水；石膏、桑白皮清热宣肺。

临床应用：咳嗽气喘者，加葶苈子、紫苏子、射干宣肺平喘；发热、汗出、口干渴、苔薄黄，加金银花、黄芩清热解毒；头痛者加夏枯草、钩藤平肝潜阳；血尿明显者，加地榆、小蓟、白茅根、侧柏叶凉血止血。

(2) 热毒壅盛

临床表现：发热、咽痛、扁桃体或颌下淋巴结肿大，皮肤疖肿，尿少、尿黄赤，浮肿，舌红、苔黄，脉数或滑数。

治法：清热解毒，利水消肿。

方药：五味消毒饮合麻黄连翘赤小豆汤加减（五味消毒饮出自《医宗金鉴》，麻黄连翘赤小豆汤出自《伤寒论》）。

参考处方：金银花 15g，野菊花 12g，蒲公英 15g，紫花地丁 12g，连翘 15g，麻黄 6g，赤小豆 9g，黄芩 12g，栀子 12g，茯苓 15g，泽泻 12g，车前草 15g，甘草 3g。

方中金银花、野菊花、蒲公英、紫花地丁、连翘、栀子清热解毒；麻黄、赤小豆宣肺利水；黄芩清热宣肺；茯苓、泽泻、车前草利水渗湿。

临床应用：咽痛甚者，加大青叶、板蓝根、蝉蜕清热利咽；小便赤涩者，加白花蛇舌草、石韦、金钱草清热利湿通淋；皮肤有丘疹瘙痒或疖肿者，加白鲜皮、土茯苓、苦参、地肤子燥湿祛风止痒。

(3) 湿热内蕴

临床表现：周身浮肿，胸脘痞闷，恶心纳差，头晕，烦热口渴，舌质红，苔黄腻或厚腻，脉数或滑数。

治法：清热利湿消肿。

方药：四妙散合三仁汤加减(四妙散出自《圣济总录》，三仁汤出自《温病条辨》)。参考处方：苍术 12g，黄柏 12g，怀牛膝 12g，生薏苡仁 30g，汉防己 12g，萆薢 12g，泽泻 12g，茯苓 15g，车前草 15g，白蔻仁 9g，杏仁 9g，六一散 12g。

方中杏仁宣肺利水；白蔻仁化湿行气；薏苡仁、泽泻、茯苓、车前草、六一散渗湿利水；苍术、黄柏燥湿利水；萆薢清热利湿；汉防己清热利水。

临床应用：蛋白尿多者，加金樱子、芡实固肾涩精；脘胀、纳少者，加鸡内金、焦三仙、莱菔子消食和胃；口苦口黏者，加黄连、吴茱萸清肝泻火、降逆止呕；氮质血症者，加生大黄通腑泄浊。

2. 恢复期

(1) 脾肾气虚，邪毒未尽

临床表现：水肿渐消，身倦乏力，气短懒言，纳差，小便短少，舌质淡红，苔薄、白腻，脉濡缓。

治法：健脾益肾，清化余邪。

方药：参苓白术散合竹叶石膏汤加减(参苓白术散出自《太平惠民和剂局方》，竹叶石膏汤出自《伤寒论》)。

参考处方：太子参 12g，生黄芪 15g，茯苓 12g，白术 12g，泽泻 12g，淡竹叶 6g，麦门冬 10g，清半夏 6g，车前草 15g，白茅根 15g，生甘草 6g。

方中太子参、黄芪益气健脾；白术、茯苓、甘草健脾补气；泽泻、车前草利水消肿；半夏燥湿健脾；白茅根清热利水。

临床应用：纳食呆滞者，加谷麦芽、山楂、神曲、砂仁消食和胃；为防止邪毒未尽，加连翘、鱼腥草清热解毒；镜下血尿明显者，加小蓟、仙鹤草凉血止血。

(2) 阴虚湿热，肾络瘀阻

临床表现：腰酸、神疲乏力，或手足心热，或盗汗，镜下血尿长期迁延，舌质红，苔薄白或薄黄，脉细滑。

治法：滋阴清热，活血化瘀。

方药：知柏地黄合桃红四物汤(知柏地黄汤出自《医宗金鉴》，桃红四物汤出自《医宗金鉴》)。

参考处方：生地 24g，山药 12g，山茱萸 12g，丹皮 12g，泽泻 12g，茯苓 12g，知母 12g，黄柏 12g，桃仁 6g，红花 6g，川芎 8g，当归 10g，赤白芍各 12g，甘草 3g。

方中生地、山药、山茱萸、泽泻、茯苓、丹皮、知母、黄柏养阴补肾，滋阴清热；

桃仁、红花活血通络；川芎、当归、赤白芍养血活血。

临床应用：气阴两虚者，加生黄芪、太子参益气养阴；血尿明显者，加阿胶、茜草、地榆等滋阴止血；血尿长期不愈者，加血余炭、三七粉、藕节炭、蒲黄炭等活血止血；咽喉肿痛者，加蝉蜕、牛蒡子、连翘、金银花等清热利咽。

第三节　慢性肾小球肾炎

一、概述

慢性肾小球肾炎 (chronic glomerulonephritis，CGN) 系指各种病因引起双侧肾小球弥漫性或局灶性炎症性或非炎症性改变，是临床起病隐匿、病程冗长、病情发展缓慢的一组原发性肾小球疾病的总称。

中医古籍对类似慢性肾炎的论述散见于“水肿”“虚劳”“腰痛”“血尿”等篇章中。历代医家根据水肿出现的部位不同而有不同的名称，如眼睑浮肿有“目窠上微肿”“目下肿”；下肢浮肿的有“跗肿”“足胫肿”等；四肢浮肿有“四肢肿”“结阳”等；全身肿有“面跗庞然肿”“通身肿”“一身悉肿”等。还有“腰以上肿”“腰以下肿”等名称。

二、病因病机

1. 病因

慢性肾炎主因先天禀赋不足或劳倦太甚、饮食不节、情志不遂等引起肺、脾、肾虚损，气血阴阳不足所致，又常因外感风、寒、湿、热之邪而发病。

(1) 禀赋不足，肾元亏虚：先天禀赋不足、后天失养、房劳过度、生育不节等，内伤肾元，使肾之精气内耗，肾阳亏虚，气化不行。肾阳受伤则火不暖土，脾失温煦不能转输水液而成肿。张景岳：“夫所谓气化者，即肾中之气也，阴中之火也，阴中无阳则气不能化，所以水道不通，溢而为肿。”

(2) 饮食劳倦，内伤脾胃：过食肥甘，酗酒成癖，或过食生冷，或思虑劳倦太过，或为寒凉之药误治，饮食不足，脾胃虚弱，使湿蕴中焦，脾失健运，津液不化，聚留为水，泛溢肌肤而成水肿。脾虚不能升清，而致精微下泄，尿中可见蛋白；脾虚不能统摄，致血溢脉外而成尿血。

(3) 湿热内盛，三焦壅滞：三焦为水液运行的通道，也是气化的场所。湿热内盛，三焦为之壅滞，直接导致水道不通，发为水肿。

(4) 风邪外袭，肺失通调：肺为水之上源，外合皮毛，最易遭受外邪侵袭，一旦为风邪 (兼热或夹寒) 所伤，则宣发肃降失常，不能通调水道而下输膀胱，以致风遏水阻，风水相搏，溢于肌肤，发为水肿。《景岳全书·肿胀》篇所言：“凡外感毒风，邪留肌肤，则亦能忽然浮肿。”《医宗金鉴》：“风水，得之内有水气，外感风邪。”

(5) 水湿浸渍，脾阳受困：久居湿地，冒雨涉水，衣着冷湿，或水中劳作，汗出渍衣，水湿之气内侵，脾阳为寒湿所困，失健运之职而难以升清降浊，水湿既不能下趋，则泛于肌肤成肿；或湿邪化热，湿热留恋，灼伤肾络，损伤肾阴，精微失固而成蛋白尿、血尿之证。《医宗金鉴·水气病脉证》曰：“皮水，外无表证，内有水湿也。”

(6) 湿毒浸淫，内归脾肺：肌肤之痈疡疮毒，大多因湿毒所致，若未能及时清解消透，疮毒内归脾肺，致脾失健运而不能运化水湿，肺失宣降而致水道不通，水湿不行，运行受阻，溢于肌肤四肢，发为水肿；或热毒内归，下焦热盛，则可灼伤肾络而为血尿。《沈氏尊生书·杂病源流犀烛》：“有血热生疮，变为肿病。”

(7) 药毒伤肾：用药不当，长期滥用中、西药物，可直接损伤肾气，而出现肾病或加重肾病。对某些肾气不足或已患肾疾者药毒可直接克伐肾气，而致气化失司，水湿不行，泛溢肌肤，而成水肿、蛋白尿、血尿或肾功能损害。

2. 病机

本病病机为本虚标实，虚实夹杂。正虚为肾精亏虚，邪实为风邪、水湿、湿热、瘀血。病位主要在肾，但可影响肺脾，出现多脏同病。其原因之一是脏腑相互传变，如肾病及脾，脾病及肾，肺病及肾等。《素问·玉机真脏论》说：“五脏相通，移皆有次，五脏有病，则各传其所胜。”二是因为水液代谢主要由肺脾肾共同完成，肺主通调，脾主运化，肾主开合，通利三焦，使得水精四布，五经并行。故水湿为患，多影响数脏，而表现为几脏兼病。肺脾肾三脏虚损，尤其是肾之精气损伤，可导致肾不藏精，封藏失职，开阖失节，水湿内蕴导致水肿、蛋白尿、血尿的产生。风邪、湿热、瘀血与本虚相互作用，是本病复发、加重及病程迁延难愈的原因。

三、临床表现

（一）起病特点

(1) 隐匿起病：有的患者可无明显临床症状。偶有轻度浮肿，血压可正常或轻度升高。多通过化验检查发现此病。

(2) 慢性起病：患者可有乏力、疲倦、腰痛、纳差，眼睑和（或）下肢水肿，伴有不同程度的血尿或蛋白尿，部分患者可表现为肾病性大量蛋白尿。也有患者以高血压为突出表现，伴有肾功能正常或不同程度受损。

(3) 部分患者因劳累、感染、血压增高、水与电解质紊乱使病情呈急性发作，或用肾毒性药物后病情急骤恶化。

（二）症状表现

1. 水肿

多数患者有不同程度的水肿，轻者仅有面部、眼睑等组织松弛部位的水肿，晨起比较明显，进而可发展至踝、下肢。重者则全身普遍水肿，并可有腹水、胸水（少见）。引起肾性水肿的主要原因是。

(1) 肾小球滤过率降低，水钠潴留。

(2) 全身毛细血管通透性改变，使体液进入组织间隙。

(3) 球管失衡。

(4) 血浆白蛋白水平降低，引起血浆胶体渗透压水平降低。

(5) 有效血容量减少，致继发性醛固酮增多。

2. 高血压

慢性肾炎患者高血压的程度差异很大。引起肾性高血压的原因有：

(1) 水钠潴留。

(2) 肾素－血管紧张素－醛固酮系统激活。

(3) 肾炎后期继发肾小动脉硬化，外周血管阻力增高等。慢性肾炎病变过程中逐渐出现高血压或高血压持续不降，甚至持续上升，是病情进一步恶化的征兆。

3. 尿液异常改变

尿液异常是慢性肾炎的基本标志。水肿期间尿量可能减少，无水肿者一般尿量接近正常；肾功能明显减退，尿浓缩功能障碍者，常有夜尿及多尿，尿比重不超过 1.020，疾病晚期常固定在 1.010，禁水 12 小时后尿渗量低于 550mOsm/(kg·H_2O)，至尿毒症期，即可出现少尿（小于 400mL/d）或无尿（小于 100mL/d）；有不同程度的尿蛋白，从微量蛋白尿到大量蛋白尿不等，一般在 1～3g/24h，也可呈大量的蛋白尿（＞3.5g/24h），蛋白尿可呈选择性或非选择性；尿沉渣可见颗粒管型和透明管型；血尿一般较轻，甚至可完全没有，但在急性发作期可出现镜下血尿，甚至肉眼血尿，尿沉渣镜检多为肾小球源性血尿。

4. 贫血

水肿明显时可有轻度贫血，可能与血液稀释有关；中度以上贫血与机体内促红细胞生成素减少、红细胞寿命缩短有关，提示肾单位损坏及肾功能损害已很严重。慢性肾炎发展到晚期可出现严重的贫血。

5. 肾功能不全

主要表现为肾小球滤过率 (GFR) 下降，肌酐清除率 (Ccr) 降低。但由于肾脏的代偿功能很强，当 Ccr 降至正常值的 50% 以下时，血清肌酐及尿素氮才会升高。

四、诊断与鉴别诊断

（一）诊断要点

1. 中医辨证要点（参照中华中医药学会肾病分会 2006 年拟定标准进行诊断）

(1) 起病隐匿、进展缓慢，病情迁延，临床表现可轻可重，或时轻时重。随着病情发展，肾功能逐渐减退，后期可出现贫血、电解质紊乱、血尿素氮、血清肌酐升高等情况。

(2) 尿检查异常，常有长期持续性蛋白尿，尿蛋白定量常＜3.5g/24h，血尿（相差显微镜多见多形态改变的红细胞)，可有管型尿，不同程度的水肿、高血压等表现。

(3) 病程中可因呼吸道感染等原因诱发急性发作，出现类似急性肾炎的表现。

(4) 排除继发性肾小球肾炎后，方可诊断为原发性肾小球肾炎。

2. 西医诊断要点

一般而言，凡有尿检异常 (血尿、蛋白尿、管型尿)、水肿及高血压，病程迁延，无论有无肾功能损害均应考虑此病。慢性肾炎个体间差异较大，临床表现多样，易造成误诊，肾活检病理检查可确诊并有利于指导治疗。

(二) 鉴别诊断

本病临床表现多样，慢性肾小球肾炎应注意要与下列疾病鉴别。

1. 感染后急性肾小球肾炎与慢性肾小球肾炎急性发作鉴别

二者的转归不同，前者有前驱感染，多 1 ～ 2 个月可自愈；后者急性发作多在短期 (数日) 内病情急骤恶化，血清 C3 一般无动态变化。

2. 原发性高血压继发肾损害与慢性肾小球肾炎高血压型鉴别

原发性高血压肾损害 (即良性肾小动脉性硬化症) 多有高血压家族史，先有较长期高血压，其后出现肾损害，尿改变轻微 (微量至轻度蛋白尿，可有镜下血尿及管型)，远曲小管功能损伤 (如尿浓缩功能减退、夜尿增多) 多比肾小球功能受损早，常有高血压的其他靶器官 (心、脑、视网膜) 并发症。

3. 继发性肾小球肾炎

如狼疮肾炎、过敏性紫癜肾炎、痛风性肾病等，可从相应疾病的全身性系统症状及特异性实验室检查 (自身抗体阳性及其他免疫学异常) 鉴别。

4. 遗传性肾炎 (Alport 综合征) 与慢性肾小球肾炎鉴别

前者常见于青少年，多在 10 岁之前起病，有阳性家族史 (多为性连锁显性遗传)，患者同时有眼 (球型晶状体等)、耳 (神经性耳聋)、肾 (血尿，轻、中度蛋白尿及进行性肾功能损害) 异常。

5. 慢性肾盂肾炎与慢性肾小球肾炎鉴别

慢性肾盂肾炎晚期可有大量蛋白尿或高血压，较难与慢性肾小球肾炎鉴别，慢性肾盂肾炎以女性患者较多，有反复尿路感染病史、尿细菌培养阳性、尿沉渣、超声或静脉肾盂造影检查有助于诊断。

五、治疗

1. 治疗原则

慢性肾炎的中医病机特点为本虚标实，虚实相兼。肺、脾、肾虚为本；风寒湿热浊毒侵袭、瘀血交阻为标。脏腑虚损与外邪侵袭为本病的中心环节，故慢性肾小球肾炎的治疗，以治本和治标相兼为原则。脏腑虚损以脾肾两脏气虚为主，故以培补脾肾、温阳化气为基础，兼以活血化瘀、清热利水去湿为法。

2. 辨证施治

中医辨证分型：国家中医药管理局慢肾风（慢性肾炎）中医诊疗方案(2012年)将本病的证候分为本证与标证，本证包括5型，标证包括4型。

(1) 本证

①脾肾气虚证

临床表现：腰脊酸痛，疲倦乏力，或浮肿，纳少或脘胀。大便溏，尿频或夜尿多。舌质淡红、有齿痕，苔薄白，脉细。

治法：补气健脾益肾。

方药：异功散加减（出自《小儿药证直诀》）。

参考处方：党参10g，生黄芪20g，生白术20g，茯苓10g，薏苡仁20g，杜仲10g，怀牛膝10g，泽泻10g，甘草10g。

方中党参、黄芪、茯苓、白术、薏苡仁、甘草补益脾气，利水消肿，杜仲、怀牛膝、泽泻温阳补肾，活血利水。

临床应用：脾虚湿困者，可加制苍术、藿香、佩兰、厚朴化湿健脾；脾虚便溏加炒扁豆、炒芡实健脾助运；水肿明显者加车前子、猪苓利水消肿。

②肺肾气虚证

临床表现：颜面浮肿或肢体肿胀，疲倦乏力，少气懒言，易感冒，腰脊酸痛。面色萎黄。舌淡，苔白润、有齿痕，脉细弱。

治法：补益肺肾。

方药：益气补肾汤加减（经验方）。

参考处方：党参10g，黄芪20g，白术10g，茯苓10g，山药10g，炙甘草10g，大枣10g。

方中党参、黄芪益肾补肺气，白术、茯苓健脾理气，山药益气补肾，甘草、大枣调和众药。

临床应用：兼有外感表证者，宜先解表，兼风寒者可用麻黄汤加减，兼风热者可用银翘散加减；若头面肿甚，咽干咽痛者，可用麻黄连翘赤小豆汤；若水气壅滞，遍及三焦，水肿甚，尿少，大便干结者，可用己椒苈黄丸合五苓散加减；尿蛋白多者可加芡实、金樱子；尿中红细胞多加旱莲草、白茅根、茜草。

③气阴两虚证

临床表现：面色无华，少气乏力，或易感冒，午后低热，或手足心热，腰痛或浮肿，口干咽燥或咽部暗红、咽痛。舌质红或偏红，少苔，脉细或弱。

治法：益气养阴。

方药：参芪地黄汤加减（出自《杂病源流犀烛》）。

参考处方：人参（另煎兑入）10g，黄芪20g，熟地10g，山药15g，茯苓10g，丹皮10g，山茱萸10g。

方中人参、茯苓、山药、黄芪益气健脾，熟地、山茱萸滋补肾阴，丹皮凉血活血。

临床应用：若大便干者，可加玄参、柏子仁、生大黄以清热润肠通便；若口干咽燥，干咳少痰，小便短赤、大便干者，可改用人参固本丸加减；若咽痛日久，咽喉暗红者，可加沙参、麦冬、桃仁、赤芍以活血养阴；若兼见纳呆腹胀者，可加砂仁、木香以理气和胃；若兼心气虚者，可加麦冬、五味子以养心气；若肾气虚甚者，可加菟丝子、覆盆子以养肾气。

④脾肾阳虚证

临床表现：全身浮肿，面色皖白，畏寒肢冷，腰脊冷痛（腰膝酸痛），纳少或便溏（泄泻、五更泄泻），精神萎靡，性功能失常（遗精、阳痿、早泄）或月经失调。苔白，舌嫩淡胖，有齿痕，脉沉细或沉迟无力。

治法：温补脾肾。

方药：附子理中丸或济生肾气丸加减（附子理中丸出自《太平惠民和剂局方》，济生肾气丸出自《张氏医通》）。

参考处方：附子 9g（先煎），炙桂枝 10g，党参 15g，炒白术 15g，生黄芪 30g，茯苓皮 15g，车前子 15g（包），泽泻 9g，干姜 9g，炙甘草 9g。

方中附子、桂枝温阳祛寒、化气利水，配以党参益气健脾，炮姜温运中阳，炒白术健脾燥湿，泽泻、车前子、茯苓利水渗湿消肿，黄芪滋补脾肾，炙甘草补中扶正，调和诸药。全方配伍，共奏温补脾肾、利水消肿之功。

临床应用：若肾阳虚甚，形寒肢冷、大便溏薄明显者，可加肉桂、补骨脂以助温补脾肾之力；水肿明显者，可用实脾饮合真武汤以温阳利水；伴有胸水而咳逆上气，不能平卧者，可加用葶苈大枣泻肺汤，泻肺行水，下气平喘；若伴腹水者，可加用五皮饮以利其水。

⑤肝肾阴虚证

临床表现：目睛干涩或视物模糊，头晕耳鸣，五心烦热或手足心热或口干咽燥，腰脊酸痛。遗精、滑精，或月经失调。舌红少苔，脉弦细或细数。

治法：滋养肝肾。

方药：杞菊地黄丸加减（出自《医级宝鉴》）。

参考处方：熟地 15g，山茱萸 15g，山药 15g，泽泻 9g，丹皮 15g，茯苓 15g，枸杞子 15g，菊花 9g。

方中熟地、枸杞子益肾阳，养精髓；泽泻泻肾降浊；丹皮泻肝火；山茱萸滋肾益肝；山药滋肾补脾；茯苓利脾湿；菊花清肝明目。全方配伍，有滋肾养肝、益精明目之疗效。

临床应用：肝阴虚甚者，可加当归、白芍以加强养肝阴之力；兼心阴虚者，可加柏子仁、炒枣仁、五味子以养心安神；兼肺阴虚者，可加天门冬、麦门冬、五味子以养肺滋阴；兼有肝阳上亢者，可加天麻、钩藤、僵蚕以平肝潜阳；兼有下焦湿热者，可加知母、黄柏、石韦以清热利湿；伴血尿者，可去熟地，加生地、大蓟、小蓟、白茅根以清热凉血止血；若大便干结者，可加生大黄以泻热通便。

(2) 标证

①水湿证

临床表现：颜面或肢体浮肿。舌苔白或白腻，脉细或细沉。

治法：利水消肿。

方药：五皮饮加减（出自《中藏经》）。

参考处方：生姜皮 9g，桑白皮 9g，陈皮 9g，大腹皮 9g，茯苓皮 9g。

方中以茯苓皮利水化湿，兼以补脾益运；生姜皮辛散水饮；大腹皮行水气，消胀满；陈橘皮和胃气，桑白皮肃降肺气，以通调水道，化湿浊。五药配伍，共奏理气健脾、利湿消肿之效。

临床应用：若腰以上肿甚兼风邪者，当加防风、羌活以散风除湿；腰以下肿甚为水湿下注者，加防己、生薏苡仁以利水消肿；兼寒者，酌加制附子、干姜以温阳行水；兼热者，酌加通草、滑石以利湿清热。

②湿热证

临床表现：皮肤疖肿、疮疡，咽喉肿痛，小溲黄赤、灼热或涩痛不利，面目或肢体浮肿，口苦或口干、口黏，脘闷纳呆，口干不欲饮。苔黄腻，脉濡数或滑数。

治法：清利湿热。

方药：龙胆泻肝汤加减（出自《兰室秘藏》）。

参考处方：龙胆草 9g，柴胡 9g，泽泻 6g，车前子 12g(包)，通草 3g，生地 15g，当归 9g，炒栀子 9g，炒黄芩 9g，生甘草 9g。

方中龙胆草泻肝胆之火；黄芩、栀子清热解毒；生地凉血解毒；泽泻、通草、车前子、生甘草清热通利除湿；当归补血；柴胡疏肝解郁。全方配伍，共奏清利湿热、解毒消肿之效。

临床应用：湿热蕴积上焦，见咯吐黄痰甚者，可用杏仁滑石汤加减；湿热中阻，以痞满腹胀为主者，可用黄连温胆汤加减；湿热蕴结下焦者，可用八正散加减；热结咽喉，咽喉肿痛明显者，可用银翘散合玄麦甘桔汤加减。

③血瘀证

临床表现：面色黧黑或晦暗，腰痛固定或呈刺痛，肌肤甲错或肢体麻木。舌色紫暗或有瘀点、瘀斑，脉象细涩。

治法：活血化瘀。

方药：血府逐瘀汤加减（出自《医林改错》）。

参考处方：桃仁 12g，红花 10g，当归 9g，生地 9g，川芎 5g，赤芍 6g，柴胡 3g，牛膝 9g，桔梗 5g，枳壳 6g，甘草 3g。

方中当归、川芎、赤芍、桃仁、红花活血化瘀；牛膝祛瘀血，通血脉，引瘀血下行。柴胡疏肝解郁，升达清阳；桔梗开宣肺气，载药上行，又可合枳壳一升一降，开胸行气，使气行则血行；生地凉血清热，合当归又能养阴润燥，使祛瘀而不伤阴血；甘草调和诸药。全方的配伍特点是既行血分瘀滞，又解气分郁结，活血而不耗血，祛瘀又能生新。合而用之，使瘀去气行，则诸症可愈。

临床应用：患者虚实皆重，可按正虚辨证中加入丹参、赤芍、泽兰、红花活血化瘀治疗；若兼气虚、阳虚者，可改用桂枝茯苓丸加味，以益气活血。

④湿浊证

临床表现：纳呆，恶心或呕吐，口中黏腻，脘胀或腹胀，身重困倦，精神萎靡。舌苔腻，脉濡滑。

治法：健脾化湿泄浊。

方药：胃苓汤加减(出自《丹溪心法》)。

参考处方：制苍术 10g，白术 12g，茯苓 15g，泽泻 10g，猪苓 15g，车前子 20g(包)，姜半夏 9g，陈皮 10g，制大黄 6g，六月雪 15g。

方中以苍术、陈皮、姜半夏燥湿运脾、行气和胃；以白术、泽泻、茯苓、猪苓健脾助阳、化气利水渗湿；加车前子利水消肿。诸药配伍，共奏除湿泄浊、健脾利水之功。

临床应用：若恶心呕吐较甚者，可加姜竹茹以和胃降逆；若血清肌酐、尿素氮升高明显者，可配合生大黄、蒲公英、六月雪、煅牡蛎保留灌肠，也可于方中加六月雪以化湿降浊。

第四节　原发性肾病综合征

原发性肾病综合征的病理类型有多种，原发性肾病综合征的患者在疾病治疗过程中往往长时间使用糖皮质激素、细胞毒类药物、免疫抑制剂等，部分患者出现激素等药物抵抗或依赖现象，这类难治型肾病综合征出现的顽固性水肿在西医利尿等常规治疗下常常疗效欠佳，且由于在发病过程中易引发各种并发症。蛋白尿长期未能缓解的患者可发展为肾衰竭，是当今临床的一大治疗难题。笔者审证求因，辨证施治，巧妙发散中西结合思维，常起到较好治疗效果。

一、病因病机

结合多年临床经验，笔者认为肾病综合征的病变与三焦脏腑的变化密切相关，若三焦枢机不利，气道壅滞，碍其阳气运行，肾元之气则运行受阻，气化、温煦功能受到影响，则气化不利，水道不通，血行艰涩，湿瘀之邪积于肾脏，久而化热酿毒，进一步造成肾脏的耗损；温煦功能失职，上不能鼓舞血行以司吐纳，中不能温煦脾土以司游散，下不能气化膀胱以司溺尿，则脏腑升降出入失和。笔者认为本病发展初期以本虚标实为主要病机，本虚主要为脾肾功能失调而引起的脾肾气虚等，标实则以湿热、瘀血、风邪、水湿等为患。后续患者长时间使用激素后其病机可由“脾肾气虚”向“阴虚火旺、热毒壅盛”转变。

二、诊断

诊断条件如下。

(1) 大量蛋白尿 (尿蛋白定量≥ 3.5g/d)。

(2) 低白蛋白血症 (血浆白蛋白≤ 30g/L)。

(3) 高度水肿。

(4) 高脂血症 (血浆胆固醇、甘油三酯均明显升高)。其中前两项为诊断的必要条件，后两项为诊断的次要条件。临床上只要满足上述两项必要条件，诊断即可成立，肾病综合征可以分为原发性和继发性，如考虑继发性肾病应积极寻找病因。在排除继发性肾病综合征，如糖尿病肾病、过敏性紫癜性肾炎、狼疮性肾炎、乙肝相关性肾炎、肾淀粉样变等之后才能诊断为原发性肾病综合征。

三、辨证论治

由于本病病理类型多样，病因、并发症也各有不同，其临床表现轻重不一。笔者在治疗上因人、因病、因症进行中西医的药物应用，治疗思路上主要有以下几点。

(1) 在疾病初期，病情较为轻浅或病证单一时根据三焦原则分治，而病情危重复杂则按“三焦亦一焦也”治之。

(2) 再辨阴阳，其中阳水以祛邪为主，予以发汗、利水攻逐之法；阴水则以扶正为主，予以健脾、温肾养阴之法。

(3) 本病在中后期由于大量糖皮质激素或免疫抑制剂运用，其纯阳燥烈之品势必进一步加重阴虚，阴虚日久则生内热，邪热与水湿相结，酿生湿热，而湿热郁久不解，易化热生毒。故在激素治疗期则以气阴两伤为主，以湿热毒等病理产物兼见。

(4) 斟酌西药运用时机，部分水肿患者在病理类型未知且临床症状典型时，可单独使用中药治疗，在明确病理类型且已介入激素治疗时，则应根据激素反应与中药使用情况适当调整西药用量。

(5) 饮食、情志的调摄：在早期、极期适当给予优质蛋白质 1.0 ～ 1.5g/(kg·d)，对于慢性、非极期的肾病综合征应摄入 0.7 ～ 1.0g/(kg·d) 优质蛋白质。若有水肿及高血压时，应限制摄取 2 ～ 3g 食盐。鼓励患者树立与疾病作斗争的信心，保持乐观、愉悦的心情，使其采取积极态度配合治疗。

(一) 上焦为病——风水相搏证

肺为水之上源，宣降通调水道，邪客于肺，肺失宣肃，上焦不利，下窍亦为之闭塞，水湿泛滥则见颜面、四肢水肿，可伴发热恶风、咽痛等表证。治疗上重在宣肺通调水道。

(1) 主症：感冒后出现眼睑及双下肢水肿，来势迅猛，伴发热、恶寒，四肢酸楚，小便不利，泡沫尿等。偏于风热者，伴咽痛，舌质红，脉浮滑数。偏于风寒者，兼恶寒，咳喘，舌淡红苔薄白，脉浮紧。

(2) 治法：疏风清热，宣肺行水。

(3) 方药：麻黄连翘赤小豆汤 (《伤寒论》) 加减，药用麻黄 6g，连翘 15g，杏仁 9g，桑白皮 10g，赤小豆 20g，防风、白术、茯苓、车前子 (布包) 各 15g。

若风寒偏盛者，可去连翘，加苏叶 12g、桂枝 6g；咳喘较甚者，加前胡 12g；见汗出恶风者，加汉防己 12g、生黄芪 20g。

(二) 中焦为病

再分虚实，实证者多因感受寒湿暑湿或湿热，脾失健运，水湿不行，郁结不化；虚则因脾虚不能治水，气化不行，则三焦失司，水湿内停，水液妄行。治疗以调理脾胃、温中健脾、化湿利水消肿为主。

1. 外感湿邪证

(1) 主症：面目及四肢微肿，面色黄，恶心、呕吐、食欲缺乏，便溏尿短，舌红苔腻，脉濡数。

(2) 治法：健脾祛湿，升清降浊。

(3) 方药：六和汤加减 (经验方)，药用藿香、川厚朴、陈皮、大腹皮各 6g，明党参、车前草、石莲子 (杵)、六月雪、茯苓、鹿衔草各 15g，生黄芪 30g，炙甘草 3g。

若肿胀甚者，加用蒲公英 15g、紫花地丁 15g；湿盛而糜烂者，加土茯苓 15g；风盛而瘙痒者，加白鲜皮 12g、赤芍 15g；大便不通者，加生大黄 (后入)5g。

2. 脾气亏虚证

(1) 主症：肌肤水肿，腰以下为甚，按之凹陷不起，伴面色萎黄，精神疲惫，胸腹胀闷，纳呆，便溏尿少，舌淡苔白腻，脉沉细弱。

(2) 治法：温中健脾，利水消肿。

(3) 方药：参苓白术散 (《太平惠民和剂局方》)，药用党参、茯苓、薏苡仁各 20g，白术、莲子肉各 12g，陈皮、砂仁 (后入) 各 6g，白扁豆、山药各 15g，炙甘草 3g。

若脘腹胀闷甚者，可加大腹皮 15g、木香 15g；若见气短声弱，气虚甚者，可加炙黄芪 20g 健脾补气；若小便短少，可加猪苓 15g、泽泻 15g 增强渗利水湿之功。

(三) 下焦为病

以肾亏虚 (阴、阳) 为本，精微不固，水湿泛滥。肾阴虚，水湿痰饮可蕴结化热成毒；肾阳虚，可致寒湿内蕴。治疗以大补肾元为主。

1. 肾阴亏虚证

(1) 主症：反复双下肢及颜面水肿，肢倦，发热或午后低热，伴口舌生疮、咽痛，心烦失眠，小便淋浊，舌红或暗红苔黄腻，脉数。

(2) 治法：滋阴补肾，清热解毒，活血祛瘀。

(3) 方药：解毒健肾汤 (自拟方) 加减，药用鱼腥草、鹿衔草、益母草、白花蛇舌草、金银花、半枝莲、太子参、麦冬、楮实子各 15g，沙苑子、枸杞子各 10g，汉防己 12g。

若见咽痛甚者，可再加牛蒡子 15g、蝉蜕 6g，若见水肿溃烂者，可加紫花地丁 15g、泽泻 15g。

2. 肾阳衰微证

(1) 主症：面目、全身水肿，腰以下为甚，按之没指，面色晦滞或发白，腰部冷痛，神疲形寒，四肢不温，大便溏泻，小便少，舌质淡，舌体胖大，苔白腻滑，脉沉微迟弱。

(2) 治法：温肾助阳，化气行水。

(3) 方药：济生肾气汤 (《济生方》) 加减，药用炮附子 (先煎)12g，泽泻、桂枝、生地黄、山药、牛膝、车前子 (布包) 各 15g，茯苓 30g。

(四) 三焦俱病

由于本病病情复杂，总体病机为邪盛正虚、寒热错杂，其临床多呈三焦俱病，寒热虚实迭见。可见多脏腑兼证；肾中元气又为三焦气化所生，若气化失常，津液停滞，浊液不能外排，则为湿浊，脏腑功能失调，日久气滞血瘀，或湿浊阻络。湿浊痰饮瘀血，存于脉中，损伤肾络，日久或成毒浊，形成肾脏病变的病理基础，多种病理产物夹杂。故治疗上以益肾降浊、活血化瘀、疏利三焦为法。

1. 脾肾亏虚证

(1) 主症：双下肢凹陷性水肿，神疲乏力，面色萎黄，纳食减少，腹胀便溏，少气懒言，尿中泡沫增多，腰膝酸软，头晕耳鸣，舌质淡胖，舌苔白腻或白滑，脉沉缓或沉弱。

(2) 治法：补益脾肾，降浊祛瘀。

(3) 方药：益肾降浊汤 (自拟方) 加减，药用太子参、黄芪、茯苓、桑寄生、泽泻、六月雪各 15g，玉竹、桑椹、怀牛膝各 12g，炒白术 9g，熟大黄、陈皮各 6g。

若心烦不寐者，加酸枣仁 30g、夜交藤 15g；若大便硬结者，可加厚朴 15g、枳实 15g。

2. 气阴两虚夹湿证

(1) 主症：双下肢水肿，神疲乏力，可伴关节酸痛，小便淋浊，大便黏腻不爽，舌红苔黄腻，脉细数无力。

(2) 治法：益气养阴，清热化湿。

(3) 方药：清心莲子饮加减 (经验方)，药用石莲子 (杵)、茵陈蒿、太子参、龙舌草、茯苓、山药、生黄芪、丹参、葛根各 15g，泽泻、枳壳各 10g，炒白术 9g。

若阴虚尿少者，加沙参 15g、麦冬 15g；若气虚偏重者，重用生黄芪，并加炒白术 15g；若见腰酸乏力，耳鸣等精气亏虚较甚者，加何首乌 15g、天冬 15g。

3. 血瘀水停证

(1) 主症：眼睑水肿如卧蚕，双下肢中重度水肿，面色晦暗，泡沫尿，大便质稀，纳少，寐欠安，舌暗红有瘀点苔白腻，脉弦。

(2) 治法：活血化瘀，利水化湿。

(3) 方药：当归芍药散加减 (经验方)，药用当归、炒白术各 10g，赤芍、茯苓、白芍、泽泻、车前草、木瓜、六月雪、生黄芪各 15g，川芎、陈皮各 6g。

若全身肿满，气喘烦闷，加葶苈子 12g、泽兰 12g；若腰膝酸软，神疲乏力，加山茱萸 15g、山药 15g；若见妇女经行腹痛，色黯红有瘀块，加川牛膝 15g、益母草 15g。

第五节　多囊肾

多囊肾是基因突变导致的肾皮质或髓质出现囊肿，可分为常染色体隐性遗传多囊肾 (ADPKD) 和常染色体显性遗传多囊肾 (APKD) 两种分型，临床可见双肾多发性、进行性肾脏囊泡充液、泌尿系感染和持续性高血压等特征。随着病程的迁延，可逐渐出现肾功能下降，甚至肾衰竭。本病目前尚无疗效确切的药物和明确的根治方法，主要以降压及对照治疗，随着患病时间的延长，预后多不理想，20%的 APKD 病患 50 岁以后逐渐发展为肾功能不全尿毒症期，多囊肾占终末期肾脏病病因的 5%～10%。

遗传是多囊肾的主要病因。目前多囊肾的具体发病机制尚未明确，存在多种假说，代表性有“二次打击学说”“纤毛致病学说”等，近年来多数观点认为炎症在发病中发挥着重要作用。现代生理病理研究揭示，多囊肾的形成多归于肾小管或者集合管的上皮细胞异常增殖，病变的上皮细胞异常跨膜调节和电荷作用下形成囊腔的液体积聚，细胞的外基质重塑，基底膜的顺应性降低，囊腔增大，在内分泌激素和生长因子共同促进下，进一步加快囊腔的进行性生长，囊液的停留积聚。

一、病因病机

笔者认为，多囊肾疾患据其血尿、高血压等表现和病理过程可参考中医“腰痛”“肾胀”“肾积”“积聚”等疾病范畴辨证论治，恰如《脉经·平五脏积聚脉证》曰：“诊得肾积脉沉而急，苦脊与腰相引痛……骨中寒，主髓厥，善忘，其色黑。”《黄帝内经》有云：“人之始生，以母为基，以父为循。”人的孕育是由母亲的阴血作为基础，以父亲的阳气作为护卫的，阴阳相互结合而形成的，先天禀赋精纯之人，阴阳平顺，气血冲和，肉坚皮固，营卫运行通利和畅，适应外界的变化和抵抗疾病的能力增强。反而言之，多囊肾患者多是阴阳氤氲之时父精母血盛衰不同，是以先天肾精损害，肾脏阴阳偏颇，气血失和，肾虚气化失司，以致水湿内停，加之后天饮食起居调摄不当之故，痰瘀湿热交阻，脉络不畅，积聚渐成，凝聚不散，搏结于肾，暗生多个囊泡。此观点与现代医学认为多囊肾由先天遗传之因素不谋而合。多囊肾之病机早期可见肾气亏虚，进一步可发展至活动期的本虚邪实、伏毒结瘀，积聚渐大，后期脏腑阴阳暗耗，浊毒内蓄，终至尿毒症之候。

二、诊断

(1) 凡有多囊肾家族史，B超示双肾体积增大，双肾或单侧肾脏有大小不等的囊肿，分布于皮质髓质，基因检测出阳性基因，可确诊。若无行基因检测，可结合辅助检查，合并多囊肝、颅内动脉瘤、胰腺囊肿，双肾增大，皮髓质呈簇性囊肿可考虑诊断为多囊肾。

(2) ADPKD的诊断除了依据家族史，还有B超和组织学检查，肾脏体积增大，伴有斑点状髓质条纹，在婴儿或青少年期就出现病症可考虑该诊断。

(3) 已排除单纯性肾小管憩室以及单纯性肾囊肿。

三、辨证论治

笔者认为，中医药虽然无法完全根治多囊肾，但在延缓病情发展、保护残存肾功能、治疗并发症(血尿、尿路感染等)、提高生活质量等方面具有优势。笔者认为，多囊肾的病情演变可初步分为初期、活动期、尿毒症期三期，三者各阶段有不同病理变化、症候表现、肾功能转变等情况，据其分期辨证治疗。在治疗方面，笔者认为疾病初期应补其不足，纠其过偏，增强体质，严控相关危险因素是预防和抑制病情发展的主要措施，做到食饮有节，起居有常，不妄作劳，服用清养之品，远离辛辣炙煿之物，慎用肾毒性药物，此期据其症状正虚表现不明显，则以健脾利水、化浊软坚为主要治法，但仍需补其肾气，调其阴阳。此外，初期还需注重病患的心理疏导，多有初期病患多思多虑，心胆俱惊，劳碌奔波各地求医，过度治疗，加快进程，得不偿失。活动期囊肿生长扩大，常见气滞血瘀症候，故多以活血化瘀为主要治法，根据临证兼调各脏腑虚损，活血化瘀类虫药可能具有延缓多囊肾病发展的作用，故临证亦有酌情使用这类虫药。而该病后期，则主要为肾功能不全期，此阶段脏腑虚损，或肺失通调、脾失健脾、肝失疏泄、肾失蒸化导致气、血、水输布障碍，三焦气化不利，气、血、水进一步互搏，积聚肾脏。故笔者将该病按3期分证如下。

(一)气阴两虚，浊瘀互结

1. 主症

早期可无症状，或可出现腰部酸痛，疲乏，纳食欠佳，或见血尿，或尿频、尿急、尿痛等症，舌质淡或舌质红，苔白厚或苔黄厚，脉滑或细数。

2. 治法

健脾益气，利湿化浊。

3. 方药

参芪地黄汤（《沈氏尊生书》）加减，药用生黄芪 20g，明党参 15g，山萸肉 15g，山药 30g，熟地黄 15g，泽泻 15g，茯苓 15g，牡丹皮 15g，炒白术 15g，炙甘草 3g，生姜 3 片，大枣 3 枚。

若见湿热之象，可去生姜、大枣，加黄柏 6g、车前子（布包）15g。

（二）气阴两虚，瘀血内结

1. 主症

腰部疼痛，稍动即有明显疼痛，或可在肾区触及包块，神疲倦卧，舌暗淡，苔白厚，脉涩。

2. 治法

益气养阴泻浊，消癥散结。

3. 方药

益肾消癥饮（自拟方），药用西党参 15g，淮山药 15g，三棱 10g，莪术 10g，桑椹 15g，桑寄生 15g，川牛膝 15g，生地黄 15g，山萸肉 15g，车前子（布包）15g，六月雪 15g，酒大黄 6g。

若疼痛甚，疼痛固定不移者，可加延胡索 10g、五灵脂 10g；伴见血尿者，可加白茅根 20g、仙鹤草 15g；伴见脓尿者，可加金银花 15g、蒲公英 15g。

（三）脾肾气虚，浊毒内蕴证

1. 主症

肾区可扪及肿块，腰痛加剧，甚则压迫膀胱而致尿闭，恶心，呕吐，胃脘胀满，食少，胁肋疼痛，水肿，极度乏力，面色萎黄或黧黑，舌暗，苔白或腻。

2. 治法

健脾益肾，解毒泻浊。

3. 方药

益肾降浊汤（自拟方），药用太子参 15g，生黄芪 15g，茯苓 15g，炒白术 9g，泽泻 15g，玉竹 12g，桑椹 12g，桑寄生 15g，六月雪 15g，大黄 6g，怀牛膝 12g，陈皮 6g。

若阳虚畏冷者，可加肉桂 6g、干姜 6g；若水肿甚者，可加车前草 15g；有偏湿热者，酌加滑石 15g、车前草 15g、通草 3g；痛处固定不移者，可加三棱 10g、莪术 10g、土鳖虫 6g。

第六节　急性肾损伤

一、概述

急性肾损伤 (Acute renal injury，AKI)，原名急性肾衰竭 (acute renal failure，ARF)，是一种涉及多学科的临床常见危重病证，由多种病因导致。AKI 的全球发病率为 2100 例 /100 万人群，在住院患者中更为常见。2012 年改善全球肾脏病预后组织 (KDIGO)AKI 临床实践指南提出 AKI 的定义并进行分期：48 小时内血清肌酐上升 ≥ 0.3mg/dL(26.5μmol/L) 或血清肌酐增高至 ≥基础值的 1.5 倍，且是已知或经推断发生在 7 天之内；或持续 6 小时尿量＜ 0.5mL/(kg·h)。需要注意的是，单独用尿量改变作为诊断与分期标准时，必须考虑到影响尿量的因素，如尿路梗阻、血容量状态、利尿剂使用等。

中医文献中并没有“急性肾损伤”的病名，AKI 的主要临床表现为水肿、少尿、无尿等，多归属于中医学“癃闭”“关格”等病证范畴。

二、病因病机

(一) 中医病因病机

1. 病因

本病的形成多与外感六淫邪毒、内伤饮食七情以及损伤津液、中毒虫咬等因素有关。

(1) 外邪侵袭脏腑：导致肺、脾、肾之功能异常，肺之治节无权，脾之健运失司，肾之开阖无度，加之膀胱气化功能失常，水湿浊邪不能排除体外，从而发为本病。

(2) 内伤七情：引起肝气郁结，疏泄不及，从而影响三焦水液的运行和气化功能，致使水道通调受阻，形成癃闭。

(3) 饮食不节：多过食辛辣肥腻，酿湿生热，湿热不解，下注膀胱，或湿热素盛，肾热下移膀胱而发病。

(4) 劳倦伤脾：饮食不节，或久病体弱，致脾虚清气不能上升，则浊气难以下降，小便因而不通而发病。

(5) 老年体弱或久病体虚：肾阳不足，命门火衰，气不化水，而致尿不得出而发病。

(6) 津液输布失常：水道通调不利，不能下输膀胱等以致上下焦均为热气闭阻，气化不利而发病。

(7) 尿路阻塞者：或瘀血败精，或肿块结石，阻塞尿道而发病。

(8) 中毒虫咬：火毒入袭，煎熬津液，使营血津液耗伤，尿液无源导致无尿或少尿而发病。

2. 病机

综上所述，本病为中医急重症，病位在肾和膀胱，与肺、脾、肝等脏器功能有关，来势凶猛、变化迅速而临床表现复杂。病理性质总属本虚标实。

(二)西医病因病机

根据病变部位和病理类型不同，AKI 可分为肾前性、肾性和肾后性三大类。

1. 肾前性 AKI

肾前性 AKI，是指有效循环血量下降所致的功能性肾小球灌注压下降，肾实质的结构并无异常变化，在肾脏血供和肾小球灌注压恢复之后，肾小球滤过率 (GFR) 可迅速恢复正常。但是，如果导致肾脏灌注不足的肾前性因素持续存在，肾前性 AKI 会进展为肾性 AKI。国内相关文献报道，肾前性因素占 AKI 的比例为 13.8%～57.4%。病因多为低血容量、心排血量下降、全身血管扩张或肾动脉收缩等，引起“有效”循环血容量减少时，即可导致肾前性 AKI。

慢性肾脏病常用的血管紧张素转换酶抑制剂及血管紧张素Ⅱ受体拮抗剂可导致肾前性急性肾衰竭发生，其机制是通过抑制血管紧张素转换酶使血管紧张素Ⅱ合成减少或抑制血管紧张素Ⅱ与受体结合，并间接抑制去甲肾上腺素，选择性抑制肾小动脉收缩，且对于出球小动脉的抑制作用大于入球小动脉，使部分需依赖血管收缩而维持肾内血流量的患者代偿调节机制失常，导致肾小球滤过率下降。易感因素包括双侧肾动脉狭窄、弥漫性肾实质病变或缺血性肾脏病、孤立肾、低钠、低血容量、充血性心力衰竭等。

2. 肾性 AKI

肾性 AKI 是由于各种肾脏疾患所致(或由于肾前性因素持续存在而使病情进展所致)，占 AKI 的 5%～50%。肾性 AKI 的病因有肾血管疾病，肾脏微血管和肾小球疾病，急性间质性肾炎 (AIN)，缺血和中毒性急性肾小管坏死。

(1) 肾血管疾病：多为双侧血管受累，原有慢性肾脏病或孤立肾者可为单侧受累。任何影响肾脏微血管供血的疾病都可导致 AKI，如血栓性血小板减少性紫癜、溶血性尿毒症综合征、恶性高血压等。

(2) 肾小球疾病伴有肾小球大量新月体形成的急进性肾小球肾炎，如抗肾小球基底膜疾病、抗中性粒细胞胞浆抗体 (ANCA) 相关性血管炎、免疫复合物性肾小球疾病等，和严重塌陷性肾小球疾病Ⅰ，如人类免疫缺陷病毒 (HIV) 感染等，尤其在肾脏灌注减少时，可出现 AKI，也可伴严重肾小管急性损伤。

(3) AIN：由多种感染、药物、过敏、中毒等不同原因引起，以肾脏间质炎症为主。

(4) 急性肾小管坏死：是由于各种病因引起的肾缺血及(或)肾毒性损害所致。缺血性急性肾小管坏死以肾脏低灌注为特征，低灌注程度较重，持续时间长，通常与其他损伤肾脏的因素同时存在，常见于脓毒症、创伤、大手术、严重低血容量及烧伤等。肾毒性急性肾小管坏死多由药物、外源性及内源性毒素引起。近年来，药物引发的以一些新型抗生素和抗肿瘤药物最为突出。肾毒性急性肾小管坏死的发生机制，主要与肾内血管收缩、直接小管毒性和肾小管梗阻有关，是由于肾脏血流丰富（占心排血量的25%），肾髓质间质（通过逆流倍增机制）和肾小管上皮细胞（通过特殊的转运子）具有浓缩毒素的特点。此外，肾脏也是机体内的代谢场所，许多相对无毒的内源性或外源性物质，都在肾脏被分解成毒性代谢产物；当并发缺血、低灌注、脓毒症、老年人及其他损伤因素时，肾脏对毒素的敏感性显著增加，均有可能造成肾脏损害。

3. 肾后性 AKI

肾后性 AKI 主要是由于各种原因引发的急性尿路梗阻而导致。肾脏以下尿路梗阻，使梗阻上方的压力升高，甚至出现肾盂积水。因肾实质受压，致使肾脏功能迅速下降，故又称为急性梗阻性肾病。

三、临床表现

（一）尿量减少

发病后数小时或数日出现少尿或无尿。无尿通常提示完全尿路梗阻，但也可见严重的肾前性或肾性 AKI。但非少尿型患者，尿量可正常甚至偏多。

（二）氮质血症

AKI 时，摄入蛋白质的代谢产物不能经肾脏排泄而潴留在体内，可产生中毒症状，即尿毒症。BUN 每天上升＞ 8.93mmol/L(25mg/dL) 者，称为高分解代谢，少尿型 AKI 患者通常有高分解代谢。当然，BUN 升高并非都是高分解代谢，蛋白质摄入过多、热量供应不足、胃肠道大出血、血肿等积血被吸收后，也会出现氮质血症。

（三）液体平衡紊乱

由于盐和水排出减少致水、钠潴留，常常导致全身水肿、脑水肿、肺水肿及心力衰竭、血压增高和低钠血症。大量输液，特别是输注低张液体，以及未限制入水量，也是容量负荷过重、低钠血症的原因。

（四）电解质紊乱

1. 高钾血症

是急性肾小管坏死最严重的并发症之一，也是少尿期的首位死因。引起高钾血症的原因如下。

(1) 肾脏排出减少。

(2) 并发感染、溶血及大量组织破坏，钾离子由细胞内释放入细胞外液。

(3) 酸中毒致使氢钾交换增加，钾离子由细胞内转移到细胞外。

(4) 摄入富含钾的食物、使用保钾利尿剂或输注库存血，均可加重高钾血症。高钾血症可以出现神经肌肉系统的异常，如感觉异常、反射功能低下和上行性迟缓性呼吸肌麻痹，以及室性心动过缓等心律失常表现，严重时出现心室纤颤或停搏。高钾血症心电图表现：血钾在 5.5 ～ 6.5mmol/L 时，心电图表现为 T 波高尖、Q-T 间期延长；血钾

6.6 ～ 7.5mmol/L 时，QRS 综合波变宽，且与 T 波融合，P 波振幅降低、P-R 间期延长，房室结传导减慢。

2. 低钠血症

主要是由于摄入水液过多所致的稀释性低钠血症。此外，恶心、呕吐等胃肠道失钠，以及大剂量呋塞米治疗，也可出现失钠性低钠血症。因血渗透压降低，导致水向细胞内渗透，出现细胞水肿，严重者可表现为脑水肿。

3. 低钙高磷

转移性磷酸钙盐沉积，可导致低血钙。由于 GFR 降低，导致磷潴留，骨组织对甲状旁腺激素抵抗和活性维生素 D3 水平降低，低钙血症极易发生。患者可出现低钙血症的症状，表现为口周感觉异常、肌肉抽搐、癫痫发作，出现幻觉和昏睡等。在高分解代谢或伴大量细胞坏死者 (如横纹肌溶解) 高磷血症可能更明显。

(五) 酸中毒

正常蛋白质饮食可代谢产生挥发性固定酸 50 ～ 100mmol/d(主要是硫酸和磷酸)，通过肾脏排泄而保持酸碱平衡。急性肾小管坏死时，肾脏不能排出固定酸，是引起代谢性酸中毒的主要原因。临床表现为深大呼吸，血 pH 值、碳酸氢根 (HCO_3^-) 和二氧化碳结合力 (CO_2-CP) 降低。由于硫酸根和磷酸根潴留，常伴阴离子间隙升高。酸中毒对代谢和血流动力学可产生一系列不良影响。例如，严重的酸中毒可抑制心肌收缩力，进一步加重低血压，导致胰岛素抵抗，碳水化合物利用不良，蛋白质分解增加。输注碳酸氢钠不能纠正的严重酸中毒，应立即行肾脏替代治疗。

(六) 消化系统症状

主要表现为厌食、恶心、呕吐、腹泻、呃逆，约 25% 的急性肾小管坏死患者并发消化道出血，多由胃黏膜糜烂或应激性溃疡引起。因为肾淀粉酶排出减少，血清淀粉酶升高，一般不超过正常值的 2 倍。

(七) 呼吸系统症状

可有呼吸困难、咳嗽、咳粉红色泡沫痰、胸闷等，与液体潴留、肺水肿、心力衰竭有关。

(八) 循环系统症状

可有充血性心力衰竭、心律失常、心包炎和高血压等。容量超负荷、氮质血症、高钾血症、贫血和酸中毒等因素，是引起心肌抑制、心力衰竭的原因。

(九) 神经系统症状

可有昏睡、精神错乱、激动等精神症状，以及肌阵挛、反射亢进、不安腿综合征、癫痫发作等。其发生机制与毒素潴留，水、电解质紊乱及酸碱平衡紊乱有关。

四、诊断与鉴别诊断

(一)诊断要点

1. 中医辨证要点

首先要辨别病之虚实。实证当辨湿热、瘀血、肺热、肝郁之偏盛；虚证当辨脾肾虚衰之不同、阴阳亏虚之差别。其次要了解本病病情之急、病势之重。

2. 西医诊断要点

2012 年 KDIGO 指南定义的 AKI 诊断标准：48 小时内血清肌酐 (Scr) 增加 ≥ 26.5μmol/L；或 Scr 增高至≥基础值的 1.5 倍，且明确或经推断其发生在之前 7 天之内；或持续 6 小时尿量＜ 0.5mL/(kg·h)。并分为三期 (表 4-1)。

表 4-1　AKI 的诊断标准

分期	血清肌酐 (μmol/L)	尿量 (mL)
1 期	基线值的 1.5 ～ 1.9 倍或增加≥ 26.5μmol/L	＜ 0.5mL/(kg·h)，6 ～ 12 小时
2 期	基线值的 2.0 ～ 2.9 倍	＜ 0.5mL/(kg·h)，≥ 12 小时
3 期	基线值的 3.0 倍或≥ 353.6μmol/L 或开始肾脏替代治疗 或＜ 18 岁肾小球滤过率下降 至＜ 35mL/(min·1.73m^2)	＜ 0.3mL/(kg·h)，≥ 24 小时 或无尿≥ 12 小时

(二)鉴别诊断

1. 急性肾小球肾炎

急性肾小球肾炎多有急性链球菌感染病史，常在感染后 1 ～ 3 周发病，起病急，病情轻重不一。尿常规可见蛋白尿、血尿、管型尿，临床常有水肿、高血压或短暂的氮质血症，超声下肾脏无缩小。大多预后良好，一般在数月至 1 年自愈。

2. 肾静脉血栓形成

肾静脉血栓形成可发生于肾病综合征患者，由于血液凝固造成肾静脉栓塞。临床表现不一，急性症状多剧烈、急骤，突发腰痛、发热、血中白细胞升高，肾功能多有改变，腹部平片见肾影增大。肾血管造影或放射性核素肾血管造影，有助于本病的诊断。

3. 肾动脉栓塞

肾动脉栓塞的主要依据有二尖瓣狭窄、心房颤动、感染性心内膜炎或心脏动脉粥样硬化、主动脉瘤、因外伤引起的主动脉内栓子、肿瘤栓子等病史，以及腰部剧烈疼痛等体征来判断。若乳酸脱氢酶升高，放射性核素肾血管造影与 AKI 不同，有助于本病的诊断。

五、治疗

(一)中医治疗

1. 治疗原则

本病的治疗，应根据“六腑以通为用”的原则，着眼于通，即通利小便。早期以实证居多，宜清湿热、散瘀结、利气机而通利水道；后期以脏腑亏虚、气血两虚居多，故当根据本病本虚标实的具体情况，灵活立法。攻邪以清热利湿、化瘀利水等法为主；补虚以益气养血、调补脾肾为要。运用攻伐之药不宜过度，以防伤正；调补脏腑气血应把握时机，以防留邪为患。攻补适宜，方可收效。

2. 辨证施治

(1) 热毒炽盛

临床表现：尿少或尿闭，尿痛灼热，口渴，高热谵语，狂躁，干呕，腰痛，舌质红，苔黄焦或芒刺，脉洪数。

治法：清热解毒。

方药：连翘白虎汤(经验方)。

参考处方：金银花 15g，连翘 20g，石膏 30g，知母 12g，大青叶 15g，甘草 3g。

方中以石膏为君，辛甘大寒，以清内盛之热；金银花、连翘、大青叶苦寒之品，以清热解毒，并助石膏清内热，为臣；知母苦寒质润，一助石膏清热，一借苦寒润燥以滋阴，为佐药；甘草调和诸药，并防止苦寒伤中，为使药。

临床应用：热毒炽盛者，加黄芩、黄连、栀子；阴津亏耗，加玄参、生地；大便秘结，加大黄、芒硝；小便极少者，加白茅根、竹叶、滑石。

(2) 膀胱湿热

临床表现：小便点滴不通，或量少而短赤灼热，小腹胀满，口苦口黏，或口渴不欲饮，或大便不畅，苔根黄腻，舌质红，脉数。

治法：清热利湿，通利小便。

方药：八正散加减(出自《太平惠民和剂局方》)。

参考处方：车前子(包)10g，瞿麦 10g，萹蓄 10g，滑石 10g，栀子 10g，甘草 5g，通草 3g，大黄(后下)10g。

方中通草、车前子、萹蓄、瞿麦通闭、利小便，栀子清化三焦之湿热，滑石、甘草清利下焦之湿热，大黄通便泻火、清热解毒。

临床应用：若舌苔厚腻者，可加苍术、黄柏，以加强其清化湿热的作用；若兼心烦、口舌生疮糜烂者，可合导赤散，以清心火、利湿热；若湿热久恋下焦，又可导致肾阴灼伤而出现口干咽燥、潮热盗汗、手足心热、舌光红，可改用滋肾通关丸加生地、车前子、川牛膝等，以滋肾阴、清湿热而助气化。

(3) 血瘀水停

临床表现：小便短涩，尿血尿痛，鼻衄，咯血，便血，皮肤紫癜，身热夜甚，躁扰发狂，舌暗红，脉涩或细数。

治法：行血散结。

方药：桃红四物汤(出自《医宗金鉴》)。

参考处方：桃仁 10g，红花 6g，当归 10g，赤芍 6g，川芎 10g，熟地 15g。

方中当归补血活血、熟地补血为主，川芎入血分理血中之气，芍药养血敛阴，桃仁、红花入血分而行血逐瘀。全方尽属血分药物，活血之效较强，共奏行血散结之效。

临床应用：出血量多者，加三七、仙鹤草、茜草；少尿甚者，加猪苓、茯苓、车前子；大便秘结者，加大黄、芒硝；血分热盛者，加清营汤合用。

(4) 气阴虚竭

临床表现：尿少滴沥，排出无力，面色晦暗，气息欲绝，精神疲惫，汗出黏冷，肢冷畏寒，舌淡苔白，脉细弱。

治法：益气固脱，敛阴生津。

方药：生脉散(出自《温病条辨》)。

参考处方：人参 10g，麦冬 10g，五味子 6g。

方中人参甘平，大补元气为君；麦冬甘寒，养阴生津、清热除烦为臣；五味子酸收敛肺止汗为佐使。共获益气生津之效。

临床应用：气虚明显者加黄芪、黄精、玉竹；阴津匮乏者加玄参、生地、石斛；阳虚明显者加附子、肉桂、高良姜；尿少欲闭者加桂枝、茯苓皮、姜皮、泽泻。

(5) 脾气不升

临床表现：时欲小便而不得出，或量少而不爽利，气短，语声低微，小腹坠胀，精神疲乏，食欲不振，舌质淡，脉弱。

治法：益气健脾，升清降浊，化气利尿。

方药：补中益气汤合春泽汤加减(补中益气汤出自《内外伤辨惑论》，春泽汤出自《证治准绳》)。

参考处方：黄芪 15g，人参(另煎兑入)(或党参)15g，白术 10g，桂枝 10g，炙甘草 15g，当归 10g，陈皮 6g，升麻 6g，柴胡 12g，猪苓 10g，泽泻 10g，茯苓 10g，生姜 9 片，大枣 6 枚。

方中人参、黄芪益气；白术健脾运湿；当归养血和营，协同人参、黄芪补气养血；陈皮理气和胃，使诸药补而不滞；桂枝通阳，以助膀胱之气化；升麻、柴胡升清气而降浊阴；猪苓、泽泻、茯苓利尿渗湿。诸药配合，共奏益气健脾、升清降浊、化气利尿之功。

临床应用：若气虚及阴，脾阴不足，清气不升，气阴两虚，症见舌质红，可改用补阴益气煎；若脾虚及肾，而见肾虚证候者，可加用济生肾气丸，以温补脾肾、化气利尿；小便涩滞者，可合滋肾通关丸。

(6) 肾阳衰惫

临床表现：小便不通或点滴不爽，排出无力，面色皖白，神气怯弱，畏寒怕冷，腰膝冷而酸软无力，舌淡，苔薄白，脉沉细而弱。

治法：温补肾阳，化气利尿。

方药：济生肾气丸加减(出自《张氏医通》)。

参考处方：熟地 30g，山茱萸 15g，山药 15g，泽泻 10g，牡丹皮 10g，茯苓 15g，肉桂 10g，制附子(先煎)10g，川牛膝 15g，车前子 10g，菟丝子 10g，枸杞子 10g，龟甲胶 10g，生晒参(另煎)10g。

方中熟地、山茱萸、枸杞子、龟甲胶补益肾阴，肉桂、附子、菟丝子温补肾阳，生晒参大补元气，山药平补脾肾，川牛膝益肾活血利水，茯苓健脾利湿，泽泻、车前子利水消肿，牡丹皮清热凉血活血。

临床应用：若老人精血俱亏，病及督脉，而见形神萎顿、腰脊酸痛，治宜香茸丸，以补养精血、助阳通窍；若因肾阳衰惫，命火式微，致三焦气化无权、浊阴不化，症见小便量少甚至无尿、头晕头痛、恶心呕吐、烦躁、神昏者，治宜千金温脾汤合吴茱萸汤温补脾肾、和胃降逆。

(7) 尿道阻塞

临床表现：小便点滴而下或尿细如线，甚则阻塞不通，小腹胀满疼痛，舌质紫暗或有瘀点，脉细涩。

治法：行瘀散结，通利水道。

方药：代抵当丸加减(出自《证治准绳》)。

参考处方：大黄 120g，芒硝 30g，桃仁(麸炒黄，去皮、尖，另研如泥)60 枚，当归尾 30g，生地 30g，穿山甲(蛤粉炒)30g，肉桂 9g。上为极细末，炼蜜丸，如梧桐子大。每次 1 丸。

方中当归尾、穿山甲、桃仁、大黄、芒硝通瘀散结；生地凉血滋阴；肉桂助膀胱气化以通尿闭，用量宜小，以免助热伤阴。

临床应用：若由于尿路结石而致尿道阻塞、小便不通，可加用金钱草、鸡内金、冬葵子、萹蓄、瞿麦以通淋利尿排石。

(二) 西医常规治疗

1. 去除诱因

如控制感染、纠正容量不足、停用肾毒性药物等。

2. 对症支持治疗

(1) 营养治疗：不仅要考虑 AKI 及基础疾病引起的代谢紊乱，还要考虑所应用的治疗模式。

①首选胃肠道营养，全肠外营养可作为胃肠道营养补充或应用于胃肠道无功能的情况。

②各期 AKI 患者总热量摄入应为 83.7 ～ 125.6kJ/(kg·d)[20 ～ 30kcal/(kg·d)]。

③非高代谢、不需透析的患者摄入蛋白质 0.8 ～ 1.0g/(kg·d)，行肾脏替代 (RRT) 治疗患者为 1.0 ～ 1.5g/(kg·d)；存在高代谢或接受连续性肾脏替代治疗 (CRRT) 患者，蛋白摄入最多可达 1.7g/(kg·d)，不应为避免或延迟开始 RRT 而限制蛋白质的摄入。

④血糖可用胰岛素控制在 6.11 ～ 8.27mmol/L。

⑤根据需要补充微量元素和水溶性维生素。

(2) 药物治疗：尚缺乏有效的药物治疗 AKI。

(3) 肾脏替代治疗：开始 RRT 时机：单纯 AKI 患者达到 AKI3 期；重症 AKI 患者达到 AKI2 期。对脓毒症、急性胰腺炎、多器官功能障碍综合征 (MODS)、急性呼吸窘迫综合征 (ARDS) 等危重患者应及早开始 RRT 治疗。如果导致 AKI 的基础病改善或者肾功能有恢复的早期迹象可暂缓 RRT 治疗。

第五章　继发性肾脏疾病

第一节　糖尿病肾脏疾病

一、概述

糖尿病肾脏疾病 (diabetic kidney disease，DKD) 是指糖尿病所致的慢性肾脏病，包括肾小球滤过率低于 $60mL/(min·1.73m^2)$ 和 (或) 尿白蛋白 / 肌酐比值高于 30mg/g 持续超过 3 个月。DKD 系慢性高血糖所致的肾脏损害，病变可累及全肾 (包括肾小球、肾小管、肾间质、肾血管等)，临床上主要表现为持续性蛋白尿和 (或) 肾小球滤过率下降。DKD 是糖尿病最常见的微血管并发症，也是糖尿病病人致死、致残的主要原因。国外报道，20%～40%的糖尿病病人合并 DKD，国内 2 型糖尿病病人 DKD 患病率为 10%～40%。中医学虽无糖尿病肾脏疾病的名称，但按糖尿病肾脏疾病的临床表现，参考历代中医消渴病文献，可归属消渴病相关之“水肿”“肾消”“虚劳”“尿浊”“关格”等病范畴，故亦有中医学者直接称之为“消渴肾病”。

二、病因病机

糖尿病肾脏疾病继发于糖尿病，其发病除与“糖毒”有关外，与素体禀赋不足、饮食失宜、六淫侵袭、失治误治、情志郁结等也密切相关。

1. 病因

(1) 素体禀赋不足：《辨证录・消渴门》有云：“夫消渴之症，皆脾坏而肾败。脾坏则土不胜水，肾败则水难敌火，二者相合而病成。”DKD 作为消渴病的并发症，其发病也与疾病日久、损伤先天之本密切相关。中医体质学也认为，病情从体质而变化，体质决定是否发病及疾病的证型、传变与转归。

(2) 饮食失节：嗜食肥甘，肠胃积热，脾胃运化失司，水湿停聚，与热搏结，酿为湿热，湿热内蕴，阻碍气机，或耗气伤阴，发为消渴。而《太平圣惠方・三消论》中更进一步提出饮食内伤导致肾水枯涸，出现“饮水随饮便下，小便味甘而白浊，腰腿消瘦”之“肾消”的临床表现。

(3) 毒邪伤肾：中医学认为，“亢则为害，邪盛谓之毒”，现代中医将升高的血糖称之为“糖毒”。“糖毒”既是消渴病之因，也是果，在整个病程中还易化生“脂毒”“热毒”“湿毒”“瘀毒”“痰毒”“溺毒”等，诸毒蓄积胶结，内外相合，浸淫肾体，导致肾元衰败，五脏俱伤，三焦阻滞，浊毒内留，变证峰起。

(4) 六淫之邪内侵：《灵枢·五变》指出“百疾之始期也，必生于风雨寒暑，循毫毛而入腠理……或为消瘅……”，外邪是消渴病发生、发展的重要因素。消渴病日久正气不足，六淫之邪乘虚而入，犯肺袭胃，日久化燥伤阴；或寒、湿之邪痹着肾络，日久化热，致痰、湿、浊、瘀内阻，肾之气血不畅，伤及肾体，影响水液运化，封藏失职，甚则内外相合，从阳化湿化热，耗散肾阴，灼伤肾络，导致肾病反复加重，迁延不愈。

(5) 情志失调：平素情志失调，肝气郁滞，郁久化火，消烁津液，热盛于下，伤及于肾，渐生肾消。《临证指南医案》指出“心境愁郁，内火自燃，乃消证大病”。长期过度精神刺激，过违其度，致肝失疏泄，化火伤阴，下劫肾阴，阴虚于内，阳亢于上，且虚火甚扰动肾关，肾之闭藏失职，则火炎作渴于上、精微走失于下而发病。

(6) 劳逸过度：张景岳在《类经·消瘅热中》中引《袖珍方》云：“故患消渴者，皆是肾经为病。……遂使肾水枯竭，心火燔盛，三焦猛烈，五脏渴燥，由是渴利生焉。此又言三消皆本于肾也。”年壮之时，惟欲房中寻乐，致肾精亏虚而为消渴，一则阴虚内热，终至肾虚肺燥胃热俱现，积微成损，积损成衰；一则肾元不足，气化失司，闭藏无力，精微下注而为肾消。

(7) 失治、误治：病人生病未能接受科学正规防治，或过用温燥之品，或有肾毒性药物，伤阴耗液，脏腑经络失濡；或过用寒药、峻药，损伤正气，均可致病情加重，耗气伤津，阴精亏损，五脏之伤，累及于肾，最终肾脏虚衰，肾体不用，无力蒸化水湿，湿浊内蕴，而为消渴肾病。

2. 病机

目前对本病病机特点认识较为统一，大多认为本病属本虚标实，由消渴病迁延日久所致，其基本病机是消渴日久，五脏受损，气化失常，痰湿、瘀血、浊毒积聚，形成“微型癥瘕”，如此循环往复，最终肾元衰败，浊毒泛滥，三焦壅滞，气机逆乱，甚至可以造成关格危候。糖尿病肾病的分期和各期临床表现，按中医病机演变和症状可分为 3 个阶段：早期以微量白蛋白尿的间断或持续出现为发病初期主要表现，其病机特点以阴虚燥热为主，燥热耗气伤阴，可导致气阴两虚。中期糖尿病肾病进一步发展加重，出现大量蛋白尿及肾病综合征。此期的主要病机是气阴两虚，夹杂水湿、湿热、气滞、瘀血、痰浊等。晚期糖尿病肾病气血阴阳俱虚，因肾体劳衰，正常体内代谢废物，不能由尿便汗等途毒，蓄积体内，日久酿为浊毒；或聚浊生痰，痰湿内蕴，阻遏气机，水病累血，郁而成瘀，肾络瘀阻，肾元衰败不用。

三、临床表现

DKD 起病隐匿，疾病初起病人常无明显症状，当病情发展到一定阶段以后，可出现下列临床表现：

（一）蛋白尿

早期多为间歇性或微量白蛋白尿，后期常常是持续性的、大量的蛋白尿。一旦出现临床显性白蛋白尿，说明 DKD 进入较为严重阶段，往往进行性加重，不可逆转。

(二)高血压

多数糖尿病病人在未出现肾病之前就出现血压升高，以收缩压升高为主；而到 DKD 的中晚期，血压将会进一步升高，并对治疗的反应不佳。高血压不仅与 DKD 病人尿蛋白的排泄、肾功能的恶化密切相关，同时也是影响 DKD 病人发生心血管事件的独立危险因素。

(三)水肿

随着蛋白从尿中的排泄持续增加和人血白蛋白的降低，病人可以出现不同程度的水肿，多发生于组织较疏松的部位，伴有肾病综合征和心功能不全的病人，可出现全身高度水肿，甚至胸水、腹水，同时合并尿量减少，对利尿剂反应差。

(四)脂代谢异常

DKD 病人血脂代谢异常的特点是甘油三酯和 LDL-C 升高，HDL-C 降低。

(五)肾病综合征

部分病人可发展为肾病综合征，合并肾病综合征的病人常在短期内发展为肾功能衰竭。

(六)肾功能异常

1 型糖尿病所致 DKD 的早期，GFR 增高；随着病程的进展，GFR 降至正常，然后逐渐下降。与非 DKD 肾衰竭比较，DKD 的肾衰竭具有以下特点：

(1) 蛋白尿相对较多。

(2) 肾体积缩小不明显。

(3) 贫血出现较早。

(4) 心血管并发症较多、较重，血压较难控制。

(七)合并其他糖尿病并发症

糖尿病视网膜病变 (diabetic retinopathy，DR) 发生率在 1 型和 2 型糖尿病有所不同。在出现肾脏损害时，1 型糖尿病病人往往伴有 DR，而 2 型糖尿病病人 DR 的发生率约为 40%～69%。DKD 病人常常合并心脑血管疾病和缺血性下肢血管疾病，表现为心绞痛、心肌梗死、脑梗死、下肢动脉硬化闭塞症、足背动脉搏动减弱或消失等。可合并周围神经病变，表现为感觉异常和功能异常或胃轻瘫、神经源性膀胱等自主神经病变。

四、诊断与鉴别诊断

(一)诊断要点

1. 中医辨证要点

(1) 辨明病位：本病病位早期以脾、肝、肾为主，病程迁延，日久阴损及阳，脾肾阳虚，病程后期肾元虚衰，可累及肺、心诸脏，表现为两脏、三脏同病，或五脏俱损，阴阳两虚。

(2) 辨明病性：本病病程较久，不同阶段病机有所侧重。早期本虚证可有阴虚、气虚、阳虚，但总以气阴两虚最为多见；标实证有血瘀、气滞、痰湿、热结、湿热、郁热、水湿之分。晚期肾体劳衰，肾用失司，浊毒内停，五脏受损，气血阴阳俱衰；标实证有血瘀、气滞、痰湿、热结、湿热、郁热、水湿、湿浊、水饮、浊毒、虚风内动等。

(3) 辨明主症、兼证、变证：消渴病迁延日久，瘀血、痰湿等实邪从生。而本病晚期，除合并消渴其他并发症外，还可发生“浊毒犯胃”“水凌心肺”“关格”“溺毒入脑”等变证。

(4) 辨病势顺逆：主要从中医“精气神”、西医理化指标、病变部位及病人一般情况等方面判别病势顺逆，凡经治之后，病人“精气神”好转，尿蛋白漏出减轻，肾功能基本稳定，病人体力提高，一般情况较好者为顺；反之为逆。中医辨证病位由肝肾到脾肾到五脏、由气血到阴阳为逆；反之为顺。

2. 西医诊断要点

根据美国肾脏病基金会 KDOQI 标准：糖尿病病人出现微量白蛋白尿 (UACR30 ～ 300mg/g)，3 ～ 6 月内复测，如 3 次检查中 2 次阳性，同时除外原发性肾脏疾病或其他继发性肾病即可诊断。在多数糖尿病病人中，出现以下任何一条应考虑其肾脏损伤是由糖尿病引起的：

(1) 大量蛋白尿。

(2) 糖尿病视网膜病变伴微量蛋白尿。

(3) 病程在 10 年以上 1 型糖尿病病人中出现微量蛋白尿。

在空腹血糖受损 (impaired fasting glycaemia，IFG) 或糖耐量异常状态 (impaired glucose tolerance，IGT) 下，病人肾脏功能已经出现改变，因此，2 型糖尿病病人在确诊后应立即开始进行至少每年 1 次的肾脏病变筛查，包括尿常规、UACR、血清肌酐 (计算 eGFR)。

(二) 鉴别诊断

糖尿病病人可能合并其他肾脏损害，临床诊断需要与原发性肾小球疾病、高血压肾损害、淀粉样肾病、肥胖相关性肾病、尿路感染等疾病相鉴别。

临床出现以下情况需要考虑非糖尿病肾脏疾病 (non diabetic renal disease，NDRD)：

(1) 无糖尿病视网膜病变。

(2) 短期内 GFR 迅速下降。

(3) 短期内尿蛋白急剧增多或突然出现肾病综合征。

(4) 顽固性高血压。

(5) 活动性尿沉渣的改变 (血尿、蛋白尿伴血尿、管型尿)。

(6) 有其他系统性疾病的症状及体征。

如临床诊断不明确，有以下情况建议行肾活检病理检查明确诊断：

(1) 没有从微量白蛋白进展到显性蛋白尿的临床过程，而突然出现蛋白尿或出现尿蛋白显著增加。

(2) 缺乏其他微血管病变的证据，如 DR。

(3) 出现肉眼血尿或活动性尿沉渣改变。

(4) 肾功能迅速下降。

(三) 诊断分期

根据对 DKD 的认识角度不同，对 DKD 有不同的分期标准，现简述如下：

1. Mogensen 分期

主要针对 1 型糖尿病导致的 DKD。具体内容为：Ⅰ期，肾小球肥大期；Ⅱ期，肾小球高滤过期；Ⅲ期，微量白蛋白尿期；Ⅳ期，临床蛋白尿期；Ⅴ期，终末期肾衰期。

2. 希式内科学分期

早期 DKD：肾小球滤过率 (GFR) 增加，肾单位肥大，肾脏体积增大，以及出现微量白蛋白尿 [尿白蛋白排泄率 (UAE) 在 20 ～ 200μg/min，或者 30 ～ 300mg/24h]，病人缺乏肾小球病变的临床症状和体征。

临床期 DKD：病人尿白蛋白排泄持续超过 200μg/min，或者常规尿蛋白定量超过 0.5g/24h。此时病人肾功能进行性下降，并出现高血压。

晚期 DKD：病人出现氮质血症、水肿及高血压加重。如不能有效地控制血压和血糖水平，GFR 将以平均每月 $1mL/(min \cdot 1.73m^2)$ 的速度下降。进入该期的病人 GFR 水平不断下降，而蛋白尿往往持续存在，使低蛋白血症不断加重。

3. KDIGO 分期

肾脏病改善全球预后 (KDIGO) 指南建议联合慢性肾脏病分期 (G1 ～ G5) 和白蛋白尿分期 (A1 期：UACR ＜ 30mg/g，A2 期：UACR30 ～ 300mg/g，A3 期：UACR ＞ 300mg/g) 描述和判定 DKD 的严重程度 (推荐检测血清肌酐，使用 MDRD 或 CDK-EPI 公式计算 eGFR)。

4. 病理分级

根据肾脏组织光镜、电镜及免疫荧光染色的改变对肾小球损害和肾小管 / 肾血管损伤分别进行分级、分度。肾小球损伤分为 4 级：Ⅰ级：单纯肾小球基底膜增厚：活检显示无或轻度特异性组织改变；Ⅱ a 级：轻度系膜增生；Ⅱ b 级：重度系膜增生；Ⅲ级：结节性硬化：至少存在 1 个肾小球结节性硬化改变，但总的肾小球硬化不到 50%；Ⅳ级：晚期糖尿病肾小球硬化：活检显示总的肾小球硬化超过 50% 以上，并且有临床或病理证据表明硬化来源于 DN。肾小管间质用间质纤维化和肾小管萎缩、间质炎症的程度评分，肾血管损伤按血管透明变性和大血管硬化的程度评分。

五、治疗

1. 治疗原则

糖尿病肾病主要病机为本虚标实，治疗时必须以治本为主。早期以益气养阴为主，中期需注重肝脾肾，晚期以温阳滋肾固摄为基本原则，重视治标祛邪，辨证选用理气、清热、利湿、化痰、活血、泄浊等以提高疗效。

2. 辨证施治

(1) 糖尿病肾病早期：早期以益气养阴为主，兼顾益肾，针对“瘀”“痰”“湿”“郁”“热”等兼证，注重应用活血化瘀药物，酌情使用祛湿化痰，或疏肝解郁，辨治灵活加减。

①脾气虚

临床表现：尿中有微量白蛋白，倦怠乏力，气短懒言，纳呆腹胀，大便溏薄，舌质淡红，舌体胖大，边有齿痕，脉细。

治法：健脾益气，固摄精微。

代表方剂：补中益气汤加减 (出自《内外伤辨惑论》)。

参考处方：黄芪 15g，人参 (另煎兑入) 或党参 15g，白术 10g，炙甘草 15g，当归 10g，陈皮 6g，升麻 6g，柴胡 12g，生姜 9 片，大枣 6 枚。

方中黄芪味甘微温，入脾肺经，补中益气，升阳固表，故为君药。配伍人参、炙甘草、白术，补气健脾为臣药。当归养血和营，协人参、黄芪补气养血。陈皮理气和胃，使诸药补而不滞。少量升麻、柴胡升阳举陷，协助君药以升提下陷之中气，大枣健脾，共为佐使。炙甘草调和诸药为使药。

临床应用：出现腹胀甚者，加厚朴 10g、枳实 10g；口渴者，加天花粉 10g、麦冬 10g、石斛 10g。

②气阴亏损

临床表现：尿中微量白蛋白，乏力、气短、自汗，动则加重，口干舌燥，多饮多尿，五心烦热，小便频数而多，大便秘结，腰膝酸软，舌边尖红苔薄，脉细数无力。

治法：益气滋阴清热。

代表方剂：生脉散合玉女煎加减 (生脉散出自《温病条辨》，玉女煎出自《景岳全书》)。

参考处方：人参 (另煎兑入)10g，麦门冬 10g，五味子 10g，石膏 (先煎)20g，熟地 10g，知母 10g，牛膝 10g。

方中人参甘温，益元气，补肺气，生津液，故为君药。麦门冬甘寒，养阴清热，润肺生津。人参、麦冬合用，则益气养阴之功益彰。五味子酸温，敛肺止汗，生津止渴；石膏清阳明有余之热；熟地补少阴不足之阴；知母清胃热；牛膝滋补肾水，引热下行。

临床应用：若出现心悸气短甚者，加山茱萸 10g，丹参 10g；大便干结者，加火麻仁 10g，大黄 10g，当归 10g。

③肾气不足

临床表现：微量白蛋白尿，气短乏力，面色无华，四肢不温，腰膝酸软，小便频数，或夜尿清长，甚或遗尿、尿失禁，男子遗精早泄，女子带下清稀，舌淡苔白，脉沉弱。

治法：补肾摄精。

代表方剂：六味地黄丸加减(出自《小儿药证直诀》)。

参考处方：熟地黄15g，山茱萸肉12g，山药12g，丹皮10g，泽泻10g，茯苓10g。

方中熟地滋肾填精，为主药；辅以山药补脾固精、山茱萸养肝涩精，称为三补。又用泽泻清泻肾火，并防熟地黄之滋腻；茯苓淡渗脾湿，以助山药之健运；丹皮清泄肝火，并山茱萸之温，共为经使药，谓之三泻。六药合用，补中有泻，寓泻于补，相辅相成，补大于泻，共奏滋补肝肾之效。

临床应用：若出现阳痿早泄者，加金樱子10g，芡实10g；腰膝酸软者，加牛膝10g，杜仲10g。

④兼夹证辨证治疗：

A. 肝胃郁热

临床表现：形体壮实，面色隐红，口干口渴，口苦口臭，多饮多食，急躁易怒，胸胁满闷，小便频多黄赤，大便干结，舌质红，苔黄，脉弦数。

治法：疏肝解郁清热。

代表方剂：大柴胡汤加减(出自《金匮要略》)。

参考处方：柴胡6g，黄芩9g，生大黄(后下)6g，枳实9g，芍药12g，半夏6g，大枣3枚，生姜3g。

方中柴胡配黄芩和解清热，除少阳之邪；大黄配枳实泻阳明热结，行气消痞；芍药柔肝缓急；半夏配生姜和胃降逆；大枣与生姜，和营卫而行气血，并调和脾胃。

临床应用：胁满甚者，加川楝子10g，延胡索6g；大便干结者，加火麻仁10g，玉竹10g。

B. 气滞血瘀

临床表现：胸脘胀满，纳食不香，情志抑郁，善太息，肢体麻痛，胸痹心痛，唇紫暗，舌暗，舌下青筋显露或舌有瘀斑，苔薄，脉沉弦，或涩。

治法：理气活血。

代表方剂：血府逐瘀汤加减(出自《医林改错》)。

参考处方：桃仁9g，红花6g，赤芍12g，川芎12g，牛膝12g，生地12g，当归15g，桔梗6g，枳壳9g，柴胡6g，甘草6g。

本方为桃红四物汤和四逆散加桔梗、牛膝而成。桃红四物汤养血活血化瘀，四逆散行气疏肝，桔梗开肺气载药上行，牛膝通利血脉，引血下行。

临床应用：瘀血轻证多用丹皮、赤芍活血和络；中度瘀血证可用红花、桃仁活血通络；重度者，予三棱、莪术、水蛭破血逐瘀。

C. 湿热中阻

临床表现：胸脘痞闷或腹部胀满，纳谷不香，大便溏，面足浮肿等，舌胖嫩红，苔黄厚腻，脉滑数。

治法：健脾和胃，清热利湿。

代表方剂：平胃散合茵陈五苓散加减（平胃散出自《太平惠民和剂局方》，茵陈五苓散出自《金匮要略》）。

参考处方：苍术 9g，厚朴 9g，陈皮 6g，茵陈 9g，猪苓、茯苓、炒白术各 10g，甘草 6g。

苍术、厚朴运脾除湿，陈皮理气化滞，茵陈清热利湿，猪苓、茯苓、炒白术利水渗湿，甘草调和诸药。

临床应用：脘闷便溏者可与四君子或香砂养胃丸合用；腹胀明显者，加枳实 9g；纳差食少者，可加炒麦芽 30g，莱菔子 15g。

D. 痰湿不化

临床表现：背部发冷，时有咯痰，纳食不香，疲乏无力，形体消瘦等。舌胖苔白，脉沉细数。

治法：补中益气，健脾化湿。

代表方剂：补中益气汤合苓桂术甘汤加减（补中益气汤出自《内外伤辨惑论》，苓桂术甘汤出自《金匮要略》）。

参考处方：黄芪 30g，人参 12g，茯苓 15g，白术 15g，当归 15g，桂枝 6g，陈皮 9g，升麻 3g，柴胡 6g，炙甘草 6g。

方中黄芪补脾肺之中气，升阳固表；配补气健脾之人参、茯苓、炙甘草、白术；当归养血和营，协参、芪补气养血；桂枝温阳化气；陈皮理气和胃；少许升麻、柴胡升阳举陷；炙甘草调和诸药。

临床应用：痰湿轻者，可用藿香、佩兰、陈皮、半夏芳香化湿或理气燥湿；中度者可用枳实、砂仁燥湿化痰；重度者以昆布、牡蛎化痰软坚。

E. 脾虚湿困

临床表现：形体胖而不壮，面色偏白，倦怠乏力，纳呆便溏，口淡无味，食后腹胀，小便短少，舌淡，苔白腻，脉濡缓。

治法：健脾益气，通阳化湿。

代表方剂：升阳益胃汤加减（出自《内外伤辨惑论》）。

参考处方：陈皮 6g，半夏 6g，党参 12g，茯苓 15g，炒白术 15g，黄芪 30g，芍药 12g，羌独活（各）12g，防风 6g，柴胡 6g，泽泻 15g，黄连 6g，炙甘草 6g。

方中取六君子助阳益胃，补脾胃之气；加黄芪以补肺而固；芍药敛阴调荣；羌独活、防风、柴胡除湿升清；茯苓、泽泻泻湿热降浊阴；少佐黄连，以退阴火。

临床应用：腹胀肠鸣者，加广木香 6g、乌药 9g、生姜 6g；畏寒、肢冷者，加仙茅 10g、补骨脂 15g。

(2) 糖尿病肾病中期：中期治疗主要以减少蛋白尿、保护肾功能为原则，并改善症状。病机以脾肾亏虚、封藏收敛失司为主，但又常与气滞、血瘀、湿阻或外邪侵袭有关。在补虚毋忘祛邪，而在祛邪之时更应注意正虚。

①脾肾气虚

临床表现：明显蛋白尿，气短乏力，精神倦怠，面白少华，纳少腹胀，腰膝酸软，小便频数，或夜尿清长，甚或遗尿、尿失禁，男子遗精早泄，女子带下清稀，舌体胖大、边有齿痕，舌质淡、苔白，脉沉弱。

治法：健脾固肾。

方药：补中益气汤合水陆二仙丹加味（补中益气汤出自《内外伤辨惑论》，水陆二仙丹出自《洪氏经验集》）。

参考处方：黄芪15g，党参15g，白术10g，炙甘草15g，当归10g，陈皮6g，升麻6g，柴胡12g，金樱子10g，芡实10g，生姜9片，大枣6枚。

方中黄芪味甘微温，入脾肺经，补中益气，升阳固表；配伍党参、炙甘草、白术补气健脾；当归养血和营，协党参、黄芪补气养血；陈皮理气和胃，使诸药补而不滞；金樱子、芡实益肾滋阴，收敛固涩；少量升麻、柴胡升阳举陷，协助君药以升提下陷之中气，生姜和大枣温中补气、调和脾胃共为佐使；炙甘草调和诸药为使药。

临床应用：夹瘀血者，加丹参10g、鸡血藤10g、桃仁10g、红花10g、川芎10g；兼水湿者，加牛膝10g、车前子10g、冬瓜皮10g等。

②气血两虚

临床表现：明显蛋白尿，神疲乏力，气短懒言，面色㿠白或萎黄，心悸气短，头目眩晕，失眠健忘，多梦自汗，少气懒言，神疲乏力；或发色不泽，唇甲淡白；或手足麻木，肌肤不仁，舌质淡，苔薄白，脉细弱或缓而无力。

治法：补气养血，滋补肝肾。

方药：当归补血汤合济生肾气丸加减（当归补血汤出自《内外伤辨惑论》，济生肾气丸出自《张氏医通》）。

参考处方：黄芪30g，当归6g。配合济生肾气丸。

方中黄芪大补脾肺之气，以资化源，使气旺血生。配以少量当归养血和营，则浮阳秘敛，阳生阴长，气旺血生。配合济生肾气丸温肾化气。

临床应用：若见尿蛋白排出较多者，加芡实10g、金樱子10g；若见心悸失眠甚者，加酸枣仁10g、阿胶10g。

③肝肾阴虚

临床表现：明显蛋白尿，头晕目眩，耳鸣健忘，失眠多梦，腰膝酸软，两目干涩，口燥咽干，五心烦热，颧红盗汗，男子遗精，女子经少，舌红少苔，脉细数。

治法：养阴清热，补益肝肾。

方药：杞菊地黄丸加减（出自《医级宝鉴》）。

参考处方：熟地9g，山茱萸12g，山药15g，泽泻6g，茯苓30g，丹皮12g，枸杞15g，菊花15g。

熟地黄滋肾填精，山茱萸滋养肝肾而固肾气，山药健脾益胃助消化，佐以泽泻淡泄肾浊，茯苓渗利脾湿，丹皮凉泄肝火，枸杞平补肝肾，菊花清肝泻火。

临床应用：若见眩晕耳鸣明显者，加牛膝 10g、钩藤 10g；若见腰膝酸痛、四肢麻痛者，加牛膝 10g、狗脊 10g、全蝎 3g、蜈蚣 5g。

④脾肾阳虚

临床表现：大量蛋白尿，颜面及周身浮肿，腰以下尤甚，少尿或无尿，纳差恶心，或伴呕吐，畏寒肢冷，面色㿠白，体倦乏力，腹中冷痛，大便溏，腰冷酸痛，舌体胖润，舌淡苔白，脉沉细或微细无力。

治法：温肾健脾利湿。

方药：真武汤合实脾饮加减（真武汤出自《伤寒论》，实脾饮出自《济生方》）。

参考处方：茯苓 10g，芍药 10g，制附子 10g，白术 20g。

方中附子辛甘性热，用之温肾助阳、化气行水、兼暖脾土，以温运水湿；茯苓利水渗湿，使水邪从小便去；白术健脾燥湿；佐以生姜之温散，既助附子温阳散寒，又合苓、术宣散水湿。

临床应用：尿蛋白排泄较多者，加金樱子 10g、芡实 10g、白果仁 10g；肿甚喘满者，加麻黄 10g、葶苈子 10g；心悸、唇绀、脉虚数或结代者，宜重用附子，再加桂枝 10g、炙甘草 6g、人参 10g、丹参 10g。

⑤兼夹证辨证治疗：

A. 水湿泛滥

临床表现：尿少浮肿，腰以下肿甚，纳差呕恶，胸闷气短，舌质紫暗或有瘀点瘀斑，舌苔白腻或水滑，脉弦或涩。

治法：补肾利水，活血化瘀。

代表方剂：真武汤合桂枝茯苓丸加减（真武汤出自《伤寒论》，桂枝茯苓丸出自《金匮要略》）。

参考处方：附子 6g，茯苓 30g，白术 15g，丹皮 12g，桃仁 12g，芍药 15g，桂枝 6g。

方中附子辛甘性热，温肾助阳，以化气行水、温运水湿；茯苓利水渗湿；白术健脾燥湿；丹皮、桃仁、芍药活血化瘀；生姜温散，既助桂枝、附子温阳散寒，又合苓、术宣散水湿。

临床应用：小便短少者，加猪苓 10g、泽泻 10g；瘀血较重者，加丹参 30g、水蛭 6g。

B. 水不涵木、肝阳上亢

临床表现：可兼见头晕头痛，口苦目眩，脉弦有力。

治法：镇肝息风。

代表方剂：镇肝息风汤加减（出自《医学衷中参西录》）。

参考处方：怀牛膝 12g，代赭石（先煎）30g，龙骨（先煎）30g，牡蛎（先煎）30g，龟甲（先煎）9g，芍药 15g，玄参 12g，麦冬 12g，茵陈 15g，川楝子 6g，生麦芽 12g，炙甘草 6g。

方中怀牛膝归肝肾经，入血分，性善下行，有补益肝肾之效；代赭石质重沉降，镇肝降逆；龙骨、牡蛎、龟甲、芍药益阴潜阳以息风；玄参、麦冬下走肾经，滋阴清热；茵陈、川楝子、生麦芽清泄肝热；甘草调和诸药。

临床应用：头晕明显者，加天麻 10g、钩藤 10g、石决明 15g；便干者，加火麻仁 30g。

(3) 糖尿病肾病晚期：晚期以维护肾气、保摄阴阳为基本原则，同时还应分清标本虚实的主次缓急，扶正祛邪，标本兼治，急则治标，缓则治本，不得滥用克伐之品以损伤肾气。必要时用西医手段积极抢救治疗。

①气血阴虚

临床表现：神疲乏力，面色㿠白或萎黄，心悸心烦气短，头目眩晕，失眠健忘多梦，潮热盗汗，五心烦热，纳谷不香，便干。舌淡胖，脉弦细数。

治法：益气养血，滋阴降浊。

方药：八珍汤合调味承气汤加减（八珍汤出自《瑞竹堂经验方》，调味承气汤出自《伤寒论》）。

参考处方：人参 6g，熟地 12g，茯苓 15g，生白术 15g，当归 12g，白芍 12g，川芎 12g，制大黄 6g，芒硝 12g，炙甘草 6g。

方中人参、熟地益气养血；茯苓、白术健脾渗湿；当归、白芍养血和营；川芎活血行气；大黄泄热通便；芒硝软坚润燥；炙甘草益气和中。

临床应用：若见气血亏虚明显者，加黄芪 30g、鹿角胶 10g、阿胶 10g；若见阴虚明显者，加北沙参 10g、玄参 10g、地骨皮 10g。

②气血阳虚

临床表现：形寒肢冷，面足浮肿，面色㿠白，腹中冷痛，少气懒言，神疲乏力，唇爪色淡，小便不利，舌胖暗淡，边有齿痕，舌苔白滑，脉沉细无力。

治法：益气养血，助阳降浊。

方药：当归补血汤、八珍汤合温脾汤加减（当归补血汤出自《内外伤辨惑论》，八珍汤出自《瑞竹堂经验方》，温脾汤出自《备急千金要方》）。

参考处方：黄芪 30g，人参 6g，熟地 12g，茯苓 15g，生白术 15g，当归 12g，白芍 12g，川芎 12g，制大黄 6g，附子（先煎）6g，干姜 6g，芒硝 12g，炙甘草 6g。

方中黄芪大补脾肺之气，以资化源，使气旺血生；人参、熟地益气养血；茯苓、白术健脾渗湿；当归、白芍养血和营；川芎活血行气；附子配大黄泄已成之冷积；干姜温中助阳；芒硝软坚润燥；炙甘草益气和中。

临床应用：若见阳虚明显者，加巴戟天 10g、仙茅 10g、仙灵脾 10g；水肿较甚者，加猪苓 10g、泽泻 10g、防己 10g；恶心呕吐较重者，加旋覆花 10g、代赭石 10g、苏叶 10g、黄连 10g，亦可用生大黄 10g、附子 10g、丹参 10g、牡蛎 10g，合药水煎，高位保留灌肠，以加强通腑泄浊之力。

③气血阴阳俱虚

临床表现：精神萎靡不振，畏寒肢冷，嗜睡，面黄晦暗，胸闷纳呆，心悸气喘，面足浮肿，爪甲色淡，大便干稀无常。舌淡胖，舌质暗淡，脉象沉细无力。

治法：调补气血阴阳，降浊利水。

方药：鹿茸丸加减(出自《济生方》)。

参考处方：鹿茸 3g，附子(先煎)9g，肉桂 6g，阳起石 3g，巴戟天 12g，牛膝 15g，菟丝子 15g，杜仲 12g，山药 15g，五味子 6g，磁石(先煎)30g，沉香 3g，泽泻 6g。

方中鹿茸、附子、肉桂、阳起石、巴戟天温补肾阳；牛膝、菟丝子、杜仲、山药补气养阴；五味子补益肝肾、养血收敛；磁石补肾纳气；沉香导火归元；泽泻降浊利水。

临床应用：若见喘闷心悸者，加桂枝 10g、丹参 10g、葶苈子 10g；瘀血重者，加益母草 10g、川芎 10g、红花 10g。

④兼夹证辨证治疗：

A. 血脉瘀阻

临床表现：口唇舌暗，舌下络脉瘀曲，或呈串珠状。

治法：破瘀消癥。

治疗：主方中加入三棱、莪术等。

B. 水饮停聚

临床表现：里有停饮，背部怕冷，周身水肿。

治法：温阳化饮。

治疗：主方中加桂枝、茯苓、白术、泽泻。

C. 湿热中阻

临床表现：胸脘腹胀，纳饮不香，时有恶心，身倦头胀，四肢沉重，大便秘结，舌胖嫩红，苔黄腻，脉弦滑数。

治法：清化通利。

代表方剂：平胃散合茵陈蒿汤化裁(平胃散出自《太平惠民和剂局方》，茵陈蒿汤出自《伤寒论》)。

参考处方：苍术 6g，厚朴 9g，陈皮 6g，茵陈 12g，栀子 9g，生大黄(后下)6g，甘草 6g。

方中苍术入中焦，燥湿健脾；厚朴化湿行气除痞；陈皮理气和胃，燥湿醒脾；茵陈清热利湿；栀子、生大黄泻火解毒；甘草调和诸药。

D. 肝郁气滞

临床表现：情志抑郁，胸胁或少腹胀满窜痛，善太息，或见咽部异物感，或胁下肿块，舌苔薄白，脉弦。

治法：舒肝解郁。

代表方剂：四逆散合加味逍遥散化裁(四逆散出自《伤寒论》，加味逍遥散出自《内科摘要》)。

参考处方：柴胡 6g，白芍 6g，当归 12g，薄荷 6g，枳实 12g，茯苓 15g，白术 15g，炙甘草 6g。

方中柴胡升发阳气、疏肝解郁；白芍敛阴养血柔肝；当归散肝醒脾；薄荷清肝散郁除热；枳实理气解郁、泄热破结；茯苓、白术、甘草健脾和中。

E. 外感热毒

临床表现：咽喉肿痛，发热恶寒，便干尿黄，舌红苔黄，脉浮数。

治法：清热解毒。

代表方剂：银翘散合五味消毒饮加减(银翘散出自《温病条辨》，五味消毒饮出自《医宗金鉴》)。

参考处方：金银花 12g，连翘 9g，牛蒡子 12g，薄荷 6g，淡竹叶 6g，紫花地丁 18g，公英 30g，野菊花 12g。

方中金银花、连翘、牛蒡子、薄荷疏风清热透表；淡竹叶清热生津；紫花地丁、蒲公英、野菊花清热解毒。

F. 浊毒伤血

临床表现：见鼻衄、龈衄、肌衄等。

治法：解毒活血，凉血止血。

代表方剂：犀角地黄汤送服三七粉(出自《外台秘要》)。

参考处方：水牛角粉(冲)6g，赤芍 12g，丹皮 12g，三七粉(冲)6g。

水牛角粉代犀角凉血清心解毒；甘苦寒之生地凉血滋阴生津；赤芍、丹皮清热凉血、活血散瘀。

G. 肝胃结热

临床表现：胸胁苦满，大便秘结，口苦咽干，苔黄，脉数。

治法：和解肝胃，缓泻结滞。

代表方剂：大柴胡汤加减(出自《金匮要略》)。

参考处方：柴胡 6g，生大黄(后下)6g，芍药 12g，半夏 6g。

柴胡配黄芩和解清热，除少阳之邪；大黄配枳实泻阳明热结，行气消痞；芍药柔肝缓急；半夏配生姜和胃降逆；大枣与生姜和营卫而行气血，并调和脾胃。

H. 血虚生风

临床表现：手颤，转筋，四肢酸痛，舌淡，脉弱。

治法：养血活血息风。

代表方剂：当归补血汤合四物汤加味(当归补血汤出自《内外伤辨惑论》，四物汤出自《仙授理伤续断秘方》)。

参考处方：黄芪 30g，当归 6g，熟地 9g，芍药 12g，川芎 15g。

方中黄芪大补脾肺之气，以资化源，使气旺血生；以少量当归养血和营，则浮阳秘敛，阳生阴长，气旺血生；甘温之熟地滋阴养血；芍药补血和营；川芎调畅气血。

⑤变证的中医治疗

A. 浊毒犯胃

临床表现：呕吐频繁，胃脘灼热疼痛或痞闷，心烦不寐，口干口苦，大便秘结，小便短赤，舌红或暗红，苔黄厚腻，脉滑或滑数。

治法：化浊解毒，和胃止呕。

代表方剂：黄连温胆汤合连朴饮加减（黄连温胆汤出自《六因条辨》，连朴饮出自《霍乱论》）。

参考处方：半夏 6g，枳壳 9g，厚朴 12g，菖蒲 15g，陈皮 12g，茯苓 15g，黄连 6g，竹茹 12g。

方中半夏降逆和胃、燥湿化痰；枳壳、厚朴行气消痰降浊；菖蒲芳香化湿以悦脾；陈皮理气燥湿；茯苓健脾渗湿；黄连清泄心火；竹茹清热降逆化痰。

临床应用：若见呕恶甚者，加吴茱萸 3g；呃逆甚者，加代赭石 10g、旋覆花 10g。

B. 水凌心肺

临床表现：心悸怔忡，胸闷咳喘，神疲乏力，气喘，咳吐大量泡沫痰涎，面浮足肿，或全身俱肿，不能平卧，目眩，尿少，舌淡，苔白腻或白滑，脉弦滑。

治法：泻肺逐水。

代表方剂：己椒苈黄丸加减（出自《金匮要略》）。

参考处方：汉防己 3g，椒目 3g，葶苈子 6g，制大黄 6g。

方中防己为君，善走下行而利水；椒目专攻利水消肿；葶苈子泻肺行水，导水从小便而出；大黄通利大便，逐水从大便而去。

临床应用：若见兼气短乏力者，加黄芪、茯苓各 30g，白术 9g；口唇发绀者，加川芎 12g、桃仁 9g、四肢厥冷、汗出淋漓者，加附子、人参（单煎）各 9g，山茱萸 30g。

C. 关格

临床表现：小便不通，短少，色清，面色晦滞，畏寒怕冷，下肢欠温，腹泻或大便稀溏，呕吐清水，苔白滑，脉沉细或濡细。

治法：温补脾肾，启闭降浊。

代表方剂：旋覆代赭汤加减（出自《伤寒论》）。

参考处方：旋覆花 9g，代赭石（先煎）6g，半夏 9g，人参 6g，甘草 9g，生姜 15g，大枣 4 枚。

方中旋覆花下气消痰、降逆止嗳为君药；代赭石善镇冲逆；半夏祛痰散结、和胃降逆；生姜宣散水气；人参、甘草、大枣益脾胃、补气虚。

临床应用：若见大便不通者，加枳实 15g、生大黄 6g；呕吐剧烈者以生姜汁为引，送服玉枢丹。

D. 溺毒入脑

临床表现：神志恍惚，或突然昏迷，不省人事，或突发抽搐，角弓反张，舌质红有齿痕，苔白厚腻或遍布腐苔，脉沉弦滑。

治法：镇惊息风，开窍醒神。

代表方剂：菖蒲郁金汤合镇肝息风汤加减(菖蒲郁金汤出自《温病全书》)，镇肝息风汤出自《医学衷中参西录》)。

参考处方：怀牛膝 12g，代赭石(先煎)30g，龙骨(先煎)30g，牡蛎(先煎)30g，龟甲(先煎)12g，芍药 12g，玄参 12g，麦冬 12g，茵陈 15g，川楝子 6g，生麦芽 15g。

方中怀牛膝归肝肾经，入血分，性善下行，有补益肝肾之效；代赭石质重沉降，镇肝降逆；龙骨、牡蛎、龟甲、芍药益阴潜阳以息风；玄参、麦冬下走肾经，滋阴清热；茵陈、川楝子、生麦芽清泄肝热；甘草调和诸药。

临床应用：四肢抽搐者加全蝎、蜈蚣；喉中痰鸣加制南星 9g、陈皮 15g；胸闷泛恶者加藿梗、苏叶、苏梗各 9g。

第二节　慢性高尿酸肾病

高尿酸血症肾病是指原发性或继发性高尿酸血症伴有尿酸沉积于肾组织，引起肾结石、泌尿系梗阻、间质性肾炎、急性或慢性肾衰竭为表现的肾脏疾病。

慢性尿酸盐肾病的治疗主要是低嘌呤饮食，应用抑制尿酸合成药以控制高尿酸血症，预防尿酸盐沉积为主，急性尿酸肾病是还应予碱化尿液和水化治疗，尿酸性结石可采用排石疗法、体外冲击波碎石或手术治疗。高尿酸血症的肾外表现亦应该积极治疗，包括控制高血压和防治感染。痛风急性发作时应迅速减轻急性关节炎的发作，防止尿酸结石形成和肾功能损害。

急性尿酸肾病积极治疗，病情通常可逆。慢性高尿酸血症肾病病情缓慢进展，晚期可出现肾功能严重损害。本节中药治疗主要针对慢性尿酸盐肾病。

一、病因病机

中医古籍无“痛风肾”记载，但可查及“痛风”一词。元代名医朱丹溪《格致余论》指出：“彼痛风者，大率因血受热已自沸腾，或卧当风，寒凉外抟，热血得寒，污浊凝涩，不得运行，所以作痛，痛则夜甚，发于阴也”。所论痛风发病特点与现代医学认识一致。据其临床表现，可归于中医的“痹症－肾痹”。《素问·四时刺逆从论》曰：“太阳有余，病骨痹身重；不足病肾痹。”肾痹属五脏痹之一，由骨痹日久不愈，加之肾虚，复感外邪，内舍于肾所致。正气不足以及脏腑虚损为其主病因，湿热浊瘀互为因果，滞留体内，贯穿于疾病的整个过程。脾肾阳虚为本，湿浊、瘀血互结成形为标。此外饮食不节，嗜食醇酒肥甘厚味日久损伤肝脾，或因先天禀赋不足，肾虚累及肝脾运化，二者皆可导致肝脾失调，肾虚水泛，湿浊瘀血内生，浊瘀互结，内积聚于肾，外阻滞于骨骼经脉关节而发为本病。

二、诊断

(1) 中年以上男性患者有肾脏疾病表现：小至中等量蛋白尿伴镜下血尿或肉眼血尿、血压高或水肿、尿浓缩功能受损。

(2) 高尿酸血症病史：男性和绝经后女性血尿酸＞420μmol/L(7.0mg/dL)、绝经前女性＞350μmol/L(6.0mg/dL)。

(3) 尿酸排出增多大于 4.17mmol/L(700mg/d)，尿呈酸性 (尿 pH 小于 6.0)，尿路结石为尿酸成分。

(4) 出现特征性关节炎表现、尿路结石或肾绞痛发作，伴有高尿酸血症应考虑痛风。关节液穿刺或痛风石活检证实为尿酸盐结晶可做出诊断。

三、辨证论治

本病基本特点为本虚标实，本虚为脾肾气虚和肝肾亏虚，标实为湿热、瘀血。所及脏腑以肾、肝、脾为主，常同时表现为关节病变，根据笔者肾脏病辨治体系、三焦正邪辨证等辨治思维，本病从中焦、中下焦、下焦证治，中焦辨证为湿阻中焦，中下焦辨证为脾肾气虚，下焦辨证为湿热蕴结，浊瘀内阻，肝肾亏虚，湿热下注证。本病发病没有明显的季节性。治疗上重视清利湿热，或兼以化痰湿，或兼以活血化瘀，尤其应该强调肝脾肾同调。痛风发作者，兼以祛风止痛、化气散结；结石形成者，兼以化石通淋；肾功能损害者，更当以保护肾功能为中心，利湿泄浊解毒。

(一) 中焦证治

湿阻中焦证

(1) 主症：足背疼痛，呈针刺样，泡沫尿，尿偏短少，肢体困重，脘腹胀满，寐尚可，大便质黏腻不爽，舌淡红苔黄腻，脉细。

(2) 治法：疏风祛湿清热、通络止痛。

(3) 方药：当归拈痛汤 (《医学启源》) 加减，药用羌活 9g，防风 10g，升麻 6g，葛根 15g，炒白术 12g，苍术 6g，当归 10g，明党参 15g，甘草 3g，苦参 10g，黄芩 9g，知母 9g，茵陈蒿 15g，猪苓 15g，泽泻 12g，土茯苓 20g，萆薢 15g。

若关节疼痛剧烈，可加海桐皮 10g、姜黄 10g、威灵仙 15g、秦艽 12g；若泡沫尿增多，可加芡实 15g、金樱子 15g。

(二) 中下焦证治

脾肾气虚证

(1) 主症：足背疼痛伴神疲乏力，下肢水肿，面色无华，腰膝酸软，食欲不振，口淡不欲饮，尿频或夜尿多；舌淡红有齿痕，苔薄，脉细。

(2) 治法：益肾健脾，泄浊化湿。

(3) 方药：四君子汤（《太平惠民和剂局方》）合六味地黄汤（《景岳全书》卷五十三）加减，药用生黄芪 25g，明党参 15g，茯苓 15g，生地黄 20g，山茱萸 15g，山药 15g，土茯苓 25g，车前子（布包）10g，盐肤木 15g，炒白术 6g。

若关节发凉，疼痛剧烈，遇冷更甚，加炮附子（先煎）9 ～ 12g、细辛 3g、桂枝 10g、干姜 6g、全当归 10g。

（三）下焦证治

1. 湿热蕴结，浊瘀内阻证

(1) 主症：关节肿痛，精神疲乏，肢体屈伸不利，平素易拘挛，或伴口干、口苦，舌质紫暗苔白，脉弦涩。

(2) 治法：清热利湿，泄浊化瘀。

(3) 方药：盐肤木汤（自拟方）加减，药用盐肤木 15g，土茯苓 20g，车前草 15g，豨莶草 15g，秦艽 12g，明党参 15g，六月雪 15g，三棱 10g，莪术 10g，大黄 6g，防风 10g，威灵仙 12g，生地黄 30g。

若肝肾亏虚者，可加桑寄生 12g、怀牛膝 12g、续断 10g、杜仲 10g、女贞子 15g；兼有脾气亏虚者，可加炒白术 12g；若关节僵硬、变形者，可加僵蚕 10g、皂角刺 6g 等；若皮下有结节者，加胆南星 10g、天竺黄 10g；若瘀血明显，关节疼痛、肿大、畸形，可加三七 6g、地鳖虫 6g；若热盛者，可加黄柏 6g、牡丹皮 10g。

2. 肝肾亏虚、湿热下注证

(1) 主症：足趾关节疼痛，下肢痿软无力，局部红肿，泡沫尿，神疲乏力，腰膝酸软，大便黏腻不爽，纳寐尚可，舌红苔黄腻，脉沉滑。

(2) 治法：清热利湿，舒筋壮骨。

(3) 方药：四妙丸改汤（《成方便读》）加味，药用薏苡仁 20g，川牛膝、生地黄、秦艽、土茯苓、车前草、盐肤木、豨莶草、六月雪各 15g，防风 10g，苍术、大黄、黄柏各 6g。

若伴腰部隐痛者，加杜仲 10g、续断 10g、补骨脂 10g；若气滞者，加青皮 9g、乌药 10g。

第三节　高血压肾损害

一、概述

高血压肾损害通常指由高血压所导致的肾脏小动脉或肾实质损害，根据肾小动脉病理特征的不同分为良性肾小动脉硬化症和恶性肾小动脉硬化症两类。临床常见的高血压肾损害多为良性肾小动脉硬化，病理表现为广泛肾小球入球动脉透明样变和小叶间动脉肌内膜增厚。恶性肾小动脉硬化症是指由恶性高血压导致的肾损害，病理表现为小动脉纤维素样坏死。目前我国成人高血压患病率高达29.6%，高血压肾损害也成为我国慢性肾脏病和终末期肾病的第三位病因。

中医学对于高血压肾病尚无准确统一的命名，根据本病临床表现，多归于“眩晕”“腰痛”“虚劳”“水肿”等范畴。

二、病因病机

本病病人多因年老体虚、饮食不节、情志失调、房事不节等久病迁延所致。

本病属本虚标实之证，肝脾肾三脏气血不足、阴阳亏虚为本，肝阳上亢、痰湿瘀血阻络为标，相互影响，最终导致本虚标实、虚实夹杂的终末期肾衰竭。肾虚精亏，腰府失养，故腰膝酸软；肾失气化，分清泌浊失职，精微下注，故可见蛋白尿；肝肾阴虚，肝阳上亢，则见眩晕耳鸣、失眠多梦。脾肾亏虚，水湿不化，聚湿成痰，阻滞气机，气血运行不畅，气滞血瘀或瘀血阻络，痰湿瘀血交阻，三焦气化不利，水液代谢失常，故发为水肿。

二、临床表现

高血压肾损害常首先出现远端肾小管功能受损表现及轻度蛋白尿，而后肾小球功能受损。

早期：肾小管对缺血敏感，远端肾小管浓缩功能障碍常最早出现，包括夜尿增多、尿比重及尿渗透压降低。

中期：随着时间的推移，肾小球缺血性病变发生后，可出现蛋白尿，多为轻度蛋白尿，部分血压较高的病人可为中度蛋白尿。

后期：出现肾小球功能损害，最初肾小球滤过率降低，而后失代偿血清肌酐升高，肾小球功能进展较慢，可逐渐发展至终末期肾病。

与此同时，高血压的其他靶器官损害(左室肥厚、心力衰竭、脑卒中)也常同时发生。

三、诊断与鉴别诊断

(一)诊断要点

1. 中医辨证要点

首先辨虚实，本病属本虚标实之证，本虚需辨肝、脾、肾之阴阳亏虚，标实证有肝阳上亢、痰湿、瘀血阻络。其次辨病位，本病与肝、脾、肾有关，甚至表现为多脏同病。

2. 西医诊断要点

基于病人的临床表现可以确定高血压肾损害的诊断，通常并不一定需要肾穿刺活检病理证实。当高血压病人在疾病进程中出现夜尿次数增多、持续微量白蛋白尿、肾小管间质功能异常或肾功能减退等临床表现时，应考虑高血压肾损害的可能。诊断要点如下：

(1) 病人有确切的高血压病史，血压控制不佳者肾损害的发生率越高。

(2) 高血压病程多在 5 年以上。

(3) 持续尿微量白蛋白增多，尿 β_2 微球蛋白、α_1 微球蛋白、视黄醇结合蛋白等可能升高。

(4) 夜尿增多，尿液检查提示低比重尿，尿渗透压降低。

(5) 晚期可出现肾功能减退，肾小球滤过率降低。

(6) 伴有高血压其他脏器损害。

(7) 肾活检显示肾小动脉硬化为主的病理改变，可伴有不同程度的缺血性肾实质损害和小管间质病变。

(二) 鉴别诊断

高血压引起的肾脏损害与原发性肾脏疾病引起的高血压在临床上有时很难鉴别，鉴别诊断思路如下：若先出现高血压，数年后出现微量白蛋白尿等尿检异常，应考虑高血压肾损害；若先出现尿检异常，其后出现高血压，要考虑原发性肾脏疾病；若首次就诊同时发现高血压和尿检异常，需排除原发性肾脏疾病可能。此外，高血压肾损害临床诊断需除外肾动脉粥样硬化、肾小动脉胆固醇栓塞、尿酸性肾病、肾小球肾炎、遗传或先天性肾脏病及其他系统疾病导致的肾损害，必要时需通过肾脏活检病理进行鉴别诊断。

四、治疗

1. 治疗原则

中医治疗当以补虚为主，兼以活血化瘀、清热解毒为法。

2. 辨证施治

(1) 肝肾阴虚

临床表现：眩晕耳鸣，失眠多梦，头痛头晕，五心烦热，潮热盗汗，腰膝酸软，咽干颧红，溲黄便干，舌红少苔，脉沉细。

治法：滋补肝肾。

方药：杞菊地黄汤加味(出自《医级宝鉴》)。

参考处方：枸杞子 10g，菊花 10g，熟地黄 20g，山茱萸 10g，牡丹皮 10g，山药 15g，茯苓 10g，泽泻 10g。

方中枸杞补益肝肾，熟地黄滋肾填精，辅以山茱萸滋养肝肾而固肾气，山药健脾益胃助消化，佐以泽泻淡泄肾浊，茯苓渗利脾湿，丹皮凉泄肝火。方中诸药以补为主，以泻为次相辅相成。

临床应用：头晕明显可加天麻、钩藤、白蒺藜以平肝潜阳；大便干结加肉苁蓉、火麻仁、玉竹以润肠通便。

(2) 脾肾阳虚

临床表现：少气乏力，畏寒肢冷，气短懒言，纳少腹胀，浮肿，腰膝酸软，腰部发冷，便溏，舌淡有齿痕，脉象沉弱。

治法：温肾健脾，行气利水。

方药：实脾饮加减(出自《济生方》)。

参考处方：白术15g，厚朴10g，木瓜10g，木香10g，草果10g，大腹子5g，茯苓15g，干姜10g，制附子(先煎)10g，炙甘草10g，生姜3片，大枣3枚。

方中干姜振奋脾阳、温化水湿，附子辛热，温肾助阳，二味同用，温养脾肾、扶阳抑阴；白术、茯苓健脾和中，渗湿利水；木瓜祛湿利水，使木不克土而肝和，配伍厚朴宽肠降逆；木香调理脾胃之滞气；大腹子行气之中兼能利水消肿；草果辛热燥烈之性较强，善治湿郁伏邪，生姜、大枣益脾和中。诸药相伍，共奏温脾暖肾、行气利水之功。

临床应用：腹胀大，小便短少，加桂枝、猪苓以通阳化气行水；纳食减少，加砂仁、陈皮、紫苏梗以运脾利气。

(3) 瘀血阻络

临床表现：小腹胀满疼痛，头痛，肢体麻木疼痛，面色暗，肌肤甲错，舌紫暗，或有瘀点，脉涩。

治法：活血化瘀，通络散结。

方药：代抵挡丸加减(出自《证治准绳·类方》)。

参考处方：穿山甲(先煎)12g，桃仁15g，当归15g，生地12g，生大黄(后下)6g，芒硝6g等。

方中穿山甲破血逐瘀，主逐恶血瘀癥；桃仁、当归、生地活血祛瘀；大黄、芒硝下瘀泻热。

临床应用：瘀血较重，可加红花、川牛膝；若病久气血两虚、面色不华，可加黄芪、丹参。

(4) 湿毒蕴结

临床表现：头重如裹，尿少色赤，可见泡沫，眼睑浮肿，皮肤疮疡肿痛，或恶风发热，口干口苦，舌质红，苔薄黄或黄腻，脉滑数。

治法：清热解毒，化湿消肿。

方药：麻黄连翘赤小豆汤合五味消毒饮加减(麻黄连翘赤小豆汤出自《伤寒论》，五味消毒饮出自《医宗金鉴》)。

参考处方：麻黄6g，连翘9g，杏仁9g，赤小豆30g，大枣10g，桑白皮10g，生姜6g，炙甘草6g，金银花15g，野菊花6g，紫背天葵6g。

方中麻黄、杏仁、生姜辛温宣发、解表散邪；金银花、紫背天葵、野菊花清热解毒散结；连翘、桑白皮、赤小豆旨在苦寒清热解毒；甘草、大枣甘平和中。全方共奏辛温解表散邪、解热祛湿之效。

临床应用：脓毒重者，可加蒲公英、紫花地丁；水肿重者加茯苓皮、猪苓、泽泻；

皮肤溃烂者加苦参、土茯苓；大便不通者加生大黄、芒硝。

第四节　乙肝相关性肾炎

乙型肝炎病毒 (viral hepatitis type B，HBV) 相关肾炎简称乙肝相关性肾炎，是乙肝病毒感染人体后，机体发生免疫反应，产生免疫复合物，免疫复合物损伤肾小球，或病毒直接侵袭肾组织而引起的肾炎。感染乙肝病毒是乙肝相关性肾炎的主要危险因素。据数据统计，20 世纪 90 年代，我国 HBV 的感染率为 10%～30%。据 2016 年 HBV 流行病学的一篇研究介绍，2016 年，我国的 HBV 感染及流行率为 6.1%。乙肝相关性肾炎的预后与其病理类型有关，多数良好，若为膜性肾病，自发缓解率可达 50% 以上，但部分成年患者也可发展为终末期肾功能不全，系膜增生性肾小球肾炎、系膜毛细血管性肾炎。

一、病因病机

HBV 相关肾炎的病因与感染乙型肝炎病毒相关，目前发现的 HBV 相关肾炎发病机制有如下几种。

（一）免疫复合物形成

包括上皮下免疫复合物、循环免疫复合物；如 HBeAg 穿过基膜，与上皮下的抗体结合，形成上皮下免疫复合物导致肾小球肾炎、HBV 抗原抗体结合的循环免疫复合物沉淀与肾小球毛细血管袢内，激活补体，造成免疫损伤。

（二）自身免疫损伤

HBV 患者体内可检出多种自身抗体，同时有血清 C3 下降，循环免疫复合物增多等免疫学异常表现。

（三）病毒直接感染肾脏组织

HBV 除了感染肝细胞外，还能感染肾脏组织。运用现代分子生物学技术已发现肾脏组织中有 HBV-DNA 存在。

根据临床特点，本病属于中医学“水肿”“胁痛”“尿血”“尿浊”“虚劳”等范畴。病因主要与饮食不节、感染湿热邪毒、机体正气不足有关，病机乃本虚标实、虚实夹杂，其病位在肝、脾、肾，以正气亏虚为本，湿热疫毒侵袭为标；湿热邪毒侵袭于肝，传之于肾，困阻于脾，导致肾失封藏，肝失疏泄，脾失健运，湿热邪毒初阻碍气机，久之形成瘀血，继而瘀毒夹杂蔓延脏腑经络。出现精微失藏、水液失运之蛋白尿、血尿和水肿等症状。

二、诊断

(1) 血清 HBV 抗原阳性。

(2) 患肾小球肾炎，并排除狼疮等继发性肾小球疾病。

(3) 肾活检组织上找到 HBV 抗原。其中第 3 点为诊断必备条件。

三、辨证论治

目前临床指南推荐的治疗方案如下。

(1) 改善生活方式，合理使用 ACEI、ARB 降压药物控制血压及尿蛋白，表现为肾病综合征者，给予优质蛋白、低盐饮食，利尿剂控制水肿等对症治疗。

(2) 抗病毒治疗。

(3) 表现为肾病综合征，同时抗病毒治疗提示病毒复制阴性，而肾内表现不缓解的情况下，谨慎使用糖皮质激素。

(4) 免疫抑制剂治疗。长期使用免疫抑制剂、糖皮质激素会产生一系列的副作用，而中西医结合治疗 HBV 相关肾炎展示出了中医的特色以及很好的疗效。

笔者长期从事肾脏病的诊治，对治疗 HBV 相关肾炎有着丰富的经验，认为本病的主要病理因素是湿热邪毒。湿热毒邪首犯太阴，从上焦或中焦下传下焦，从气分深入血分，初则阻碍气机，久之形成瘀血。最终瘀毒夹杂蔓延脏腑经络，使病情深痼难去。本病病位在肝脾肾三脏，病性属本虚标实，湿热邪毒始终贯穿于疾病的整个过程。湿热蕴结，留滞中焦，熏蒸肝胆；流注下焦，壅滞肾脉，热蒸瘀阻，瘀血内生，湿热伤阴，煎熬阴液，加重阴液亏虚；本虚主要为肝肾不足，脾气不充。《灵枢·本脏》所谓“脾坚则脏安难伤”，若正气虚损不甚，则邪气不致内传下焦；若脾气素来虚弱，则肝木来犯，横克脾土，夹湿热毒邪作乱，加重病情。临床上正虚与邪实二者互为因果，影响本病的发生、发展、变化与转归。笔者认为，治疗 HBV 相关肾炎时应充分发挥中医的整体观，从复杂的虚实夹杂证候中抽丝剥茧，抓住主导病机，又要处理好补虚与祛邪的关系，攻伐邪气之时，也要时时顾护正气。乙肝相关性肾炎的中医辨证，主要可以分为以下 5 个证型。

(一) 脾虚肝郁，湿热内蕴证

1. 主症

胁肋胀闷疼痛，身体困重，下肢水肿，纳呆，小便泡沫，舌红苔黄腻，脉滑数或弦数。

2. 治法

疏肝醒脾，清热利湿。

3. 方药

越鞠丸（《丹溪心法》）合龙胆泻肝汤（《医方集解》）加减，药用龙胆草 6g，黄芩 6g，柴胡 6g，生地黄 15g，车前子（布包）15g，通草 6g，当归 6g，栀子 6g，神曲 6g，白扁豆 15g，茯神 15g，明党参 15g，苍术 9g，香附 6g，甘草 3g。

若热重者，加白花蛇舌草 15g、鱼腥草 15g，湿重者，加藿香 6g、草豆蔻 6g，去茯神加土茯苓 15g；若身目发黄者，加虎杖 10g、郁金 10g、金钱草 20g；若脾虚气陷者，可加黄芪 15g、白术 6g。

（二）气阴两虚，湿浊内困证

1. 主症

面色无华，少气乏力，身体困重，下肢水肿，手足心热，舌红少苔，脉细数。

2. 治法

利湿祛浊，益气养阴。

3. 方药

清心莲子饮（《太平惠民和剂局方》）合碧玉散（《外科证治全书》）加减，药用碧玉散18g，石莲子（杵）15g，太子参15g，地骨皮15g，银柴胡15g，土茯苓15g，生黄芪15g，麦冬15g，车前草15g，山药30g，赤芍15g，白芍15g。

若湿浊兼肝胆郁热者，加郁金10g、栀子6g；若见骨蒸潮热者，可加青蒿10g、鳖甲（先煎）15g；若少气乏力，太子参可易为党参。

（三）脾肾阳虚，水湿内停证

1. 主症

面水肿，按之凹陷不起，脘腹胀闷，纳少便溏，腰膝酸软，神疲肢冷，面色苍白，小便短少，舌质淡胖，苔白，脉沉细无力。

2. 治法

温肾健脾，化气利水。

3. 方药

真武汤（《伤寒论》）加减，药用炮附子（先煎）9g，茯苓12g，白术9g，生姜3片，白芍12g，黄芪15g，防己12g，甘草6g。

若畏冷怕寒，四肢不温者，加干姜6g、肉桂3g；若水肿甚，小便不利者，加车前子（布包）15g、猪苓15g、泽泻15g、木瓜15g；若腹胀腹水者，选实脾饮（《济生方》）加减。

（四）肝肾阴虚，湿热内伏证

1. 主症

胁肋隐痛，遇劳加重，腰膝酸痛，两目干涩，口燥咽干，失眠多梦，或五心烦热，舌红，少苔，脉细数。

2. 治法

滋补肝肾。

3. 方药

一贯煎（《续名医类案》）加减，药用生地黄15g，北沙参15g，枸杞子15g，麦冬15g，当归6g，川楝子15g，六月雪15g，大黄3g，黄芪15g，茵陈蒿15g，赤白芍15g。

若胁痛甚者，加蒲黄15g、延胡6g、五灵脂6g；若腰膝酸痛者，加杜仲10g、续断10g、补骨脂10g。

（五）气滞血瘀，湿困少阳证

1. 主症

久病不愈，口苦，口干，恶心欲呕，头胀而痛，胁肋隐痛，面色黧黑，形体消瘦，腰痛乏力，甚则腹胀如鼓，小便色红或夹泡沫，舌紫暗或有瘀，脉细涩。

2. 治法

祛瘀养血，升阳除湿。

3. 方药

桃红四物汤（《医宗金鉴》）加减，药用当归 10g，生地黄 15g，桃仁 9g，红花 6g，川芎 6g，赤芍 15g，白芍 15g，益母草 15g，豨莶草 15g，生黄芪 15g，白术 10g，陈皮 6g，炙甘草 3g。

若胁痛甚者，加柴胡 10g、蒲黄 15g、延胡 10g、五灵脂 10g；若血瘀重者，加路路通 10g、川牛膝 12g、三棱 10g、莪术 10g。

第五节　狼疮性肾炎

一、概述

狼疮性肾炎 (Lupus Nephritis，LN) 是系统性红斑狼疮 (Systemic lupus erythematosus，SLE) 累及肾脏所引起的一种免疫复合物性肾炎，临床上常出现蛋白尿、血尿、管型尿、肾性高血压、肾功能衰竭等表现。流行病学调查显示，SLE 病人 LN 发生率约 38%，不同国家或种族发生率不同，白人约 12%～33%，非洲裔美国人约 40%～69%，西班牙裔人约 36%～61%，亚洲人约 47%～53%。中医学中对于 LN 的类似病证描述，见于“阴阳毒”“温毒发斑”“水肿”“虚劳”等病证中。

二、病因病机

对于本病的病因病机，目前普遍认为其发病与先天禀赋不足、肝肾亏损有关，气阴两虚，正不胜邪，邪毒乘虚浸淫筋骨经络，流窜脏腑，导致热毒灼炽、津液耗伤、血脉凝滞、湿浊不化、气血失调、损害肾脏而发病，故热、毒、湿、瘀是其病理变化的关键因素。

1. 病因

(1) 先天禀赋不足：本病病位在肾，肾虚是 LN 发病的内在因素。肾为先天之本，肾精亏虚是疾病发生的重要内因。

(2) 六淫疫疠之邪侵袭：先天不足，复感外邪，脾失健运，水湿内停，先天之本、后天之本均受累，发为 LN。包括病毒感染、阳光或紫外线照射、某些药物或激素的刺激，引起体内细胞和体液免疫功能的紊乱。

(3) 生活调适失宜：如酒色、情欲、劳欲伤身，致脏腑气虚，祛邪无力。

(4) 情志失调：长期喜怒无常、情志失调，可导致肝肾阴虚，肝阳上亢，久则伤肾，加速肾衰。

(5) 饮食失节：饮食肥甘厚腻、嗜食辛辣咸香，包括过食海鲜、热带水果等易过敏食物。饮食中多包含较高的蛋白、钠盐、钾离子、嘌呤等物质，容易诱发或加重各种肾病进展。

2. 病机

本病的病机，多由于人体正气不足、气血阴阳失调、热毒邪气乘虚而入、燔灼营阴、内侵及肾、阴精受损、瘀阻血脉肾络所致。本病的病机本虚标实，虚实错杂，以肾阴亏虚为本，热毒血瘀为标，后期可出现气阴两虚、脾肾阳虚。阴虚热毒血瘀是病机关键。

三、临床表现

LN 症状多样，可分为全身损害和肾脏损害两个方面。

(一) 全身损害

1. 一般症状

病人常常出现发热、疲乏、体重下降等症状，多为狼疮活动的先兆。

2. 皮肤和黏膜

SLE 特征性的改变是在鼻梁和双颧颊部呈蝶形分布的红斑，皮肤损害则包括光敏感、脱发、手足掌面和甲周红斑、盘状红斑、结节性红斑、脂膜炎、网状青斑和雷诺现象等。SLE 皮疹无明显瘙痒，明显瘙痒则提示过敏。此外，还常常可见口腔溃疡或黏膜糜烂。

3. 关节和骨骼肌肉

大约 95% 的 SLE 病人可出现关节疼痛和关节炎，常见于四肢小关节，以游走性关节痛较为常见，也有表现为典型关节炎者，疼痛、肿胀，但通常不引起骨质破坏。此外，病人常有肌痛和肌炎，偶有报告并发重症肌无力。

4. 血液系统损害

血液系统受损常表现为贫血、白细胞增多或减少和血小板减少。贫血程度与病程长短和病情的严重程度有关，多数病人为轻至中度贫血，少数为重度贫血。以血小板减少性紫癜为首发症状的，易误诊为特发性血小板减少性紫癜 (ITP)。白细胞减少主要表现为粒细胞及淋巴细胞减少。

5. 神经系统表现

轻者仅有偏头痛、性格改变、记忆力减退或轻度认知障碍；重者可表现为脑血管意外、昏迷、癫痫持续状态等。中枢神经系统表现包括无菌性脑膜炎、脑血管病、脱髓鞘综合征、头痛、运动障碍、脊髓病、癫痫发作、急性精神错乱、焦虑、认知障碍、情绪失调、精神障碍；周围神经系统表现包括格林－巴利综合征、自主神经系统功能紊乱、单神经病变、重症肌无力、脑神经病变、神经丛病变、多发性神经病变等。横贯性脊髓炎在 SLE 不多见，一旦发生横贯性脊髓炎，应尽早积极治疗，否则造成不可逆的损伤。横贯性脊髓炎表现为下肢瘫痪或无力伴有病理征阳性，脊髓的磁共振 (MRI) 检查可明确诊断。

6. 心脏表现

心包炎是 SLE 病人最常见的心脏异常，此外心肌炎、心瓣膜疾病、心脏传导系统疾病、冠脉血管疾病也均可发生。心包炎的并发症，例如心脏压塞、缩窄性心包炎、化脓性心包炎较罕见。心包积液通常与疾病活动有关。SLE 病人心包炎中的心包积液为典型的炎性渗出液，中性粒细胞占主导，但组织学常表现为单核细胞、纤维蛋白样物质及免疫复合物沉积。有时在心包积液中也可检测到自身抗体。

SLE 相关心肌炎较少见，常出现在使用皮质醇的病人。SLE 病人也可出现心瓣膜解剖或功能的异常，如 Libman-Sacks 心内膜炎。Libman-Sacks 可累及心脏的任何一个瓣膜，但二尖瓣最常受累。其他 SLE 相关的瓣膜疾病包括瓣膜炎、主动脉瓣关闭不全、主动脉狭窄、二尖瓣关闭不全。临床上瓣膜增厚及反流较疣状心内膜炎更常见。

7. 肺部表现

SLE 的肺受累可表现为：肺部感染、胸膜炎、急性狼疮性肺炎、肺泡出血、急性可逆性低氧血症、慢性间质性肺炎 (纤维化)、阻塞性细支气管炎伴机化性肺炎、呼吸肌无力、肺动脉高压、肺血栓栓塞、阻塞性肺病以及上呼吸道功能障碍等。SLE 肺部受累多数较轻，常出现胸膜炎，如合并胸腔积液，其性质为渗出液。SLE 肺实质浸润的放射学特征是阴影分布较广、易变，与同等程度 X 线表现的感染性肺炎相比，SLE 肺损害的咳嗽症状相对较轻，痰量较少，一般不咳黄色黏稠痰，如果 SLE 病人出现明显的咳嗽、黏稠痰或黄痰，提示呼吸道细菌性感染。结核感染在 SLE 表现常呈不典型性，在持续性发热的病人，应警惕血型播散性粟粒性肺结核的可能。SLE 所引起的肺间质性病变主要是处于急性和亚急性期的肺间质毛玻璃样改变和慢性肺间质纤维化，表现为活动后气促、干咳、低氧血症，肺功能检查常显示弥散功能下降。SLE 还可出现肺动脉高压、肺梗死、肺萎缩综合征。后者表现为肺容积的缩小、横膈上抬、盘状肺不张、呼吸肌功能障碍，而无肺实质、肺血管的受累，也无全身性肌无力、肌炎、血管炎的表现。

8. 消化系统表现

可表现为急性胃肠炎、肝损害、胰腺炎、肠梗阻和肠系膜血管炎。病人常出现恶心、呕吐、腹痛、腹泻或便秘，其中以腹泻较为常见。大多数经给予足量激素、免疫抑制剂治疗后均可缓解，但也有重症 SLE 合并肠系膜血管炎激素、免疫抑制剂冲击治疗效果差，不能控制疾病进展。消化系统受累病人多为疾病活动期，血沉等炎症指标增快为其临床特点。

9. 其他表现

SLE 病人还可出现眼部受累，包括结膜炎、葡萄膜炎、眼底改变、视神经病变等。眼底改变包括出血、视盘水肿、视网膜渗出等。视神经病变可以导致突然失明。此外，SLE 还可伴有干燥综合征，表现为口干、眼干，常有血清抗 SSA、抗 SSB 抗体阳性。少数病人还可伴有自身免疫性甲状腺病（桥本甲状腺炎）。部分病人还可出现局部或全身性淋巴结肿大。

（二）肾脏损害

几乎所有的SLE病人均有肾损害发生。LN病变可累及肾小球、肾小管和肾间质。临床上以不同程度的蛋白尿、血尿（肉眼血尿或镜下血尿）为多见。不少病人伴有各种管型尿。根据病理类型的不同，临床上可无症状或症状轻微，也可以表现为慢性肾炎或肾病综合征。急性起病者的临床表现类似急性肾炎，可伴肾功能损害。部分病例起病急骤，肾功能急剧恶化，短期内进展为肾功能衰竭，临床上呈急进性肾炎。也有部分病例起病时可无肾功能损害，尿改变也不显著，但经过几年逐渐发展为慢性肾衰竭。大约有半数病人病理证实有间质和小管病变。临床上病人可有低分子蛋白尿、低比重尿、糖尿或肾小管性酸中毒。

四、诊断与鉴别诊断

（一）诊断要点

1. 中医辨证要点

首先，需辨本证与兼证。本证有热毒炽盛、肝肾阴虚、气阴两虚、脾肾气虚、脾肾阳虚、风湿内扰；兼证有血瘀、湿热。其次，需辨虚实。虚证有肝、脾、肾之阴阳亏虚，实证有热毒、风湿、血瘀、湿热等。

2. 西医诊断要点（参照美国风湿病学会1997年推荐的诊断标准制定）

(1) 诊断要点

①颊部红斑。

②盘状红斑。

③光敏感。

④口腔溃疡。

⑤多发性关节炎。

⑥浆膜炎（胸膜炎或心包炎）。

⑦肾脏病变：持续性尿蛋白＞0.5g/24h，细胞管型尿。

⑧神经病变：癫痫发作或精神病。

⑨血液学疾病：溶血性贫血，或白细胞减少，或淋巴细胞减少，或血小板减少并2次以上。

⑩免疫学异常：抗dsDNA抗体阳性，或抗Sm抗体阳性，或抗磷脂抗体阳性（包括抗心磷脂抗体，或狼疮抗凝物，或至少持续6个月梅毒血清试验假阳性，三者中具备一项阳性）。

上述10项指标中有4项符合，同时具备第7项者，即可诊断为LN。

(2) LN病理分型（参照2003年国际肾脏病学会ISN/RPS分型标准，见表5-1）：LN病理改变分为6型。Ⅰ型：轻微性LN；Ⅱ型：系膜增生性LN；Ⅲ型：局灶性LN（伴轻或中度系膜病变）；Ⅳ型：弥漫节段性和球性LN；Ⅴ型：膜性LN；Ⅵ型：严重硬化性LN。

表5-1 狼疮性肾炎(LN)的肾脏病理学分型(ISN/RPS，2003)

型别	病理表现
Ⅰ型	轻微系膜性LN：光镜下肾小球正常，但荧光和（或）电镜显示免疫复合物存在
Ⅱ型	系膜增生性LN：光镜下可见单纯系膜细胞不同程度的增生或伴有系膜基质增宽及系膜区免疫复合物沉积；荧光和电镜下可有少量的上皮下或内皮下免疫复合物伴同沉积
Ⅲ型	局灶性LN：活动性或非活动性病变，呈局灶性（受累肾小球少于全部的50%）及节段性或球性的肾小球毛细血管内增生、膜增生和中重度系膜增生，或伴有新月体性形成，典型的局灶性的内皮下免疫复合物沉积，伴有或无系膜病变 A、活动性病变：局灶增生性LN A/C、活动性和慢性病变：局灶增生和硬化性LN C、慢性非活动性病变伴有肾小球硬化：局灶硬化性LN ·应注明活动性和硬化性病变的肾小球比例 ·应注明肾小管萎缩、肾间质细胞浸润和纤维化、肾血管硬化和其他血管病变的严重程度（轻度、中度和重度）和比例
Ⅳ型	弥漫性LN：活动性或非活动性病变，呈弥漫性（受累肾小球超过全部的50%）、节段性或球性的肾小球毛细血管内增生、膜增生和中重度系膜增生，或呈新月体性GN，典型的弥漫性内皮下免疫复合物沉积，伴有或无系膜病变。又分两种亚型： （Ⅳ-S)LN：即受累肾小球超过50%，并呈节段性病变：（Ⅴ-G)LN：即受累的肾小球超过50%，若球性病变出现弥漫性白金耳样病变时，即使轻度或无细胞增生的LN，也归入Ⅳ型弥漫性LN Ⅳ-S(A)，活动性病变：弥漫性节段性增生性LN Ⅳ-G(A)，活动性病变：弥漫性球性增生性LN Ⅳ-S(A/C)，活动性和慢性病变：弥漫性节段性增生和硬化性LN Ⅳ-G(A/C)，活动性和慢性病变：弥漫性球性增生和硬化性LN Ⅳ-S(C)，慢性非活动性病变伴有硬化，弥漫性节段性硬化性LN Ⅳ-G(C)，慢性非活动性病变伴有硬化：弥漫性球性硬化性LN ·应注明活动性和硬化性病变的肾小球比例 ·应注明肾小管萎缩、肾间质细胞浸润和纤维化、肾血管硬化和其他血管病变的严重程度（轻度、中度和重度）和比例
Ⅴ型	膜性LN：肾小球基膜弥漫增厚，可见球性或节段性上皮下免疫复合物沉积，伴有或无系膜病变，Ⅴ型膜性LN可合并Ⅲ型或Ⅴ型病变，这时应做出复合性诊断，如Ⅲ＋Ⅴ，Ⅳ＋Ⅴ等，并可进展为Ⅴ型硬化性LN
Ⅵ型	严重硬化性LN：超过90%的肾小球呈现球性硬化，再有活动性病变

（二）鉴别诊断

需排除原发性肾小球肾炎及其他继发性肾小球肾炎，包括伴有皮肤紫癜的肾炎（过敏性紫癜性肾炎、血栓性血小板减少性紫癜性肾炎）、混合性结缔组织病、系统性硬皮病、皮肌炎、药物引起的红斑狼疮、部分乙型肝炎病毒相关性肾炎、感染性心内膜炎等。

五、治疗

1. 治疗原则

狼疮性肾炎总属本虚标实之证，本虚主要是脾肾、气阴两虚，标实以热毒、湿热、瘀血等为主。治疗应以扶正祛邪为主要原则，缓则治其本，急则治其标。扶正以健脾益肾、益气养阴为大法，祛邪以清热解毒、凉血活血为基本治法。

2. 辨证施治

(1) 本证

①热毒炽盛

临床表现：起病急骤，持续发热，甚者高热，面颊红斑，尿短赤。口渴，烦躁，关节疼痛，神昏谵语。舌质红绛，苔黄略干，脉弦数或洪数。

治法：清热解毒利湿。

方药：黄连温胆汤、犀角地黄汤加减（黄连温胆汤出自《六因条辨》，犀角地黄汤出自《外台秘要》）。

参考处方：黄连 3g，黄芩 10g，栀子 10g，水牛角 20g，生地黄 20g，丹皮 10g，赤芍 10g，银花 15g，白花蛇舌草 30g，半枝莲 15g，连翘 10g，泽兰 15g。

方中水牛角凉血清心解毒；甘苦寒之生地凉血滋阴生津；赤芍、丹皮清热凉血、活血散瘀；黄连、黄芩、栀子清热解毒。

临床应用：如血尿明显用白茅根 30g、藕节炭 15g、地榆 15g、大小蓟各 10g 凉血止血，或可加用侧柏叶、大黄炭、血余炭等止血药物。浮肿甚者加茯苓皮 15g、冬瓜皮 15g。

②肝肾阴虚

临床表现：腰膝酸软，头晕脱发，乏力口干，面部红斑色泽不鲜。乏力，耳鸣目涩，关节肌肉隐痛。舌质红，少苔或苔剥脱，脉沉细数。

治法：滋补肝肾。

方药：二至丸合杞菊地黄丸加减（二至丸出自《医便》，杞菊地黄丸出自《医级宝鉴》）。

参考处方：女贞子 15g，墨旱莲 15g，枸杞子 15g，菊花 10g，熟地黄 15g，山茱萸 15g，山药 15g，泽泻 10g，茯苓 30g，丹皮 10g，白芍 10g。

方中女贞子、墨旱莲补益肝肾，熟地黄滋肾填精，山茱萸、枸杞滋养肝肾而固肾气，山药健脾益胃助消化，佐以泽泻淡泄肾浊，茯苓渗利脾湿，白芍养血柔肝，丹皮、菊花凉泻肝火。

临床应用：虚阳上亢明显时改用大补阴丸，药用黄柏、知母、熟地黄、龟甲等。若有肝阳上亢、血压升高表现，加用钩藤、白蒺藜、怀牛膝、磁石、龙骨等平肝潜阳。兼有血尿时忌见血止血，否则易致瘀血，治宜固本滋阴，常用何首乌、女贞子、墨旱莲等凉而不寒、滋而不腻之品。阴虚生内热，或肾亏相火旺者，加用知母、生地黄、黄柏、栀子等折火热之势，通利则用车前草、白茅根、泽泻等，利而不伤正。

③气阴两虚

临床表现：腰酸乏力，眩晕耳鸣，手足心热。自汗或盗汗，心悸。舌质红，少苔或苔薄，脉数或细弱。

治法：益气养阴。

方药：参芪地黄汤或大补元煎加减(参芪地黄汤出自《杂病源流犀烛》，大补元煎出自《景岳全书》)。

参考处方：太子参15g，黄芪30g，生地黄15g，山药15g，山茱萸15g，丹皮15g，泽泻15g，茯苓30g，枸杞子15g，当归15g，杜仲20g，炙甘草4g。

太子参、黄芪健脾益气；生地黄、杜仲滋肾填精，辅以枸杞子、山茱萸滋养肝肾而固肾气；山药健脾益胃助消化，佐以泽泻淡泄肾浊；茯苓渗利脾湿；丹皮、当归凉血活血；炙甘草调和诸药。

临床应用：气阴两虚，水湿逗留，补气药应重用党参或太子参、黄芪，滋阴药则不宜厚味，补气而不伤阴，滋阴而不恋邪。滋阴药和补气药的用药比例是本证治疗的关键。疾病经激素治疗后，或脾肾气虚、阳虚证水肿消退后，或肝肾阴虚久用滋阴药后，最常出现本证，同时易与水湿、湿热、瘀血等证兼夹，此时宜益气养阴、清利和络，药用生黄芪、太子参、怀山药、墨旱莲、枸杞子、车前子、生苡仁、益母草等。

④脾肾气虚

临床表现：乏力倦怠，腰膝酸软，颜面及下肢浮肿，重者全身浮肿，纳少腹胀。面色不华，便溏尿少。舌淡有齿痕，苔白，脉沉细。

治法：补肾益气。

方药：金匮肾气丸合香砂六君子汤加减(金匮肾气丸出自《金匮要略》，香砂六君子汤出自《古今名医方论》)。

参考处方：生黄芪30g，党参15g，炒白术15g，怀山药15g，山茱萸10g，泽泻15g，木香6g，砂仁6g。

方中黄芪、党参补气，山茱萸滋养肝肾而固肾气，山药健脾益胃助消化，佐以泽泻淡泄肾浊，白术、砂仁健脾利湿，木香行气。

临床应用：腰膝酸软加桑寄生15g、杜仲20g、川续断15g；水肿加用猪苓15g、车前草15g、防己15g，还可加用益母草，加强活血利水之力。脘腹胀满、恶心呕吐者加半夏10g、苏梗10g、大腹皮20g、厚朴6g。

⑤脾肾阳虚

临床表现：面浮肢肿，甚至全身浮肿，畏寒肢冷，神疲乏力，腰膝酸冷。面色无华，便溏尿少，恶心呕吐。舌淡胖，苔白，脉沉细弱。

治法：温补脾肾，通阳利水。

方药：真武汤合实脾饮加减(真武汤出自《伤寒论》，实脾饮出自《济生方》)。

参考处方：茯苓30g，白芍10g，白术10g，附子10g，生姜皮20g，厚朴10g，木瓜10g，木香10g，草果仁15g，大腹皮20g，干姜5g，甘草4g。

方中附子、干姜温肾助阳，以化气行水、兼暖脾土，以温运水湿；茯苓、白术健脾利湿，生姜皮利水消肿，大腹皮行气利水，木香、厚朴行气。

临床应用：本证为阴水重症，阳虚阴盛，本虚标实，必须温补和利水药物同用。温补脾肾药物除附子、干姜外，还可选用仙茅、淫羊藿、巴戟天等温润之品，少用鹿角片、鹿茸、牛鞭等温燥昂贵之品。

⑥风湿内扰

临床表现：四肢关节疼痛，或肿胀，或痛无定处。周身皮疹时现。病情在原稳定的基础上突然加重。

治法：祛风除湿。

方药：防己黄芪汤、越婢加术汤加减(防己黄芪汤出自《金匮要略》，越婢加术汤出自《金匮要略》)。

参考处方：防己10g，黄芪30g，甘草5g，白术15g，生麻黄3g，生石膏10g，生姜5g，大枣10g，羌独活各10g，桑寄生15g，茯苓30g。

方中黄芪益气固表，防己祛风行水，二者相合，益气祛风除湿；白术、茯苓补气健脾祛湿；麻黄宣肺解表利水；石膏清肺胃之热；桑寄生补肝肾同时与羌独活祛风除湿。

临床应用：如身寒肢冷，脉沉迟者，可加附子、干姜以温经散寒。如水湿困阻阳气，心阳不振，水气上逆凌心，导致心悸不安、胸闷发绀，可用真武汤加减。

(2) 兼证

①血瘀

临床表现：腰痛固定或呈刺痛，尿血，皮下紫斑或瘀点，肌肤甲错，或肢体麻木，面色黧黑或晦暗，舌质青紫或舌有瘀点、瘀斑，脉细涩。

治法：益肾和络。

方药：桃红四物汤加减(出自《医宗金鉴》)。

参考处方：当归15g，赤芍10g，生地黄15g，川芎10g，桃仁10g，红花10g。

方中以破血之品桃仁、红花为主，配以生地、当归滋阴养血，芍药补血和营，川芎调畅气血。

临床应用：配伍上需注意要配伍补气药，“气行血行”，常加用生黄芪、潞党参。同时还要选用活血利水双重作用的药物，如益母草、马鞭草、川牛膝、泽兰等。血瘀重症可选用虫类药，如水蛭、土鳖虫、蜈蚣、全蝎等。

②湿热

临床表现：口黏口苦，尿少色赤，大便不爽，舌质红，苔黄腻，脉滑数。

治法：清热利湿。

方药：猪苓汤加减(出自《伤寒论》)。

参考处方：赤小豆30g，泽泻15g，薏苡仁15g，土茯苓30g，车前草15g，白术10g，冬瓜皮15g，猪苓30g，玉米须30g。

方中猪苓归肾、膀胱经，淡渗利水；泽泻性寒，兼可清热，薏苡仁、白术、赤小豆健脾以助运湿；土茯苓解毒渗湿，冬瓜皮、车前草、玉米须清热利湿。

临床应用：蛋白尿明显时加用黄柏10g、苍术15g。口干咽痛加用连翘10g、玄参15g。

第六章　血液透析

第一节　概　述

一、定义及概述

血液透析 (hemodialysis，HD) 采用弥散和对流原理清除血液中代谢废物、有害物质和过多水分，是终末期肾脏病患者最常用的肾脏替代治疗方法之一，也可用于治疗药物或毒物中毒等。

二、适应证及禁忌证

患者是否需要血液透析治疗应由有资质的肾脏专科医师决定，但患者具有最终决定权。肾脏专科医师负责患者的筛选、治疗方案的确定等。

(一) 适应证

(1) 终末期肾病

①决定是否开始透析的原则：A. 应对患者的症状、体征以及代谢异常、容量状态、营养和药物干预效果进行综合评估，决定透析开始时机。B. 肾脏专科医师应充分告知患者及其家属血液透析的必要性及其并发症的风险。患者或其家属按相关规定签署血液透析知情同意书后，才能开始血液透析治疗。

②血液透析时机：

A. 建议患者导入透析治疗指征：肾小球滤过率 (glomerular filtration rate，GFR) ＜ 15mL/(min·1.73m^2)，且出现下列临床表现之一者：a. 不能缓解的乏力、恶心、呕吐、瘙痒等尿毒症症状或营养不良；b. 难以纠正的高钾血症；c. 难以控制的进展性代谢性酸中毒；d. 难以控制的水钠潴留和高血压，合并充血性心力衰竭或急性肺水肿；e. 尿毒症性心包炎；f. 尿毒症性脑病和进展性神经病变；g. 医师认为其他需要血液透析的病因。B. 高风险患者 (合并糖尿病)，应适当提早开始透析治疗。C. 无论临床症状如何，患者 GFR ＜ 6mL/(min·1.73m^2) 应开始透析治疗。

(2) 急性肾损伤。

(3) 药物或毒物中毒。

(4) 严重水、电解质和酸碱平衡紊乱。

(5) 其他如严重高热、低体温，以及常规内科治疗无效的严重水肿、心力衰竭、肝功能衰竭等。

(二)禁忌证

无绝对禁忌证，但下列情况应慎用：

(1) 颅内出血或颅内压增高。

(2) 药物难以纠正的严重休克。

(3) 严重心肌病变并有难治性心力衰竭。

(4) 活动性出血。

(5) 精神障碍不能配合血液透析治疗。

三、血管通路的建立

临时或短期血液透析治疗的患者可以选用无隧道无涤纶套中心静脉导管作为血管通路，预计需较长时间血液透析治疗的患者应选用长期血管通路。

四、透析处方确定及调整

(一)首次透析患者(诱导透析期)

(1) 透析前应进行乙型和丙型肝炎病毒、梅毒和 HIV 的血清学指标检测，以及肺结核等呼吸道传染病检查，以决定透析治疗分区及血液透析机安排。

(2) 确定抗凝方案：

①治疗前患者凝血状态评估和抗凝药物的选择：参照“血液净化的抗凝治疗”。

②抗凝方案：A. 普通肝素：适用于无活动性出血或无出血风险、血液高凝状态的患者，一般首剂量 37.5 ～ 62.5U/kg(0.3 ～ 0.5mg/kg)，追加剂量 625 ～ 1250U/h(5 ～ 10mg/h)，间歇性静脉注射或持续性静脉输注(常用)；血液透析结束前 30 ～ 60min 停止追加。应依据患者的凝血状态个体化调整剂量。B. 低分子量肝素：适用于无活动性出血或具有潜在出血风险的患者，一般选择 60 ～ 80IU/kg，推荐在治疗前 20 ～ 30min 静脉注射，无需追加剂量。C. 局部枸橼酸抗凝：适用于活动性出血或高危出血风险的患者，枸橼酸浓度为 4%～ 46.7%，以临床常用的 4% 枸橼酸钠为例。在使用无钙透析液或置换液时 4% 枸橼酸钠 180mL/h 滤器前持续注入，控制滤器后的游离钙离子浓度 0.25 ～ 0.35mmol/L；在静脉端给予氯化钙生理盐水 (10% 氯化钙 80mL 加入到 1000mL 生理盐水中)40mL/h 或 10% 葡萄糖酸钙 25 ～ 30mL/h，控制患者体内游离钙离子浓度 1.0 ～ 1.35mmol/L；直至血液透析治疗结束。也可采用枸橼酸透析液实施。重要的是，临床应用局部枸橼酸抗凝时，需考虑患者实际血流量、并依据游离钙离子的检测相应调整枸橼酸钠(或枸橼酸透析液)和钙剂的输入速度。治疗过程中，如果管路动脉端或患者静脉采血检测的总钙 / 游离钙 (TCa/iCa) ＞ 2.5，提示机体不能及时充分代谢枸橼酸盐，应减少枸橼酸钠输入剂量或停止治疗。D. 阿加曲班：适用于活动性出血或高危出血风险、肝素类药物过敏或既往发生肝素诱导血小板减少症的患者，一般首剂量 250μg/kg、追加剂量

2μg/(kg·min)，或 2μg/(kg·min) 持续滤器前给药。应依据患者血浆活化部分凝血活酶时间 (APTT) 的监测，调整剂量。E. 无抗凝剂：适用于合并活动性出血或高危出血风险的患者，但不适用于合并血液高凝状态显著的患者。无肝素类药物禁忌的患者，治疗前给予 500U/dl(4mg/dl) 的肝素生理盐水预冲、保留灌注管路和透析器 / 滤器 20min 后，再给予生理盐水 500mL 冲洗；存在肝素类药物禁忌的患者，仅用生理盐水充分冲洗。血液净化治疗过程中每 30 ～ 60min，给予 100 ～ 200mL 生理盐水冲洗管路和透析器 / 滤器。

(3) 确定每次透析治疗时间：建议首次透析时间不超过 2 ～ 3h，以后逐渐延长每次透析时间，直至达到设定的透析时间 [每周 3 次者 4.0 ～ 4.5h/ 次；残肾功能＞ 2mL/(min·1.73m^2) 时可每周 2 次透析，5.0 ～ 5.5h/ 次，每周总治疗时间不低于 10h]。

(4) 确定血流量：首次透析血流速度宜适当减慢，可设定为 150 ～ 200mL/min。以后根据患者情况逐渐调高血流速度。

(5) 选择合适膜面积透析器 (首次透析应选择相对较小膜面积的透析器)，以减少透析失衡综合征的发生。

(6) 透析液流速：可设定为 500mL/min。通常不需调整，如首次透析中发生严重透析失衡表现，可调低透析液流速。

(7) 透析液成分：常不做特别要求，可参照透析室常规应用。临床工作中可依据患者透析前容量负荷、血压控制情况，以及血钠、血钾、血钙水平，个体化调整透析液 Na^+、K^+、Ca^{2+}的浓度。

(8) 透析液温度：常设定为 36.5℃左右，根据患者临床实际情况个体化调整。

(9) 确定透析超滤总量和速度：根据患者容量状态及心肺功能、残肾功能、血压水平等情况设定透析超滤量和超滤速度。建议每次透析超滤总量不超过体重的 5%，超滤速度不超过 0.35mL/(kg·min)。存在严重水肿、急性肺水肿等情况时，超滤速度和总量可适当提高。在 1 ～ 3 个月内逐步使患者透后体重达到“干体重”。

(10) 透析频率：诱导透析期内为避免透析失衡综合征，建议适当调高患者每周透析频率。根据患者透前残肾功能，可采取开始透析的第 1 周透析 3 ～ 5 次，以后根据治疗反应及残肾功能、机体容量状态等，逐步过渡到每周 2 ～ 3 次透析。

（二）维持透析期

维持性透析患者建立透析病历。每次透析前均应进行症状和体征评估，观察有无出血，测量体重，评估血管通路，并定期进行血生化检查及透析充分性评估，以调整透析处方。

(1) 确立抗凝方案同上。

(2) 超滤量及超滤速度设定

①干体重的设定：干体重是透析超滤能够达到最大限度体液减少，且不发生低血压时的体重，即采用血液透析缓慢超滤至出现低血压时的体重。此时患者体内基本无多余

水分潴留也不缺水，是患者感觉舒适的理想体重。由于患者营养状态等的变化会影响体重，故建议每 2 周评估 1 次干体重。

干体重的标准：A. 透析过程中无明显的低血压；B. 透析前血压得到有效控制；C. 临床无水肿表现；D. 胸部 X 线片无肺淤血征象；E. 心胸比值，男性＜ 50%，女性＜ 53%；F. 有条件者也可以应用生物电阻抗法等技术进行机体容量评估。

②每次透析前根据患者既往透析过程中血压和透析前血压情况、机体容量状况，以及透前实际体重，计算需要超滤量。建议每次透析超滤总量不超过体重的 5%。存在严重水肿、急性肺水肿等情况时，超滤速度和总量可适当提高。

③根据透析总超滤量及预计治疗时间，设定超滤速度。同时在治疗中应密切监测血压变化，避免透析中低血压等并发症发生。

(3) 透析治疗时间：依据透析治疗频率，设定透析治疗时间。建议每周 2 次透析者为 5.0 ～ 5.5h/ 次，每周 3 次者为 4.0 ～ 4.5h/ 次，每周透析时间至少 10h 以上。

(4) 透析治疗频率：一般建议每周 3 次透析。对于残肾功能较好 [残肾尿素清除率 (Kru) 在 $2mL/(min·1.73m^2)$ 以上]、尿量 200mL/d 以上且透析间期体重增长不超过 3% ～ 5%、心功能较好者，可予每周 2 次透析，但不作为常规透析方案。

(5) 血流速度每次透析时，先予 150mL/min 血流速度治疗 15min 左右，如无不适反应，调高血流速度至 200 ～ 400mL/min。要求每次透析时血流速度最低 200 ～ 250mL/min。但高龄、婴幼儿或存在严重心律失常患者，可酌情减慢血流速度，并密切监测患者治疗中生命体征变化。

(6) 透析液设定

①每次透析时要对透析液流速、透析液溶质浓度及温度进行设定。

②透析液流速：一般设定为 500mL/min。如采用高通量透析，可提高透析液流速至 800mL/min。

③透析液溶质浓度：A. 钠浓度：常为 135 ～ 140mmol/L，应根据血压控制情况选择。高血压控制不佳时可选用个体化的透析液钠浓度，通过测定患者 3 次透析前血钠水平，计算其平均血钠浓度，乘以 95% 作为透析液钠浓度；也可采用低钠透析液，但应注意肌肉抽搐、透析失衡综合征及透析中低血压或高血压发生危险；反复透析中低血压可选用较高钠浓度透析液，或透析液钠浓度由高到低的序贯钠浓度透析，但易并发口渴、透析间期体重增长过多、顽固性高血压等不良后果。B. 钾浓度：为 0 ～ 4.0mmol/L，常设定为 2.0mmol/L。对维持性透析患者，应根据患者血钾水平、存在心律失常等合并症或并发症、输血治疗、透析模式等情况，选择合适钾浓度透析液。每日透析或服用地高辛类药物者，可适当选择较高钾浓度透析液。低钾浓度透析液可引起血钾下降过快，并导致心律失常甚至心搏骤停。C. 钙浓度：常用透析液钙浓度为 1.25 ～ 1.75mmol/L。透析液钙浓度过高易引起高钙血症，并导致机体发生严重异位钙化等并发症，建议应用钙浓度 1.25 ～ 1.5mmol/L 透析液。当存在顽固性高血压、高钙血症、难以控制的继发性甲状旁腺功能亢

进时，选用钙浓度 1.25mmol/L 透析液，并建议联合应用活性维生素 D 及其类似物、磷结合剂及拟钙剂治疗；血 iPTH 水平过低时也应选用钙浓度 1.25mmol/L 透析液；当透析中反复出现低钙抽搐、血钙较低、血管反应性差导致反复透析中低血压时，可短期选用钙浓度 1.75mmol/L 透析液，但此时应密切监测血钙、血磷、血 iPTH 水平，并定期评估组织器官的钙化情况，防止出现严重骨矿物质代谢异常。

④透析液温度：为 35.5 ～ 37.5℃，常设定为 36.5℃。透析中常不对透析液温度进行调整。但如反复发作透析低血压且与血管反应性有关，可适当调低透析液温度。对于高热患者，也可适当调低透析液温度，以达到降低体温作用。

五、血液透析操作

操作前，检查并保持透析治疗区干净整洁，患者及陪护人员在候诊区等候，操作护士应洗手、戴口罩。

1. 物品准备

血液透析器、血液透析管路、内瘘患者备穿刺针、无菌治疗巾、生理盐水、碘附和棉签等消毒物品、止血带、一次性使用手套、透析液等。

2. 开机自检

(1) 检查透析机电源线连接是否正常。

(2) 打开机器电源总开关。

(3) 按照机器要求完成全部自检程序，严禁简化或跳过自检步骤。

3. 血液透析器和管路的安装

(1) 检查血液透析器及透析管路有无破损，外包装是否完好。

(2) 查看有效日期、型号。

(3) 按照无菌原则进行操作。

(4) 管路安装顺序应按照体外循环的血流方向依次安装。

4. 密闭式预冲

(1) 普通单人用血液透析机

①启动透析机血泵 80 ～ 100mL/min，用生理盐水先排净透析管路和透析器血室 (膜内) 气体。生理盐水流向为动脉端 → 透析器 → 静脉端，不得逆向预冲。

②将泵速调至 200 ～ 300mL/min，连接透析液接头与透析器旁路，排净透析器透析液室 (膜外) 气体。

③生理盐水预冲量应严格按照透析器说明书中的要求；若需要进行闭式循环或肝素生理盐水预冲，应在生理盐水预冲量达到后再进行。

④预冲生理盐水直接流入废液收集袋中，并且废液收集袋置于机器液体架上，不得低于操作者腰部以下；不建议预冲生理盐水直接流入开放式废液桶中。

⑤预冲完毕后根据医嘱设置治疗参数。

(2) 集中供透析液自动透析系统：透析液在线预冲量≥ 4000mL，透析监视装置 (血液透析机) 自动采用逆超滤，膜外、膜内、动脉端、静脉端分别预冲。

5. 建立体外循环 (上机)

透析器及管路预冲完毕，安排患者有序进入透析治疗区。

(1) 血管通路准备

①动静脉内瘘穿刺：A. 检查血管通路：有无红肿、渗血、硬结；穿刺部位清洁度；并摸清血管走向和搏动，听诊瘘体杂音。B. 选择穿刺点后，选用合规有效的消毒剂消毒皮肤，按产品使用说明书规范使用。C. 根据血管的粗细和血流量要求等选择穿刺针。D. 操作者穿刺前戴护目镜 / 防护面罩、清洁手套，阳性治疗区应穿隔离衣。E. 采用阶梯式、扣眼式等方法，以合适的角度穿刺血管。先穿刺静脉，再穿刺动脉，动脉端穿刺点距动静脉吻合口 3cm 以上、动静脉穿刺点的间距 5cm 以上为宜，固定穿刺针。根据医嘱推注首剂量抗凝剂。

②中心静脉留置导管连接：A. 准备治疗包、消毒物品和医用垃圾袋等。B. 颈部静脉置管的患者头偏向对侧，戴口罩。打开伤口敷料，观察导管皮肤入口处有无红肿和渗出、导管固定情况等，消毒导管皮肤入口周围皮肤后覆盖敷料。C. 辅助人员协助操作者打开导管敷料，分别消毒导管和导管夹子，并协助固定导管。D. 操作者打开治疗包，戴无菌手套，铺无菌治疗巾。E. 辅助人员将导管放于无菌治疗巾上。F. 操作者先检查导管夹子处于夹闭状态，再取下导管保护帽。G. 辅助人员协助消毒导管接头，并避免导管接触非无菌表面，尽可能减少在空气中暴露的时间。推荐使用无色透明，表面光滑、闭合严密、具有直通结构的无针接头，形成导管封闭系统，减少外接口频繁暴露于空气中的机会。如发现接头有裂痕和无法去除的血液残留，应立即更换。H. 用注射器回抽导管内封管液，推注在纱布上检查是否有凝血块 (推注时距纱布距离＞ 10cm)，回抽量为动、静脉管各 2mL 左右。如果导管回血不畅时，认真查找原因，严禁使用注射器用力推注导管腔。I. 根据医嘱从导管静脉端推注首剂量抗凝剂，连接体外循环。J. 医疗废物放于医疗废物桶中。

③移植物血管内瘘穿刺：A. 患者上机前清洗穿刺侧手臂，保持手臂清洁干燥。B. 检查血管通路：有无红肿、渗血、硬结，并摸清血管走向和搏动，判断血流方向。C. 使用碘附、酒精、氯己定 (洗必泰) 纱布等，采用揉搓摩擦式消毒移植血管内瘘 U 型袢皮肤，消毒面积不少于手臂 2/3。D. 选择穿刺点后，以穿刺点为中心，用消毒剂由内至外螺旋式消毒至 10cm 直径的范围，消毒 2 遍。E. 戴无菌手套，铺无菌治疗巾。F. 操作者戴护目镜 / 防护面罩进行穿刺，阳性治疗区应穿隔离衣。G. 准确判断血流方向，穿刺点距离吻合口 3cm 以上，动静脉穿刺点间距 5cm 以上，避免在血管袢的转角处穿刺。采用象限交叉阶梯式穿刺，交替更换穿刺部位，严禁扣眼式穿刺方法及同一穿刺点多次反复穿刺。以合适的角度穿刺血管，固定穿刺针。根据医嘱推注首剂量抗凝剂。

(2) 血液透析中的监测

①体外循环建立后，立即测量血压、脉搏，询问患者有无不适，详细记录在血液透析记录单上。

②二次自我查对：A. 按照体外循环血流方向的顺序，依次查对体外循环管路系统各连接处和管路开口处，未使用的管路开口应使用保护帽并夹闭管夹。B. 根据医嘱查对机器治疗参数。C. 治疗开始后，应对机器控制面板和按键部位等高频接触部位进行消毒擦拭。

③双人查对：由其他护士同时再次查对上述内容，并在治疗记录单上签字。

④血液透析治疗过程中，应至少每小时：A. 询问患者有无不适；B. 观察患者神志状态、机器压力监测及治疗参数、穿刺针及管路固定等是否正常；C. 测量生命体征，并准确记录。

⑤如果患者血压、脉搏等生命体征出现异常变化，应随时监测，必要时进行心电监护。

6. 回血下机

(1) 密闭式回血

①调整血液流量至 50 ～ 100mL/min。

②打开动脉端预冲侧管，使用生理盐水将存留在动脉侧管内的血液回输 20 ～ 30s。

③关闭血泵，靠重力将动脉端近心侧管路的血液回输入患者体内。

④夹闭动脉管路夹子和动脉穿刺针处夹子。

⑤打开血泵，用生理盐水全程回血。回血过程中，可使用双手左右转动滤器，但不得用手挤压静脉端管路。当生理盐水回输至静脉壶、安全夹自动关闭后，停止继续回血。回血过程中禁止管路从安全夹中强制取出。

⑥夹闭静脉管路夹子和静脉穿刺针处夹子。

⑦先拔出动脉端穿刺针，再拔出静脉端穿刺针，放入透析专用锐器盒或大容量锐器盒中，注意避免针刺伤和血、液体滴洒。压迫穿刺部位 2 ～ 3min，用弹力绷带或胶布加压包扎动、静脉穿刺部位。

采用中心静脉导管作为血管通路时：A. 颈部静脉置管的患者头偏向对侧，戴口罩。B. 准备冲管生理盐水或预充式导管冲洗装置。C. 辅助人员分别消毒导管、导管夹和管路接头，并固定透析动静脉管路。D. 操作者戴无菌手套，将已开包装导管保护帽，放置无菌敷料上；断开中心静脉导管动脉端与管路连接，固定导管动脉端。E. 辅助人员协助连接已抽吸生理盐水注射器；操作者打开导管夹，辅助人员脉冲式推注生理盐水或预充式导管冲洗液，弹丸式推注封管液；操作者关闭导管夹、连接导管保护帽。推荐使用预充式导管冲洗装置，减少污染及感染风险。如导管使用分隔膜接头，则螺旋断开与透析机管路连接，按规范进行分隔膜接头表面消毒后连接注射器或预充式导管冲洗装置，进行冲管封管操作。F. 回血完毕后辅助人员停止血泵，关闭管路导管夹；操作者关闭中心静脉导管静脉端导管夹，断开中心静脉导管静脉端与管路连接；进而固定导管静脉端，打开导管夹；辅助人员协助注射封管液；操作者关闭导管夹、连接导管保护帽。G.操作者用无菌敷料包扎中心静脉导管，辅助人员协助胶布固定。H.辅助人员再次消毒导管皮肤入口周围皮肤，操作者更换无菌敷料覆盖，辅助人员协助胶布固定，并注明更换时间。

⑧操作者通过机器的污水管道排空血液透析器膜内、膜外及其管路内的液体（机器具有自动废液排放功能，按照机器要求进行排空；没有自动排放功能的机器应通过透析器膜内外压力差的方式，进行人工密闭式排放），排放完毕后，将体外循环管路、滤器取下，就近放入医疗废弃物容器内，封闭转运。

⑨擦拭机器完毕后，脱手套，洗手。

⑩嘱患者平卧10～20min后：A.检查动、静脉穿刺针部位无出血或渗血后松开包扎带；B.测量生命体征；C.听诊内瘘杂音。

(2)特殊回血法：对于少部分内瘘压力过高、凝血异常、进行无抗凝剂透析等情况，可采用特殊回血方法。

①消毒用于回血的生理盐水的瓶塞和瓶口。

②插入无菌大针头，放置在机器顶部。

③调整血液流量至50～100mL/min。

④关闭血泵。

⑤夹闭动脉穿刺针夹子，拔出动脉针，按压穿刺部位2～3min，用弹力绷带或胶布加压包扎。

⑥拔出穿刺针，放入透析专用锐器盒或大容量锐器盒中，注意避免针刺伤和血液滴洒。

⑦将动脉管路与生理盐水上的无菌大针头连接，悬挂于输液架上。

⑧打开血泵，用生理盐水全程回血。

⑨夹闭静脉管路夹子和静脉穿刺针处夹子，拔出静脉针，放入透析专用锐器盒或大容量锐器盒中，注意避免针刺伤和血、液体滴洒，压迫穿刺部位2～3min，用弹力绷带或胶布加压包扎。

⑩嘱患者平卧10～20min后：A.检查动、静脉穿刺针部位无出血或渗血后松开包扎带；B.测量生命体征；C.听诊内瘘杂音。

(3)透析机自动回血：具有自动回血功能的透析机，参照透析机使用说明书操作。断开血管通路与透析管路的操作同密闭式回血。

7.透析机消毒

(1)每班次透析结束后，机器表面采用500mg/L含氯消毒剂擦拭或中高效消毒剂擦拭。

(2)机器表面若有肉眼可见污染时应立即用可吸附的材料清除污染物（血液、透析废液等），再用500mg/L含氯消毒剂擦拭机器表面或中高效消毒剂擦拭。遵循《医疗机构环境表面清洁与消毒管理规范》(WS/T512—2016)中要求的先清洁再消毒的原则。

(3) 每班次透析结束后应进行机器内部消毒，消毒方法按照说明书要求进行。

(4) 发生透析器破膜、传感器保护罩被血迹或液体污染时，立即更换透析器和传感器保护罩；若发生传感器保护罩破损，立即更换传感器保护罩，待此次治疗结束后请工程专业人员处理。

第二节　透析患者的管理及监测

加强维持性血液透析患者的管理及监测是保证透析效果、提高患者生活质量、改善患者预后的重要手段，包括建立系统完整的病历档案和透析间期患者的教育管理，定期监测、评估各种并发症和合并症情况，并作出相应处理。

一、建立系统完整的病历档案

应建立血液透析病历，记录患者原发病、并发症和合并症情况，并对每次透析中出现的不良反应、平时的药物及其他器械等治疗情况、患者的实验室和影像学检查结果进行记录。有利于医护人员全面了解患者病情，调整治疗方案，最终提高患者生活质量和长期生存率。

二、透析间期的患者管理

(1) 加强教育，选择良好的生活方式，纠正不良生活习惯。包括戒烟、戒酒、规律生活等。

(2) 饮食控制包括控制水和钠盐摄入，使透析间期体重增长不超过 5% 或每日体重增长不超过 1kg；控制饮食中磷的摄入，少食高磷食物；控制饮食中钾摄入，以避免发生高钾血症。保证患者每日蛋白质摄入量达到 1.0 ～ 1.2g/kg，并保证足够的碳水化合物摄入，以避免出现营养不良。

(3) 指导患者记录每日尿量及每日体重情况，保证大便通畅；教育患者有条件时每日测量血压并记录。

(4) 指导患者维护和监测血管通路。对采用动静脉内瘘者每日应对内瘘进行检查，包括触诊检查有无震颤，也可听诊检查有无杂音；对中心静脉置管患者每日应注意置管部位是否有出血、局部分泌物、管体有无脱出和局部出现不适表现等，一旦发现异常应及时就诊。

三、并发症和并发症定期评估与处理

常规监测指标及其检测频率推荐见表 6-1。

表 6-1　血液透析患者常规监测指标及评估频率

指标	建议频率
血常规、肝肾功能、血电解质（包括血钾、血钙、血磷、HCO_3^- 或 CO_2CP 等）	每 1 ～ 3 个月 1 次
血糖、血脂等代谢指标	每 1 ～ 3 个月 1 次
铁状态评估	每 3 ～ 6 个月 1 次
血 iPTH 水平	每 3 ～ 6 个月 1 次
营养及炎症状态评估	每 3 ～ 6 个月 1 次
Kt/V 和 URR 评估	每 3 ～ 6 个月 1 次
传染病学指标（包括乙型肝炎病毒、丙型肝炎病毒、HIV 和梅毒血清学指标）	透析导入时及 3 个月内复检 维持透析每 6 个月 1 次
心血管结构和功能	6 ～ 12 个月 1 次
胸部正侧位 X 线片	3 ～ 6 个月 1 次
内瘘血管检查评估	

注：HCO_3^-. 碳酸氢盐；CO_2CP. 二氧化碳结合力；iPTH. 全段甲状旁腺激素；Kt/N. 尿素清除指数；URR. 尿素下降率。

(1) 血常规、肾功能、血电解质（包括血钾、血钙、血磷、HCO_3^- 或 CO_2CP 等）：建议每 1 ～ 3 个月检查 1 次。但在贫血治疗的开始阶段、方案调整阶段以及病情不稳定时，应加强检测。一旦发现异常应及时调整透析处方和药物治疗。血糖和血脂等代谢指标，建议每 1 ～ 3 个月检测 1 次。

(2) 铁代谢指标：建议每 3 ～ 6 个月检测 1 次。一旦发现血清铁蛋白低于 200ng/mL 或转铁蛋白饱和度低于 20%，需补铁治疗（首选静脉补铁）。

(3) iPTH 监测：建议血 iPTH 水平每 3 ～ 6 个月检测 1 次。要求血清校正钙水平维持在正常低限，约 2.1 ～ 2.5mmol/L；血磷水平维持在 1.13 ～ 1.78mmol/L；血 iPTH 维持在正常检测上限的 2 ～ 9 倍（较理想水平为 150 ～ 300pg/mL)。

(4) 整体营养评估及炎症状态评估：建议每 3 ～ 6 个月评估 1 次。包括血清营养学指标、血超敏 C 反应蛋白 (hsCRP) 水平、标化蛋白分解代谢率 (nPCR) 及营养相关的体格检查指标等。

(5) Kt/V 和 URR 评估：建议每 3 ～ 6 个月评估 1 次。要求 spKt/V 至少 1.2，目标为 1.4；URR 至少 65%，目标为 70%。

(6) 传染病学指标：必须检查。包括乙型和丙型肝炎病毒标记物、HIV 和梅毒血清学指标。建议透析导入时必检，且 3 个月内复检；维持性透析患者，每 6 个月检测 1 次。

(7) 心血管结构和功能测定：包括心电图、超声心动图、外周血管彩色多普勒超声等检查。建议每 6 ～ 12 个月 1 次。

(8) 建议每 3 ～ 6 个月检查胸部正侧位 X 线片。

(9) 内瘘血管检查评估：每次内瘘穿刺前均应检查内瘘皮肤、血管震颤、有无肿块等改变。并定期进行内瘘血管流量、血管彩色多普勒超声等检查。

第三节　血液透析并发症及处理

一、肌肉痉挛

多出现在每次透析的中后期。一旦出现应首先寻找诱因，根据原因采取处理措施，并在以后的透析中采取措施，预防再次发作。

（一）寻找诱因

是处理的关键。透析中低血压、低血容量、超滤速度过快及应用低钠透析液治疗等导致肌肉血流灌注降低是引起透析中肌肉痉挛最常见的原因；血电解质紊乱和酸碱失衡也可引起肌肉痉挛，如低镁血症、低钙血症、低钾血症等。

（二）治疗

根据诱发原因酌情采取措施，包括快速输注生理盐水 (0.9％氯化钠溶液 100mL，可酌情重复)、50％葡萄糖溶液或 20％甘露醇溶液，对痉挛肌肉进行外力挤压按摩也有一定疗效。

（三）预防

针对可能的诱发因素，采取措施。

(1) 防止透析低血压发生及透析间期体重增长过多，每次透析间期体重增长不超过干体重的 5％；避免透析中超滤速度过快，尽量不超过 0.35mL/(kg·min)。

(2) 适当提高透析液钠浓度，采用高钠透析或序贯钠浓度透析；但应避免高钠血症的发生，并注意患者血压及透析间期体重增长。

(3) 积极纠正低镁血症、低钙血症和低钾血症等电解质紊乱。

(4) 鼓励患者加强肌肉锻炼。

二、恶心和呕吐

（一）积极寻找原因

常见原因有透析低血压、透析失衡综合征、透析器反应、糖尿病导致的胃轻瘫、透析液受污染或电解质成分异常 (如高钠血症、高钙血症) 等。

（二）处理

(1) 对低血压导致者采取紧急处理措施。

(2) 在针对病因处理基础上采取对症处理，如应用止吐剂。

(3) 加强对患者的观察及护理，避免发生误吸事件，尤其是神志欠清者。

（三）预防

针对诱因采取相应预防措施是避免出现恶心呕吐的关键，如采取措施避免透析中低血压发生。

三、头痛

（一）积极寻找原因

常见原因有透析失衡综合征、严重高血压和脑血管意外等。对于长期饮用咖啡者，由于透析中血咖啡浓度降低，也可出现头痛表现。

（二）治疗

(1) 明确病因，针对病因进行干预。

(2) 如无脑血管意外等颅内器质性病变，可应用对乙酰氨基酚等止痛对症治疗。

（三）预防

针对诱因采取适当措施是预防关键。包括应用低钠透析，避免透析中高血压发生，规律透析等。

四、胸痛和背痛

（一）积极寻找原因

常见原因是心绞痛（心肌缺血），其他原因还有透析中溶血、低血压、空气栓塞、透析失衡综合征、心包炎、胸膜炎及透析器过敏等。

（二）治疗

在明确病因的基础上采取相应治疗。

（三）预防

应针对胸背疼痛的原因采取相应预防措施。

五、皮肤瘙痒

皮肤瘙痒是透析患者常见不适症状，可严重影响患者生活质量。透析治疗会促发或加重症状。

（一）寻找可能原因

尿毒症患者皮肤瘙痒发病机制尚不完全清楚，与尿毒症本身、透析治疗及钙磷代谢紊乱等有关。其中透析过程中发生的皮肤瘙痒需要考虑与透析器反应等变态反应有关。一些药物或肝病也可诱发皮肤瘙痒。

（二）治疗

保证充分透析基础上可采取适当的对症处理措施，包括应用抗组胺药物、外用含镇痛剂的皮肤润滑油等。也可联用血液灌流治疗。

（三）预防

针对可能的原因采取相应的预防手段。包括控制患者血清钙、磷和 iPTH 于适当水平，避免应用一些可能会引起瘙痒的药物，使用生物相容性好的透析器和管路，避免应用对皮肤刺激大的清洁剂，应用一些保湿护肤品以保持皮肤湿度，衣服尽量选用全棉制品等。

六、失衡综合征

失衡综合征是指发生于透析中或透析后早期，以脑电图异常及全身和神经系统症状为特征的综合征，轻者可表现为头痛、恶心、呕吐及躁动，重者出现抽搐、意识障碍甚至昏迷。

（一）病因

发病机制是由于血液透析快速清除溶质，导致患者血液溶质浓度快速下降，血浆渗透压下降，血液和脑组织液渗透压差增大，水向脑组织转移，从而引起颅内压增高、颅内 pH 改变。失衡综合征可以发生在任何一次透析过程中，但多见于首次透析、透前血肌酐和血尿素氮高、快速清除毒素（如高效透析）等情况。

（二）治疗

(1) 轻者仅需减慢血流速度，以减少溶质清除，减轻血浆渗透压和 pH 过度变化。对伴肌肉痉挛者可同时输注 4% 碳酸氢钠、10% 氯化钠或 50% 葡萄糖溶液，并予相应对症处理。如经上述处理仍无缓解，则提前终止透析。

(2) 重者（出现抽搐、意识障碍和昏迷）建议立即终止透析，并作出鉴别诊断，排除脑卒中，同时予输注 20% 甘露醇。之后根据治疗反应予其他相应处理。透析失衡综合征引起的昏迷一般于 24h 内好转。

（三）预防

针对高危人群采取预防措施，是避免发生透析失衡综合征的关键。

1. 首次透析患者

避免短时间内快速清除大量溶质。首次透析血清尿素氮下降控制在 30%～40% 以内。建议采用低效透析方法，包括减慢血流速度、缩短每次透析时间（每次透析时间控制在 2～3h 内）、应用膜面积小的透析器等。

2. 维持性透析患者

采用钠浓度曲线透析液序贯透析可降低失衡综合征的发生率。另外，规律和充分透析，增加透析频率、缩短每次透析时间等对预防有效。

七、透析器反应

既往又名“首次使用综合征”，但也见于透析器复用患者。临床分为两类：A 型反应 (过敏反应型) 和 B 型反应。其防治程序分别如下：

(一) A 型透析器反应

主要发病机制为快速的变态反应，常于透析开始后 5min 内发生，少数迟至透析开始后 30min。发生率不到 5 次 /10000 透析例次。依据反应轻重可表现为皮肤瘙痒、荨麻疹、咳嗽、喷嚏、流清涕、腹痛、腹泻，甚至呼吸困难、休克、死亡等。一旦考虑 A 型透析器反应，应立即采取措施处理，并寻找原因，采取预防措施，避免以后再次发生。

1. 紧急处理

(1) 立即停止透析，夹闭血路管，丢弃管路和透析器中血液。

(2) 予抗组胺药、激素或肾上腺素药物治疗。

(3) 如出现呼吸循环障碍，立即予心脏呼吸支持治疗。

2. 明确病因

主要是患者对与血液接触的体外循环管路、透析膜等发生变态反应所致，可能的致病因素包括透析膜材料、管路和透析器的消毒剂 (如环氧乙烷)、透析器复用的消毒液、透析液受污染、肝素过敏等。另外，有过敏病史及高嗜酸性粒细胞血症、血管紧张素转换酶抑制剂 (ACEI) 应用者，也易出现 A 型反应。

3. 预防措施

依据可能的诱因，采取相应措施。

(1) 透析前充分冲洗透析器和透析管路。

(2) 选用蒸汽或 γ 射线消毒透析器和透析管路。

(3) 复用透析器。

(4) 对于高危人群可于透前应用抗组胺药物，并停用 ACEI。

(二) B 型透析器反应

常于透析开始后 20 ～ 60min 出现，发生率为 3 ～ 5 次 /100 透析例次。其发作程度常较轻，多表现为胸痛和背痛。其诊疗过程如下：

1. 明确病因

透析中出现胸痛和背痛，首先应排除心脏等器质性疾病，如心绞痛、心包炎等。如排除后考虑 B 型透析器反应，则应寻找可能的诱因。B 型透析器反应多认为是补体激活所致，与应用新的透析器及生物相容性差的透析器有关。

2. 处理

B 型透析器反应多较轻，予鼻导管吸氧及对症处理即可，常无须终止透析。

3. 预防

复用透析器及选择生物相容性好的透析器可预防部分 B 型透析器反应。

A、B 型透析器反应的临床特征对比见表 6-2。

表 6-2 透析器反应的临床特征

	A 型透析器反应	B 型透析器反应
发生率	较低，＜ 5 次 /10000 透析例次	3 ～ 5 次 /100 透析例次
发生时间	多于透析开始后 5min 内，部分迟至 30min	透析开始 20 ～ 60min
症状	程度较重，表现为皮肤瘙痒、荨麻疹、咳嗽、喷嚏、流清涕、腹痛腹泻、呼吸困难、休克、甚至死亡	轻微，表现胸痛和背痛
原因	环氧乙烷、透析膜材料、透析器复用、透析管路、透析液受污染、肝素过敏、高敏人群及应用 ACEI 等	原因不清，可能与补体激活有关
处理	● 立即终止透析 ● 夹闭血路管，丢弃管路和透析器中血液 ● 严重者予抗组胺药、激素或肾上腺素药物治疗 ● 需要时予心肺支持治疗	● 排除其他引起胸痛原因 ● 予对症及支持治疗 ● 吸氧 ● 如情况好转则继续透析
预后	与原因有关，重者死亡	常于 30 ～ 60min 后缓解
预防	● 避免应用环氧乙烷消毒透析器和血路管 ● 透析前充分冲洗透析器和血路管 ● 停用 ACEI 药物 ● 换用其他类型透析器	● 换用合成膜透析器（生物相容性好的透析器） ● 复用透析器可能有一定预防作用

八、溶血

表现为胸痛、胸部压迫感、呼吸急促、腹痛、发热、畏寒等。一旦发生应立即寻找原因，并采取措施予以处置。

（一）明确病因

(1) 透析管路相关因素：如狭窄或梗阻等引起对红细胞的机械性损伤。

(2) 透析液相关因素：如透析液钠浓度过低，透析液温度过高，透析液受消毒剂、氯胺、漂白粉、铜、锌、甲醛、氟化物、过氧化氢、硝酸盐等污染。

(3) 透析中错误输血。

（二）处理

一旦发现溶血，应立即予以处理。

(1) 重者应终止透析，夹闭血路管，丢弃管路中血液。

(2) 及时纠正贫血，必要时可输新鲜全血，将Hb提高至许可范围。

(3) 严密监测血钾，避免发生高钾血症。

（三）预防

(1) 透析中严密监测透析管路压力，一旦压力出现异常，应仔细寻找原因，并及时处理。

(2) 避免采用过低钠浓度透析及高温透析。

(3) 严格监测透析用水和透析液，严格消毒操作，避免透析液污染等。

九、空气栓塞

一旦发现应紧急处理，立即抢救。其处理程序如下。

（一）紧急抢救

(1) 立即夹闭静脉管路，停止血泵。

(2) 采取左侧卧位，并头和胸部低、脚高位。

(3) 心肺支持，包括吸纯氧，采用面罩或气管插管等。

(4) 如空气量较多，有条件者可予右心房或右心室穿刺抽气。

（二）明确原因

与任何可能导致空气进入透析管路管腔部位的连接松开、脱落有关，如动脉穿刺针脱落、血路管接口松开或脱落等，另有部分与透析管路或透析器破损开裂等有关。

（三）预防

空气栓塞一旦发生，死亡率极高。严格遵守血液透析操作规章操作，避免发生空气栓塞。

(1) 上机前严格检查透析管路和透析器有无破损。

(2) 做好内瘘穿刺针或中心静脉插管的固定，以及透析管路之间、透析管路与透析器之间的连接。

(3) 透析过程中密切观察内瘘穿刺针或中心静脉导管、透析管路连接等有无松动或脱落。

(4) 透析结束时严禁空气回血。

(5) 注意透析机空气报警装置的维护。

十、发热

透析相关发热可出现在透析中，表现为透析开始后 1 ～ 2h 内出现，也可出现在透析结束后。一旦血液透析患者出现发热，应首先分析与血液透析有无关系。如由血液透析引起，则应分析原因，并采取相应的防治措施。

（一）原因

(1) 多由致热原进入血液引起，如透析器等复用不规范、透析管路和透析器预冲不规范、透析液受污染等。

(2) 透析时无菌操作不严，可引起病原体进入血液，或原有感染因透析而扩散，引起发热。

(3) 其他少见原因如急性溶血、高温透析等也可出现发热。

（二）处理

(1) 对于出现高热患者，首先予对症处理，包括物理降温、口服退热药等，并适当调低透析液温度。

(2) 考虑细菌感染时做血培养，并予抗生素治疗。通常由致热原引起者 24h 内好转，如无好转应考虑是感染引起，应继续寻找病原体证据，并采用抗生素治疗。

(3) 考虑非感染引起者，可以应用小剂量糖皮质激素治疗。

（三）预防

(1) 在透析操作、透析器复用中应严格规范操作，避免因操作引起致热原污染。

(2) 建议使用一次性使用透析器。

(3) 透析前应充分冲洗透析管路和透析器。

(4) 加强透析用水及透析液监测，避免使用受污染的透析液进行透析。

十一、透析器破膜

（一）紧急处理

(1) 一旦发现应立即夹闭透析管路的动脉端和静脉端，丢弃体外循环中血液。

(2) 更换新的透析器和透析管路进行透析。

(3) 严密监测患者生命体征、症状和体征情况，一旦出现发热、溶血等表现，应采取相应处理措施。

（二）寻找原因

(1) 透析器质量问题。

(2) 透析器储存不当，如冬天储存在温度过低的环境中。

(3) 透析中因凝血或大量超滤等而导致跨膜压过高。

(4) 对于复用透析器，如复用处理和储存不当、复用次数过多也易发生破膜。

（三）预防

(1) 透析前应仔细检查透析器。

(2) 透析中严密监测跨膜压，避免出现过高跨膜压。

(3) 透析机漏血报警等装置应定期检测，避免发生故障。

(4) 透析器复用时应严格进行破膜试验。

十二、体外循环凝血

（一）原因

寻找体外循环发生凝血的原因是预防再次发生及调整抗凝剂用量的重要依据。凝血发生常与不用抗凝剂或抗凝剂用量不足等有关。另外如下因素易促发凝血，包括：

(1) 血流速度过慢。

(2) 外周血 Hb 过高。

(3) 超滤率过高。

(4) 透析中输注血液、血制品或脂肪乳剂。

(5) 透析血管通路再循环过大。

(6) 各种原因引起动静脉壶气泡增多、液面过高。

（二）处理

(1) 轻度凝血常可通过追加抗凝剂用量，调高血流速度来解决。在治疗中仍应严密监测患者体外循环凝血情况，一旦凝血程度加重，应立即回血，更换透析器和透析管路。

(2) 重度凝血常需立即回血。如凝血重而不能回血，则建议直接丢弃体外循环透析管路和透析器，不主张强行回血，以免凝血块进入体内发生栓塞事件。

（三）预防

(1) 透析治疗前全面评估患者凝血状态、合理选择和应用抗凝剂是预防关键。

(2) 加强透析中凝血状况的监测，并早期采取措施进行防治。包括：压力参数改变（动脉压力和静脉压力快速升高、静脉压力快速降低）、管路和透析器血液颜色变暗、透析器中空纤维凝血、管路的动脉壶或静脉壶内出现小凝血块等。

(3) 避免透析中输注血液、血制品和脂肪乳等，特别是输注凝血因子。

(4) 定期监测血管通路血流量，避免透析中再循环过大。

(5) 避免透析时血流速度过低。如需调低血流速度，且时间较长，应加大抗凝剂用量。

第四节　血液透析充分性评估

对终末期肾病患者进行充分的血液透析治疗，是提高患者生活质量，减少并发症，改善预后的重要保证。对血液透析进行充分性评估是提高透析质量的重要保证。

一、血液透析充分性评价指标及其标准

广义的透析充分性指患者通过透析治疗达到并维持较好的临床状态，包括血压和容量状态、营养、心功能、贫血、食欲、体力、电解质和酸碱平衡、生活质量等。狭义的透析充分性指标主要是指透析对小分子溶质的清除，常以尿素为代表，即尿素清除指数 Kt/V[包括单室 Kt/V(spKt/V)，平衡 Kt/V(eKt/V) 和每周标准 Kt/V(std-Kt/V)] 和尿素下降率 (URR)。

(一)评价指标

1. 临床综合指标

临床症状如食欲、体力等，体征如水肿、血压等，干体重的准确评价，血液生化指标如血肌酐、尿素氮、电解质、酸碱指标，营养指标包括人血白蛋白等，影像学检查如心脏超声检查等。

2. 尿素清除指标

URR、spKt/V、eKt/V 和 std-Kt/V。

(二)充分性评估及其标准

达到如下要求即可认为患者得到了充分透析：

(1) 患者自我感觉良好。

(2) 透析并发症较少，程度较轻。

(3) 患者血压和容量状态控制较好。透析间期体重增长不超过干体重 5%，透析前血压＜ 160/90mmHg 且＞ 120/70mmHg。

(4) 血电解质和酸碱平衡指标基本维持于正常范围。

(5) 营养状况良好。

(6) 血液透析溶质清除较好。具体标准见后。小分子溶质清除指标单次血液透析 URR 达到 65%，spKt/V 达到 1.2；目标值 URR70%，spKt/V1.4。

二、采取措施达到充分透析

(1) 加强患者教育，提高治疗依从性，以保证完成每次设定的透析时间及每周透析计划。

(2) 控制患者透析间期容量增长。要求透析间期控制钠盐和水分摄入，透析间期体重

增长不超过干体重的 5%，一般每日体重增长不超过 1kg。

(3) 定期评估和调整干体重。

(4) 加强饮食指导，定期进行营养状况评估和干预。

(5) 通过调整透析时间和透析频率、采用生物相容性和溶质清除性能好的透析器、调整透析参数等方式保证血液透析对毒素的有效充分清除。

(6) 通过改变透析模式 (如进行透析滤过治疗) 及应用高通量透析膜透析等方法，提高血液透析对中大分子毒素的清除能力。

(7) 定期对心血管、贫血、钙磷和骨代谢等尿毒症并发症或并发症进行评估，及时调整治疗方案。

三、Kt/V 测定及评估

Kt/V 是评价小分子溶质清除量的重要指标。主要是根据尿素动力学模型，通过测定透析前后血尿素氮水平并计算得来。目前常用的是 spKt/V、eKt/V 和 std-Kt/V，其中 spKt/V 因计算相对简单而应用较广。

(一) spKt/V 计算

spKt/V ＝－ ln[透后血尿素氮 / 透前血尿素氮－ 0.008× 治疗时间] ＋ [4 － 3.5× 透后血尿素氮 / 透前血尿素氮]×(透前体重－透后体重)/ 透后体重。

治疗时间单位：h。

(二) eKt/V 计算

是基于 spKt/V 计算得来。根据血管通路不同，计算公式也不同。

(1) 动静脉内瘘者：eKt/V ＝ spKt/V×[1 － 0.6/ 治疗时间 (h)] ＋ 0.03

(2) 中心静脉置管者：eKt/V ＝ spKt/V×[1 － 0.47/ 治疗时间 (h)] ＋ 0.02

(三) Kt/V 评价标准

当残肾尿素清除率 (Kru) ＜ 2mL/(min·1.73m^2) 时，每周 3 次透析患者达到最低要求 spKt/V1.2(或 eKt/V1.0，不包括 Kru)，相当于 std-Kt/V2.0；如每次透析时间短于 5h，需达到 URR65％，目标值是 spKt/V1.4(或 eKt/V1.2，不包括 Kru)，URR70％。当 Kru ≥ 2mL/(min·1.73m^2) 时，spKt/V 的最低要求可略有降低 (具体见下)，目标值应该比最低要求高 15%。

(1) Kru ＜ 2mL/(min·1.73m^2) 时 [相当于 GFR4.0mL/(min·1.73m^2)]，spKt/V 的最低要求：

①每周 3 次透析：spKt/V 需达到 1.2。

②每周 4 次透析：spKt/V 需达到 0.8。

(2) Kru ≥ 2mL/(min·1.73m^2) 时，spKt/V 的最低要求：

①当 Kru ＞ 3mL/(min·1.73m^2) 时，可考虑每周 2 次透析，spKt/V 需达到 2.0。

②每周 3 次透析，spKt/V 需达到 0.9。

③每周 4 次透析，spKt/V 需达到 0.6。

不同残肾功能和透析频率时 spKt/V 最低要求见表 6-3。

表 6-3　不同残肾功能和透析频率时 spKt/V 最低要求

透析次数 /(次 · 周 $^{-1}$)	Kru ＜ 2mL/(min·1.73m^2)	Kru ≥ 2mL/(min·1.73m^2)
2	不推荐	2.0*
3	1.2	0.9
4	0.8	0.6
6	0.5	0.4

注：Kru. 残存肾尿素清除率；* 一般不推荐每周 2 次透析，除非 Kru ＞ 3mL/(min·1.73m^2)。

为保证透析充分，要求无残肾功能、每周 3 次透析患者每次透析时间最少不能小于 3h，每周透析时间需 10h 以上。

(四) 血标本的留取

采取准确的抽血方法是保证精确评价患者 Kt/V 的前提。根据患者血管通路及抽血时间的不同，操作规程如下：

(1) 透前抽血

①动静脉内瘘者：于透析开始前从静脉端内瘘穿刺针处直接抽血。

②中心静脉置管者：于透前先抽取 10mL 血液并丢弃后，再抽血样送检。避免血液标本被肝素封管溶液等稀释。

(2) 透后抽血：为排除透析及透后尿素反弹等因素影响血尿素氮水平，要求在透析将结束时，采取如下抽血方法。

①方法 1：首先设定超滤速度为 0，然后减慢血流速度至 50mL/min 维持 10s，停止血泵，于 20s 内从动脉端抽取血标本。或首先设定超滤速度为 0，然后减慢血流速度至 100mL/min，15 ～ 30s 后从动脉端抽取血标本。

②方法 2：首先设定超滤速度为 0，然后将透析液设置为旁路，血流仍以正常速度运转 3 ～ 5min 后，从血路管任何部位抽取血标本。

注意：为避免透析后抽取的血标本尿素、钾离子等从细胞内释放至血浆内而影响检测结果的准确性，应在血标本抽取后即刻分离血清和血细胞。

(5) Kt/V 监测：对于透析稳定患者，建议至少每 3 ～ 6 个月评估 1 次；对于不稳定患者，建议每月评估 1 次。有条件的血液透析室 (中心)，建议开展在线 Kt/V 监测，以实时发现透析不充分，并更为准确评估存在通路再循环患者的 Kt/V。

(6) Kt/V 不达标者，首先应寻找原因，并根据原因予以纠正：

①原因分析：A. 治疗时间：治疗时间没有达到透析处方要求。a. 透析中出现并发症而提前停止或中间暂停透析。b. 患者晚到或因穿刺困难而影响治疗时间。c. 透析机是否因报警等原因而使实际透析时间短于处方透析时间。d. 提前终止透析。B. 血流速度：分析绝对血流速度是否达到透析处方要求。a. 因血管通路或透析并发症原因，透析中减慢了血流速度。b. 血流速度相对降低，如血管通路因素导致血流速度难以达到透析处方要求，此时虽然设定血流速度较高，但很大部分为再循环血流，为无效血流。C. 血标本采集：血标本采集不规范可影响 Kt/V 的估算。a. 检查透前血标本采集是否规范，如是否在开始前采血、中心静脉导管患者抽取送检的血标本前是否把封管液全部抽出并弃除。b. 检查透后抽血是否规范，如是否停止了超滤、血流速度是否调低或停止血泵、是否把透析液设置为旁路、血流速度调低后是否有一定的稳定时间再抽血。c. 抽血部位是否正确。D. 透析器：应对透析器进行分析及检测。a. 透析器内是否有凝血。b. 透析器选择是否合适 (如选择了小面积或 KoA 小的透析器)。c. 是否高估了透析器性能，如透析器说明书上的清除率数据高于实际清除性能。E. 血液检测：a. 如怀疑血液检测有问题，应再次抽血重新检测，或送检其他单位。b. 抽取的血样应尽快送检，否则会影响检测结果。F. 其他：a. 透析液流速设置错误。b. 错误关闭了透析液 (透析液旁路透析)。c. 患者机体内尿素分布异常，如心功能异常患者外周组织中尿素蓄积量增大。

②透析方案调整流程：A. 保证每次透析时间，必要时需适当延长透析时间。B. 保证透析中血流速度达到处方要求。C. 严格规范采血，以准确评估 Kt/V。D. 定期评估血管通路，检测血流量及再循环情况。要求至少 3 个月检测 1 次。E. 合理选用透析器。F. 治疗中严密监测，包括透析管路和透析器凝血、各种压力监测结果、各种透析参数设置是否正确等。

参考文献

[1] 曹伟等 . 临床常见疾病中医诊治疗法 [M]. 上海：上海交通大学出版社，2023.

[2] 张茂亮 . 中医临床诊治与康复 [M]. 上海：上海科学技术文献出版社，2023.

[3] 周尊奎 . 中医临床诊治与康复 [M]. 上海：上海科学普及出版社，2023.

[4] 申涛 . 临床常见病症中医诊治 [M]. 北京：科学技术文献出版社，2023.

[5] 曹伟 . 临床常见疾病中医诊治疗法 [M]. 上海：上海交通大学出版社，2023.

[6] 杜革术 . 中医临床诊断与治疗技术 [M]. 西安：陕西科学技术出版社，2022.

[7] 蔡国滢 . 临床常见疾病中医药诊治 [M]. 青岛：中国海洋大学出版社，2022.

[8] 赵太启 . 临床中医疾病综合诊治与对策 [M]. 武汉：湖北科学技术出版社，2022.

[9] 郁东海 . 中医全科优势病种诊治指南 [M]. 上海：上海科学技术出版社，2022.

[10] 卜文超 . 中医药科学性研究 [M]. 云南科学技术出版社，2022.

[11] 杨华 . 杨华中医临床诊治心法 [M]. 世界图书出版公司长春有限公司，2021.

[12] 李庆生 . 中医和调思想与疑难病诊治 [M]. 北京：中国中医药出版社，2021.

